看護国試シリーズ

みるみる老年看護

第4版

著

岩本　俊彦
菊川　昌幸
小山　俊一
清水　聰一郎
古畑　裕枝

医学評論社

* 正誤情報，発行後の法令改正，最新統計，ガイドラインの関連情報につきましては，弊社ウェブサイト（http://www.igakuhyoronsha.co.jp/）にてお知らせいたします。

* 本書の内容の一部あるいは全部を，無断で（複写機などいかなる方法によっても）複写・複製・転載すると，著作権および出版権侵害となることがありますのでご注意ください。

序　文

　我が国は世界に誇れる最長寿国であり，悦ばしい限りである。しかし，それは長生きができる国であるのと同時に，人口に占める高齢者の割合が高い国であることを意味する。一般に，高齢者は生理的老化の上に病的老化が加わり，ADLが低下して一人で人並みの生活を営むことが難しくなってくる。したがって，長寿者の急増によってこのような多病多薬，生活機能の低下した高齢者で溢れかえることは疑う余地もない。

　高齢者医療，看護，介護の目標は高齢者一人ひとりのADL，QOLの向上・維持であり，我々は高齢者が直面する加齢現象，病気や死，毎日の生活や生活環境などを含む様々な状況のなかで適切に対応していくことが求められるところとなる。実際には，身体面，精神心理面，生活機能面，社会環境面からのアプローチに基づいて高齢者を評価し（高齢者総合的機能評価；CGA），評価成績から計画されたケアが多職種で実行されることになるが（チーム医療），これらの基盤となる学問体系が老年医学や老年看護学である。この点で，コンパクト化された本書にはこれらの要点が要領よくまとめられている。

　また，高齢者は多くの側面，すなわち人生の意味ある経験，生活史，価値観，生活習慣をもっているという視点からみることも必要で，さらには倫理的課題として自己決定，高齢者差別，虐待・身体拘束，成年後見制度，終末期医療，看取りが取り上げられている。加えて，高齢者を介護する家族にとってもその負担度は大きく，家族と高齢者との人間関係が相互に及ぼす影響も無視できないため，家族への看護にも言及されている。

　本書は老年看護に関するあらゆる情報が網羅されており，平成22年版看護師国家試験出題基準の全項目がカバーされているばかりか，平成22年2月に開催された第99回看護師国家試験までもが既出問題チェックに掲載されている点で，国家試験の受験参考書にとどまらず，目の前で苦悩する高齢者のADL，QOLの向上・維持に必ずや役立つものと確信している。

平成22年10月
岩本俊彦

本書の利用法

1. 加齢に伴う変化の特徴

高齢者はホメオスタシス（恒常性の維持）の保持能力が低下し、回復力、予備力、防衛力、適応力の4つの基本的能力が低下するといわれています。それらの力は、それぞれ独立しているわけではなく、回復力・予備力の低下は防衛力あるいは適応力の低下を招くなど、概念的には重なっています。これら加齢に伴う変化の特徴をよく理解して高齢者の看護にあたりましょう。

学習の要点は：学習の前にどこを中心に覚えればよいのか、おさえておくべき要点を提示します。

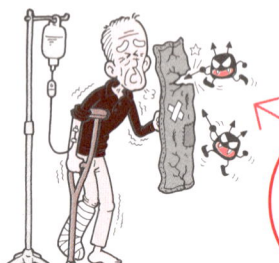

イラストによって目で見て覚えることができます。学習効果の向上に役立ててください。

特に重要となる学習ポイントを色文字で明示しました。

回復力の変化

健康体であれば、通常カゼで熱や咳があっても数日で治り、身体はもとの状態にもどる。このような身体に生じた異常や刺激に対する反応が元の状態に回復することを**ホメオスタシス（恒常性の維持）**といい、免疫力や各臓器の総合的な機能が関係している。高齢になるとこのホメオスタシスが**低下**するため、病気の回復が**遅く**なり**長期化**しやすい。また加齢により機能の低下していた臓器に新たな病気が加わることで、その機能が病的に低下したまま正常には回復しなくなるこ

国試対策として重要と思われる関連内容をコラムで取り上げました。

Pick up コラム

老年症候群

虚弱高齢者、要介護高齢者にみられる多彩な症状群で、これらは高齢者のADL、QOLを著しく損ねる。本症候群は多様な原因が累加・複合して生じているため、根治療法は困難であるが、十分なケアでカバーすることができる。3M'sが中核症状で、精神の障害（認知症、うつ、妄想、せん妄など）、運動の障害（片麻痺、パーキンソン症候群、運動器不安定症候群、嚥下障害など）、排尿の障害（尿失禁など）が一人の高齢者にみられるのが特徴である。

既出問題チェック　加齢に伴う変化
一般問題

☑ 加齢に伴う変化の特徴で誤っているのはどれか。94-A101
1. 高齢者の検査値の分布幅は一般成人よりも大きい。
2. 老年症候群は加齢に伴う機能低下と深く関係する。
3. 外部環境の変化に対する恒常性の維持は容易となる。
4. 生活機能保持曲線は生存曲線よりも勾配が急である。

● 解答・解説
1. ○ 加齢に伴い種々の生理機能は低下していくが、その低下の程度…め検査値の分布幅も広がっていく。
2. ○ 高齢者に多発し、高齢者に特有な症候を有するものを老年症候群と呼ぶ…機能低下が老年症候群の成因になっていることが多い。
3. × 加齢に伴い生理機能は低下していくため、外部環境の変化に対応しきれなくなり、恒常性の維持が困難になる。
4. ○ 加齢とともに寝たきりなどADL…存曲線より急になる。

☑ 加齢による変化で性差が最も顕著…
1. 視力
2. 筋力
3. 塩味
4. 認知

状況設定問題

80歳の女性。自宅で長男との2人暮らし。明け方にトイレに行こうとして廊下でつまずき転倒し、左大腿骨…周定術を受けた。術後は順調に経過し、杖を使った歩…週後の自宅退院が決定した。下肢の筋力および…

☑ 再転倒予防のため…のはどれか。99-P100
1. 延べ床面積
2. 調理台の高さ
3. 廊下の床の状態
4. 玄関の間口の広さ

☑ 杖歩行は順調に上達している…を「息子に迷惑をかけた。転んだことを思い出すとおそろしくて胸がドキドキするし、また転ぶんじゃないかと思うと不安だ」と話す。
本人への言葉かけで適切なのはどれか。95-P101
5. 「絶対に転倒してはいけませんよ」
6. 「転びにくいような歩き方ができていますよ」
7. 「骨折は治ったのだからもう安心して大丈夫ですよ」
8. 「もうお年ですからなんでも息子さんに手伝って貰いましょう」

☑ 同居している息子は「もう一度転倒してしまったら大変なので、母が動くのは心配だ」と話す。
息子への対応で適切なのはどれか。99-P102
9. 必要なものをすべて母親の周りに置く。
10. 介護に慣れている息子がいつも歩行に付き添う。
11. 安全に歩行できていることを息子に見てもらう。
12. 夜間はおむつを使用して転倒誘発の機会を低減する。

CONTENTS

● 第1章　老年期の理解
1. ライフサイクル・人口学的指標からの老年期の理解　2
2. 健康指標からの老年期の理解　6
3. 生活の視点からの老年期の理解　12

● 第2章　老年期を生きる人々の特徴
1. 老年期の発達と成熟　20
2. 高齢者の多様性　25

● 第3章　老年期を生きる人々の健康
1. 加齢に伴う変化の特徴　30
2. 身体的・精神的・社会的機能の変化　38
3. 高齢者にとっての健康　49

● 第4章　高齢者をとりまく社会
1. 高齢者と家族　52
2. 高齢者と社会システム　54

● 第5章　老年看護の基本的考え方と課題
1. 高齢者とQOL　58
2. 老年看護活動の特性　63
3. 老年看護における倫理的課題　69

● 第6章　高齢者の生活を支える看護
1. 高齢者の生活機能と包括的アセスメント　80
2. コミュニケーション　86
3. 歩行・移動　91
4. 転倒　94
5. 食生活　102
6. 排泄　105
7. 清潔・衣生活　109
8. 活動と休息　115
9. 性〈セクシュアリティ〉　118
10. 社会参加　121

第7章　高齢者に特有な症候・疾患・障害と看護

1. 脱水症 　　　　　　　　　　　　　　124
2. 摂食・嚥下障害 　　　　　　　　　　130
3. 低栄養状態 　　　　　　　　　　　　135
4. 瘙痒症 　　　　　　　　　　　　　　140
5. 尿失禁 　　　　　　　　　　　　　　144
6. 便秘・下痢 　　　　　　　　　　　　153
7. 睡眠障害 　　　　　　　　　　　　　157
8. 視覚障害 　　　　　　　　　　　　　163
9. 加齢白内障 　　　　　　　　　　　　167
10. 聴覚障害 　　　　　　　　　　　　　173
11. 老人性難聴 　　　　　　　　　　　　176
12. 言語障害 　　　　　　　　　　　　　180
13. 廃用症候群と褥瘡 　　　　　　　　　185
14. 骨粗鬆症 　　　　　　　　　　　　　192
15. うつ病 　　　　　　　　　　　　　　200
16. せん妄 　　　　　　　　　　　　　　208
17. アルツハイマー型認知症 　　　　　　211
18. 血管性認知症 　　　　　　　　　　　223
19. パーキンソン病（パーキンソン症候群） 　229
20. 感染症 　　　　　　　　　　　　　　237
21. 肺炎 　　　　　　　　　　　　　　　240

第8章　治療を受ける高齢者への看護

1. 薬物療法 　　　　　　　　　　　　　248
2. 手術療法 　　　　　　　　　　　　　255
3. リハビリテーション 　　　　　　　　265
4. 受療形態に応じた高齢者への看護 　　275

第9章　高齢者の終末期の看護

1. 高齢者の死にかかわる権利と医療・ケア提供者の責務・役割　286
2. 終末期看護の実践 　　　　　　　　　293
3. 看取りを終えた家族への看護 　　　　300

第10章　介護保険と老年看護

1. 介護保険制度の概要　306
2. 高齢者の保健医療福祉の関連施設における看護　314
3. 在宅高齢者の看護　319

第11章　高齢者を介護する家族への看護

1. 介護家族の生活と健康　324
2. 介護家族への看護　327
3. 家族介護の課題　335

索　引　338

第1章　老年期の理解

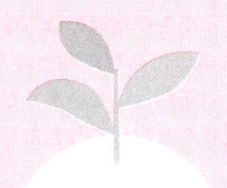

1 ライフサイクル・人口学的指標からの老年期の理解 …………… 2
2 健康指標からの老年期の理解 … 6
3 生活の視点からの老年期の理解 ‥ 12

1. ライフサイクル・人口学的指標からの老年期の理解

学習の要点は

加齢による生体機能の低下を示す老化現象が，日常生活に現れる年代を老年期と呼んでいます。便宜上，65歳以上を老年期としていますが，この年代が置かれた我が国の現状を概観しておきましょう。

老年期の定義

一般に，65歳以上を老年期と呼ぶ。老年期は，さらに65〜74歳を老年前期，75歳以上を老年後期に分類し，85歳以上を超高齢期ともいう。

加齢と老化

老化とは「加齢そのものによる生体機能の低下」と定義されるが，一般には「年をとるにつれて体の働きが衰えること」と理解されている。その結果，生体は恒常性の維持が困難となり，ついには崩壊して死を招く。しかし，死を終着点として成熟してからの経過のみを老化（狭義）としたり，誕生からの全経過を老化（広義）として表現したりすることもある。加齢現象という言葉も老化と同様，ここでは狭義の老化でみられる生命現象（老化現象）を指す。

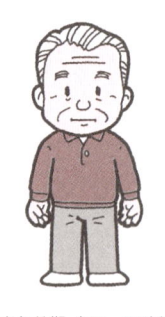

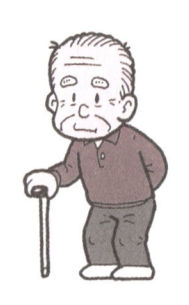

老年前期（65〜74歳） 老年後期（75歳以上） 超高齢期（85歳以上）

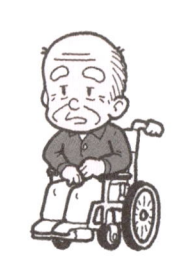

高齢者人口の推移

通常，総人口に占める高齢者（65歳以上）の割合（高齢化率）が7％以上あれば高齢化社会，14％以上あれば高齢社会，21％以上あれば超高齢社会と呼ぶ。我が国はその割合が2008年ですでに22.1％あり，史上，最短期間で超高齢社会に突入した。主な原因は平均寿命の延長による長寿者の増加であるが，これに戦後のベビーブームや近年の少子化が拍車をかけている（図1の人口ピラミッド参照）。このように，年齢別の人口構成比はその時代の死亡や出生の状況に影響され，その時代の社会情勢を反映する。したがって，将来，生産年齢人口（15～64歳）の割合は低下し，老年人口指数（老年人口/生産年齢人口×100），老年化指数（老年人口/年少人口×100）が増加するものと予想される。なお，老年人口は65歳以上，年少人口は0～14歳の人口を指す。

平成20（2008）年の老年人口を男女別にみると男性は1,204万人，女性は1,617万人で，女性のほうが多く，85歳以上になると男性94万人に対し女性251万人と圧倒的に女性が多い。

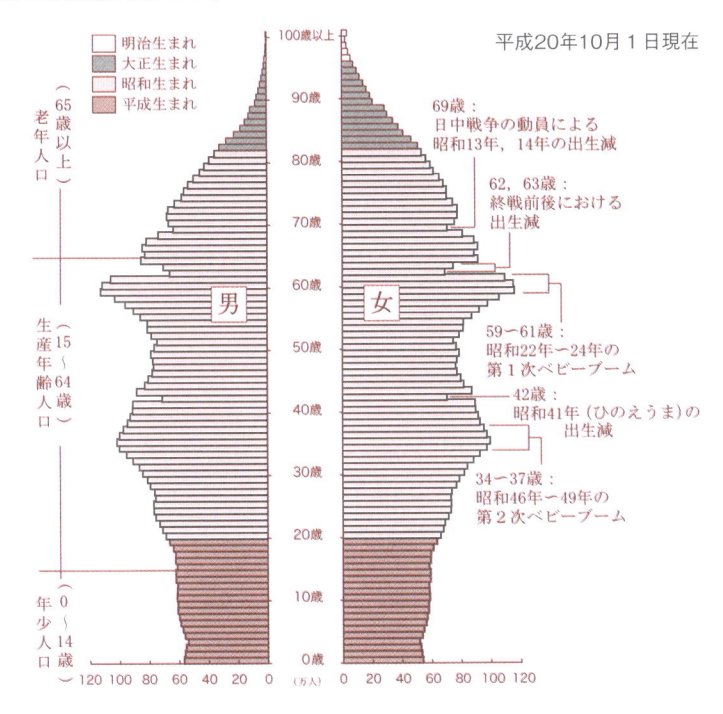

資料　総務省統計局「平成20年10月1日現在推計人口」

図1　我が国の人口ピラミッド

ライフサイクル・人口学的指標からの老年期の理解

既出問題チェック 一般問題

☑ 我が国における過去50年間の老年人口の変化はどれか。98-A65
1. 老年人口の増加率は上昇傾向にある。
2. 老年人口比率の変化には出生数の低下は関連しない。
3. 老年人口の増加の速度はスウェーデンよりも日本の方が遅い。
4. 75歳以上に比べ65歳以上75歳未満の人口比率の伸びが著しい。

● 解答・解説

1. ○ 昭和30（1955）年に10％に満たなかった我が国の老年人口比率は次第に上昇し，昭和60（1985）年には10％を超え，平成20（2008）年には22.1％となった。このように，我が国の65歳以上の老年人口の総人口に占める割合は上昇を続けている。
2. × 我が国の合計特殊出生率は毎年低い水準を維持している。一方，我が国の平均寿命は世界でも有数の高さを誇り，まさに少子高齢時代であり，出生数の低下は老年人口比率に関連がある。
3. × 我が国の老年人口比率は昭和45（1970）年に7％を超え，平成6（1994）年には14.1％になった。この倍化年数（倍に要する年数）は我が国では24年であるが，スウェーデンは14％になるまでには85年を要しており，我が国の高齢化は世界に例のないスピードである。
4. × 我が国の年齢別人口構成にみる65歳以上の人口の割合（老年人口）の特徴は，後期高齢者（75歳以上）の割合が前期高齢者（65歳から75歳未満）に比べて増加していることである。

☑ 後期高齢者で正しいのはどれか。97-P16
1. 外来受療率は前期高齢者よりも低い。
2. 高齢者のうち80歳以上をいう。
3. 通院者の傷病で最も多いのは骨粗鬆症である。
4. 老年人口に占める割合は前期高齢者よりも少ない。

● 解答・解説

1 ×平成17年の厚生労働省による患者調査において，外来受療率は75歳から79歳が最も高く，総数においても75歳以上が高い。
2 ×後期高齢者は75歳以上である。
3 ×「平成19年国民生活基礎調査」によると，通院者率で最も高いのは高血圧症である。
4 ○総務省統計局「平成20年10月1日現在推計人口」によると，前期高齢者は1,444万人，後期高齢者は1,217万人であり，老年人口に占める割合は後期高齢者の方が少ない。

一問一答（○，×を答えよ）

1 前期高齢者とは60～70歳までをいう。92-A102
2 高齢社会とは75歳以上が20％以上を占めるものをいう。92-A102
3 後期高齢者には女性が多い。92-A102
4 人口の高齢化の主な原因は出生率の低下である。82-A48
5 平成20年における我が国の65歳以上人口は総人口の19.5％である。
（改変）82-A48，84-A91，85-A23
6 老年化指数とは老年人口／年少人口である。88-A22
7 この30年間でみると後期に比べ前期老年人口の増加が著しい。93-A102
8 この30年間でみると女性に比べ男性の高齢化が著しい。93-A102

● 解答・解説

1 ×高齢者とは65歳以上を指し，65歳から74歳までを前期高齢者，75歳以上を後期高齢者という。
2 ×厚生労働省の定義では65歳以上の割合が7％を超えるものを高齢化社会，14％を超えるものを高齢社会という。
3 ○女性の寿命は男性より長いため高齢者は女性の方が多く，後期高齢者に限っても女性が多い。
4 ×平均寿命の延長による長寿者の増加が主因。
5 ×老年人口の割合は22.1％である。
6 ×$\frac{老年人口}{年少人口} \times 100$。「×100」が抜けているため誤り。
7 ×前期老年人口は1975（昭和50）年に602万人で，2008（平成20）年に1,500万人と2.5倍の増加率。後期老年人口は1975（昭和50）年に284万人で，2008（平成20）年に1,322万人と4.7倍の増加率。前期高齢者（65～74歳）よりも後期高齢者（75歳以上）のほうが人口増加率は著しい。
8 ×1975（昭和50）年の平均寿命は男性71.73年，女性76.89年で，2008（平成20）年の平均寿命は男性79.29年，女性86.05年となっている。女性のほうが高齢化が進んでいる。

2. 健康指標からの老年期の理解

学習の要点は

世界でも有数の平均寿命の高さを誇る我が国の高齢者ですが、有訴者率や受療率といった健康指標もよく問われるところです。社会的な関心を集める要介護高齢者の現状とともに学習しておきましょう。

●――― 平均寿命・健康寿命 ―――●

　平均寿命は0歳児の生きられる年数のことで、我が国の平均寿命は男性79.59年、女性86.44年（2009年）と世界一長い（図2）。平均余命はある年齢の者の生きられる年数のことで、平均寿命よりもっと長くなる。これに対して健康寿命は自立して健康に過ごせる年数で、WHOは健康指標として世界各国の健康寿命、すなわち国民健康度や保健政策達成度に基づいた障害調整生下時平均余命を算出した（図2）。これによると男女とも日本の健康寿命は最も長く（2004年で男72.3歳、女77.7歳）、その理由として伝統的な日本式生活習慣、過去の低喫煙率が心疾患、肺癌発生率を抑えている可能性を挙げた。この健康寿命を平均寿命との差からみると女性は長命ながら、障害期間は長いことが分かる。

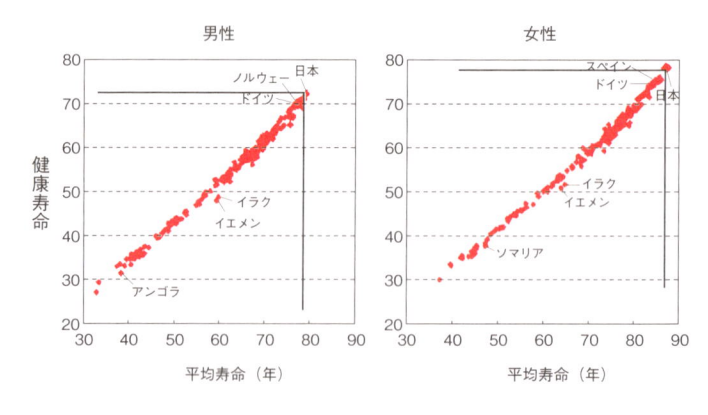

図2　世界の平均寿命と健康寿命

疾病構造と有病率・有訴者率

疾病構造を我が国の主要死因順位からみると、悪性新生物、心疾患、脳血管疾患となり、90〜99歳では心疾患が1位となり、肺炎も多い。疾病構造は生活習慣で大きく変わり、例えば塩分摂取→高血圧→脳血管障害（→片麻痺→寝たきり）のように、我が国で多かった脳血管疾患死は減塩、高血圧治療で激減した。一方、喫煙→肺癌・肺気腫（呼吸不全）、飽食・運動不足→糖尿病・脂質異常症・肥満・メタボリック症候群→動脈硬化→心筋梗塞・脳梗塞・末梢動脈疾患・慢性腎臓病・認知症のような疾患が問題となっている。

国民の健康状態の指標としては、有病率（ある時点で傷病にかかっている者の割合）、罹病率（ある期間に傷病にかかった者の割合）、入院者・通院者数および受療率、有訴者数および有訴者率（特に傷病と診断されてはいないが健康上、問題のある者）が用いられる。認知症、骨粗鬆症のような慢性疾患の有病率は高齢者で高く（図3）、しかも生活機能に大きく影響する。このような点から、生活機能面で高齢者を、①健常高齢者、②虚弱高齢者（要介護となる可能性の高い高齢者で介護予防、支援が必要）、③要介護高齢者（寝たきりかそれに近い高齢者）に区分することができる。平成19（2007）年国民生活基礎調査によると、健康上の問題で日常生活に影響のある高齢者は全体の約1/4を占める。

一方、病気やけがなどで自覚症状のある者、すなわち有訴者（医療施設・介護老人保健施設への入院・入所者を除く）の人口千人に対する割合（有訴者率）を年齢階級別にみると（全体で327.6）、年齢に相関して高くなり、65歳以上では国民の約半数が有訴者といわれる。自覚症状では、腰痛、肩こり、手足の関節痛が多い。

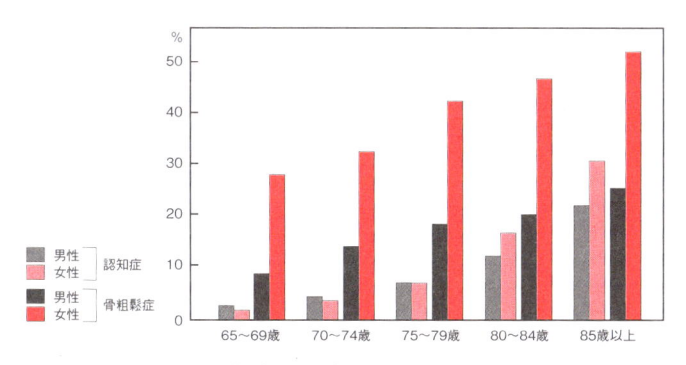

図3 認知症および骨粗鬆症の性別・年齢区分別有病率

受療行動・受療の動向

高齢者は多くの臓器に複数の疾患を有し、多病多薬が特徴である。このため、

必然的に高齢者の受療率は高くなる。受療率は、調査日に医療施設を受療した患者数を人口10万対で表したものである。平成17（2005）年の厚生労働省「患者調査」によると、全国の全年齢での入院受療率は1,145、外来受療率は5,551であった。つまり、調査日に人口の約1.1％が入院し、約5.6％が外来を受診したことになる。受療率を年齢階級別にみると年齢に相関して高くなり、高齢者では10人に1人が外来を受診している（65歳以上の外来受療率11,948）。ちなみに入院受療率は90歳以上で、外来受療率は75～79歳で最も高い。

入院患者総数146万人のうちの約6割が、また、外来患者総数709万人のうち約4割が65歳以上の高齢者で占められている。65歳以上でみると、外来受療の対象となった疾患では循環器系疾患が最も多く、次いで、筋骨格系・結合組織の疾患、消化器系疾患と続く。入院を必要とする高齢者は増加し、現在、入院患者の半数以上が70歳以上の高齢者である。また、入院した場合、在院日数も長期化する特徴があり、入院期間が6か月を超える長期入院患者の約半数が高齢者である。高齢者では疾病の治癒による退院例は少なく、症状の軽快も減り、死亡例が増える傾向になる。

また、医療施設、施術所（あんま・はり・灸・柔道整復師）に通院・通所している者の人口千人に対する割合（通院者率）を性・年齢階級別にみると（全国で333.6）、男女とも年齢とともに概ね高くなり、65歳以上では通院者が6割以上にみられている。傷病としては高血圧症、腰痛症、歯の病気、眼の病気が多い。

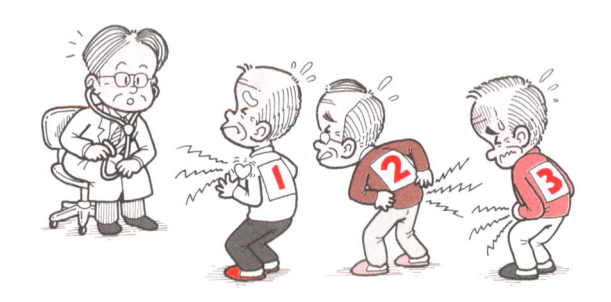

高齢者の受療の対象疾患は、①循環器系、②筋骨格系・結合組織の疾患、③消化器系の順

要介護高齢者の出現率と動向

平成12（2000）年に介護保険が始まって以来、要介護者または要支援者と認定された者（要介護者等）の数は年々増加している。平成20（2008）年4月末現在の要介護度別認定者数は要支援1，2および要介護1の軽度者は195万人、要介護2が81万人、要介護3以上の重度者は179万人で、要介護者になった原因疾患を図4に示す。

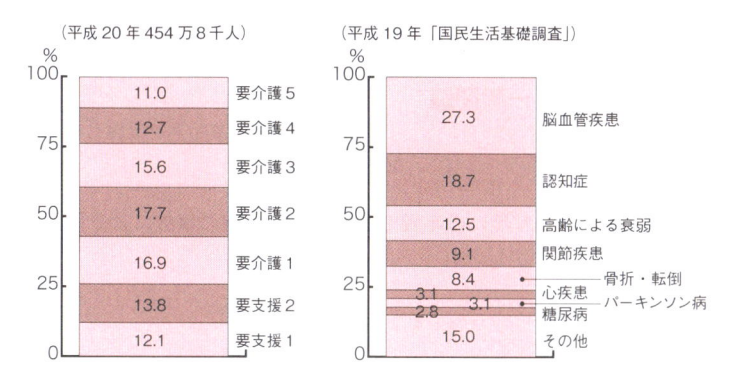

（平成20年 454万8千人）　（平成19年「国民生活基礎調査」）

%	要介護区分	%	原因
11.0	要介護5	27.3	脳血管疾患
12.7	要介護4	18.7	認知症
15.6	要介護3	12.5	高齢による衰弱
17.7	要介護2	9.1	関節疾患
16.9	要介護1	8.4	骨折・転倒
13.8	要支援2	3.1	心疾患
12.1	要支援1	3.1	パーキンソン病
		2.8	糖尿病
		15.0	その他

図4　要介護度別認定者数および要介護者の原因別割合

● ─── **死亡率，死因，死亡場所** ─── ●

　平成20（2008）年の人口動態統計によると，全体の死因順位は，①**悪性新生物**，②**心疾患**，③**脳血管疾患**，以下，肺炎，不慮の事故となる。年齢階級別死因順位では，55歳から84歳まで上の3大死因の通りであるが，90歳以上では心疾患と肺炎が多くなる。実際には，90～94歳の年齢階級別死亡率（人口10万対）は心疾患2,960，肺炎2,445，悪性新生物2,095と近似している。また，高齢者では**不慮の事故**（交通事故，窒息，溺死・溺水）による死亡や**自殺**も多い。

　死亡場所については，昭和26（1951）年の人口動態統計調査で自宅が83％，病院・診療所が12％となっていたが，平成14（2002）年には各々13％，82％と逆転している。

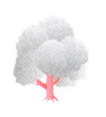

Pick upコラム

老人の自殺

　自殺率は初老期より老年期にかけて高く，男性に多い。自殺企図者は重大で，本物の自殺念慮を抱いている場合が多い。老年者の自殺の特徴は，うつ病と脳血管障害に伴う精神障害とが主因となり，さらに身体疾患を合併したり，妄想が出現するために自殺に傾くと考えられる。特に老年者の自殺とうつ状態は密接に関連し，うつ状態は生物学的，社会的な背景因子も考慮する必要がある。例えば，加齢に伴う活動の減退，楽しみの減少，配偶者や友人との死別，生別による孤独，無価値観などが指摘される。自殺のおそれのある老年期うつ病の治療には，保護的な環境のもとで，症状に応じた薬物治療を施し，十分に休養をとらせる。

健康指標からの老年期の理解

既出問題チェック

一般問題

☐ 平成19年（2007年）の年齢階級別にみた不慮の事故による死亡状況で後期高齢者に最も多いのはどれか。（改変）96-A103
1. 窒息
2. 交通事故
3. 転倒・転落
4. 溺死及び溺水

● 解答・解説

1. ○ 平成19年の厚生労働省「人口動態統計」によると，窒息による後期高齢者（75歳以上）の死亡率は，人口10万対で51.6である。
2. × 交通事故による後期高齢者の死亡率は18.8である。
3. × 転倒・転落による後期高齢者の死亡率は33.9である。
4. × 溺死及び溺水による後期高齢者の死亡率は25.1である。

一問一答（○, ×を答えよ）

☐ 1 高齢者の2人のうち1人が有訴者である。89-A103
☐ 2 80歳を過ぎると受療率は下降する。92-A102
☐ 3 我が国の結核有病率は高年齢層に高くなっている。84-A13
☐ 4 平成17年における我が国の65歳以上の入院患者数は90万人に達している。（改変）84-A13
☐ 5 平成17年患者調査における65歳以上の外来受診で最も多い傷病は糖尿病である。95-A102
☐ 6 平成19年における我が国の65～69歳の死因第1位は脳血管疾患である。（改変）84-A10
☐ 7 平成19年における我が国の65～74歳の不慮の事故による死因第1位は交通事故である。（改変）86-A110
☐ 8 我が国の自殺死亡率は若年齢層の方が高年齢層より高い。81-A13
☐ 9 我が国の高齢者の自殺は加齢とともに減少する。85-A114
☐ 10 我が国の高齢者の自殺は男女ほぼ同数である。85-A114
☐ 11 我が国の高齢者の自殺は病苦を背景とすることが多い。85-A114
☐ 12 我が国では若年者に比べ高齢者の方が未遂率が高い。85-A114
☐ 13 健康の受け止め方は加齢によって変化する。89-A41
☐ 14 老年期ではうつ状態が多い。84-A96
☐ 15 老年期では心気症候群が多い。84-A96

☑ 16 老年期では自殺が多い。84-A96
☑ 17 老年期では摂食障害が多い。84-A96

● 解答・解説

1 ○腰痛，肩こり，手足の関節痛が多い。
2 ×小児を除くと，受療率は加齢とともに増加する。
3 ○近年，結核有病率は減少傾向にあるが（平成11年38.6→平成19年16.2），罹患率，有病率とも高齢者で特に高くなっている。
4 ○入院患者146万人の64％の93万8千人が65歳以上。
5 ×平成17年度の糖尿病による外来受診者数は，人口10万人当たり481件であり歯科を除くと第5位である。第1位は高血圧性疾患で人口10万人当たり1,959件である。
6 ×40〜89歳の死因第1位は悪性新生物となっている。
7 ○交通事故が第1位で，溺死・溺水，窒息，転倒・転落と続く。
8 ×高年齢層の自殺が増加してきており，男女とも80歳以上で高率となっている。
9 ×加齢とともに増加する。
10 ×男性が多い。
11 ○身体疾患の合併，妄想の出現が自殺に傾く要因。
12 ×若年者で未遂率が高い。
13 ○加齢とともに健康感は喪失する。
14 ○喪失体験の繰り返しでうつとなる。
15 ○うつが背景にある。
16 ○自殺もうつが背景にある。
17 ×摂食障害は若年者に多く，神経性食思不振症がみられる。

3. 生活の視点からの老年期の理解

学習の要点は　高齢者は，仕事の引退や子どもの自立などにより，生活のリズム，生活習慣が一変する。高齢者の生活パターンをよく理解したうえで，心身の状態を適正にアセスメントし，個人の特性に合った看護を提供していく必要がある。

生活の構造

　高齢者の生活は自営業を除けば労働時間が激減し，自由時間が増加する。これに伴って生活パターンは変容し，睡眠・食事などの生理的に必要な活動時間，余暇に費やす活動時間が延長する。一方，義務的な性格の強い活動時間は減少し，廃用性変化や引きこもりが助長される。また，余暇に含まれる受療時間は延長する。この点で後述の生活習慣とともに高齢者の日課を健康面から評価し，適正化する工夫も必要である。

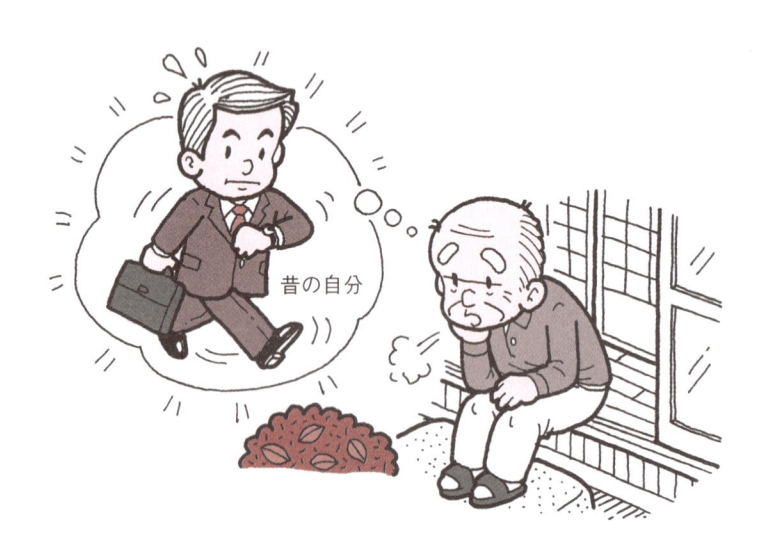

昔の自分

生活のリズムと生活習慣

体内時計が昼夜（地球の自転）に同期して睡眠・覚醒リズムが形成される。この覚醒時の行動が繰り返されていくうちに身に付いた行動様式が生活習慣で，日課として起床と就寝，食事，運動，活動性（仕事，趣味），嗜好などが含まれる。これらは家庭や職場の環境，個人の嗜好や価値観，それに伴う生活時間の配分の差によって多様となり，高齢者では固定化しやすい。この生活習慣と密接に関連しながら高齢者の生理機能，生活機能は衰退し，個人差が増大する。

役割と社会活動・余暇活動

個人差の大きさが高齢者の特徴であるが，加齢に伴う体力の限界，次世代への委譲，社会的な通例（定年退職，隠居）によって社会的役割を離れる。その時に体験する社会的地位や経済基盤（収入）の喪失，人間関係（親子関係）や生活パターンの変容が心理的な危機をもたらす。引退・退職後でも活動的生活（社会活動・余暇活動）を送ることができる受け皿とそれを選択する自由があれば，職場や家庭の中だけの役割から地域社会における役割へと生きがいを広げていくことが可能となる。

家族・世帯構成

我が国における寿命の延長と老年人口の増加には，公衆衛生の普及，感染症の制圧，慢性疾患管理の進歩が大きく貢献してきた。しかし，寿命が延長した反面，高齢者を取り巻く生活環境は厳しく，予備能力・適応能力の失われた高齢者に大きな影響を与える。

まず，我が国の高齢者が暮らす家族形態をみると，子供と同居する高齢者は減少し（1980年からの25年間に69％から45％に減少），核家族化が進んでいる。一方，高齢者のみは1980年の28％から倍増し，特に高齢者が世帯主である世帯の35％は夫婦のみの世帯であり，老老介護が危惧される。残りは単身世帯（独居高齢者）で，約3／4は女性で占められる。大都市部での独居老人は郡部の2倍ある。

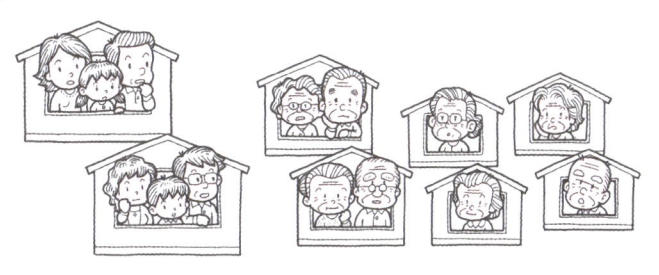

住宅と環境

持ち家率は概して高齢者で高いが（80％以上），独居老人では65％程度にとどまっている。また，独居高齢者では女性を中心に経済状況が悪い者も多く，賃貸住宅の場合は居住水準が不十分で構造や設備に問題がある場合もある（エレベーターのない共同住宅や浴室のない住宅など）。

就労・雇用

高齢者の就業率は欧米と比較すれば高いが，多くは自営業，家族従事者，第一次産業従事者である。

収入・生計

経済状態では高齢就業者の平均所得金額は全世帯の平均と同等であるが，少数の高所得者がみられる半面，低所得者も多いという分布を示す。65歳以上の男性でも35％が，女性でも30％が何らかの職業に従事し，就労理由の過半数は生活を維持するためという。また，非就業者は子供に扶養されたり，蓄えや受給された年金で生活し，ゆとりある生活を送れない高齢者層は少なくない。

生活の視点からの老年期の理解

一般問題

☑ 保健医療におけるQOL（生活の質）の概念が生まれた背景で**誤っている**のはどれか。 89-A42
1 訪問看護ステーションの増加
2 高齢化の進行
3 延命医療の尖鋭化
4 ノーマライゼーションの浸透

● 解答・解説
1 ×QOLの概念が生まれた結果，在宅医療の一環として存在している。
2 ○病気の完治を望めない慢性疾患の増加がみられるようになった。
3 ○終末期医療における命の長さか質かが問われた。
4 ○本人の希望に即した生活に近づけることの必要性からQOLが叫ばれるようになった。

☑ 平成20年（2008年）の高齢者の世帯数で最も多いのはどれか。（改変）96-A102
1 単独世帯
2 夫婦のみの世帯
3 夫婦と未婚の子の世帯
4 三世代世帯

● 解答・解説
1 ×65歳以上の者のいる世帯の中の単独世帯の割合は年々上昇し，平成20年は22.0％である。推計値では平成37（2025）年には最も多くの割合を占めると見込まれている。
2 ○世帯構造別にみて，最も多いのは夫婦のみの世帯で，平成20年は29.7％である。
3 ×夫婦と未婚の子の世帯は，構造別にみて18.4％と最も低いが，平成10年13.7％，平成16年16.4％，平成19年17.7％とやや増加傾向にある。
4 ×三世代世帯は，単独世帯や夫婦のみの世帯に比し，年々減少の傾向にあり平成20年は18.5％である。

世帯構造別にみた65歳以上の者のいる世帯の構成割合を図に示す。■に相当する世帯はどれか。(改変) 88-A114

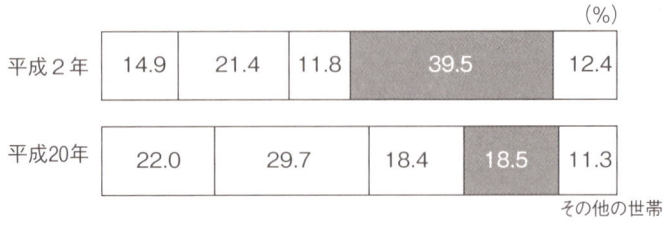

					(%)
平成2年	14.9	21.4	11.8	39.5	12.4
平成20年	22.0	29.7	18.4	18.5	11.3

その他の世帯
(国民生活基礎調査より)

1 単独世帯
2 夫婦のみ
3 親と未婚の子のみ
4 三世代

● 解答・解説

1 × 14.9→22.0。単独世帯の増加がみられる。
2 × 21.4→29.7。老夫婦の増加がみられる。
3 × 11.8→18.4。親の高齢化と子どもの未婚率の増加がみられる。
4 ○ 子供と同居している高齢者の割合は高かったが，核家族化が進んでいる。39.5→18.5。

平成19年（2007年）国民生活基礎調査における高齢者世帯の所得構造で最も多いのはどれか。(改変) 97-P15

1 財産所得
2 稼動所得
3 公的年金・恩給
4 仕送り・個人年金

● 解答・解説

1 × 平成19年（2007年）の国民生活基礎調査における高齢者世帯の所得構造における「所得の種類別の状況」から1世帯あたり平均所得金額の構成割合における財産所得の割合は全体を100とした場合7.5と低い。
2 × 平成19年（2007年）の国民生活基礎調査における高齢者世帯の所得構造における「所得の種類別の状況」から1世帯あたり平均所得金額の構成割合における稼動所得の

3 ○平成19年（2007年）の国民生活基礎調査における高齢者世帯の所得構造における「所得の種類別の状況」から1世帯あたり平均所得金額の構成割合における公的年金・恩給は全体を100とした場合68.4で最も多い。
4 ×平成19年（2007年）の国民生活基礎調査における高齢者世帯の所得構造における「所得の種類別の状況」から1世帯あたり平均所得金額の構成割合における仕送り・企業年金・個人年金・その他の所得の割合は全体を100とした場合5.0と低い。

一問一答（○，×を答えよ）

1 老年期の有配偶率は男性より女性の方が高い。89-A103
2 高齢者夫婦世帯の割合は過疎地域で低い。89-A103
3 平成20年の65歳以上の高齢者がいる世帯は約6割である。（改変）90-A29
4 平成20年の国民生活基礎調査の高齢者のいる世帯の動向によると，1人暮らしの高齢者の7割以上は女性である。（改変）94-A105
5 高齢者世帯の所得源の約半分は稼働所得である。89-A103
6 平成16年の高年齢者就業実態調査の就業理由で最も割合が高いのは「経済上の理由」である。（改変）94-A103

● 解答・解説

1 ×老年期の女性は未亡人が多い。
2 ×高い。逆に単独世帯は大都市部に多い。
3 ×全世帯の41.2%である。
4 ○平成20年の国民生活基礎調査では「単独世帯」は65歳以上の者のいる世帯の22.0%であり，性別にみた65歳以上の単独世帯の73.4%が女性である。
5 ×約1/3が稼働所得といわれる。
6 ○高齢者が働く理由をみると，65～69歳では「経済上の理由」が男性で60.3%，女性では55.3%と最も多くなっている。

第2章　老年期を生きる人々の特徴

1 老年期の発達と成熟 ………… 20
2 高齢者の多様性 ………………… 25

1. 老年期の発達と成熟

学習の要点は

高齢者だからといって，すべての機能が低下するわけではなく，精神的・社会的に発達・成熟していくことが可能です。エリクソンやハヴィガーストの発達課題は出題されやすいのでよく理解しておきましょう。

老年期における発達と成熟の意味

発達とは，出生し死亡するまでの精神的，肉体的な量的，質的な変化過程と定義できる。では高齢者における発達とはどのようなことを意味するのであろうか？

小児期や青年期における発達はイメージしやすい。体は年齢とともに段階的に成長し，高い運動能力を獲得するのもこの時期である。一流アスリートになるには，できるだけ早い時期から練習を始めるべきであるとされている。また，肉体的な成長に加え，精神的な発達がみられ，社会的にも徐々に個人としての成熟が達成されていく。

一方，高齢者ではこのような肉体的な発達は望めるものではなく，むしろ運動機能は徐々に低下していく。さらに社会的役割の変化や，身内・親友との死別などのさまざまな喪失を伴う生活環境の変化も多い。このような老年期の発達とは，これらの障害を乗り越え，精神的・社会的に成熟していくことを意味している。医療従事者は，老年者といえども生涯を通して発達可能であるということを十分に認識し，これら高齢者の背景にある変化を考えながら，医療や看護，介護に当たることが重要である。

老年期の発達課題

E. H. エリクソンは，人間の一生を8つの発達段階（乳幼児前期，乳幼児後期，幼児期，児童期，青年期，成人期初期，壮年期，老年期）に分類できるとした。発達課題とはこれら各段階にて獲得，達成することが望ましいとされる課題である。それぞれの課題を解決することで段階的に成熟が達成されるという。老年期の発達課題とは，自我の統合である。すなわち，これまでの人生を振り返り，さ

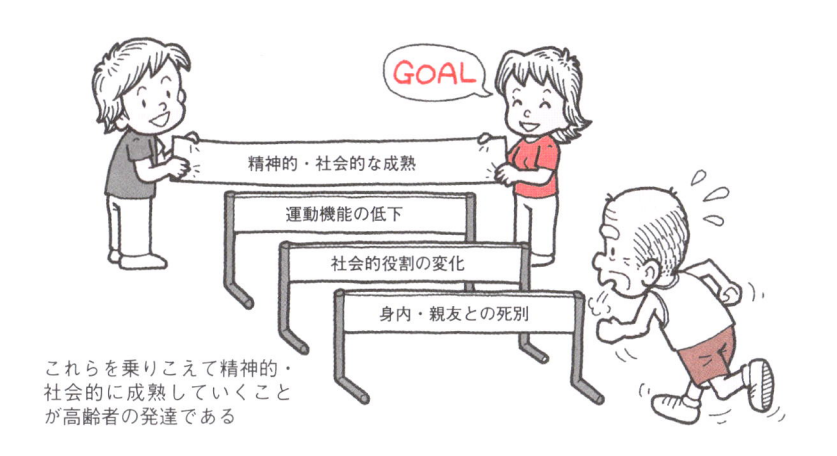

図中：
- GOAL
- 精神的・社会的な成熟
- 運動機能の低下
- 社会的役割の変化
- 身内・親友との死別

これらを乗りこえて精神的・社会的に成熟していくことが高齢者の発達である

まざまな経験により得られた知恵や英知で、多くの失敗や喪失を容認し、自己の人生を肯定的に受け止め、目前に迫った死さえも恐れないという人生の統合を保つことである。一方、この統合に相反するものとして絶望があるとされる。これまでの人生を悔やみ、毎日の喪失に嘆き、やがて訪れる死に対する恐怖からくる絶望である。この相反する性向においては、単に自己の人生が成功か失敗かを考えるより、この2つのバランスが取れているかどうかを考えることがむしろ重要である。

一方、ハヴィガーストは老年期における発達課題として、肉体的な力、健康の衰退への適応、引退と収入減少への適応、同世代の人との明るい親密な関係、社会的・市民的義務の引き受け、肉体的に満足な生活を送るための準備、死の到来への準備と受容を挙げている。

エリクソンの発達課題（相反する性向）

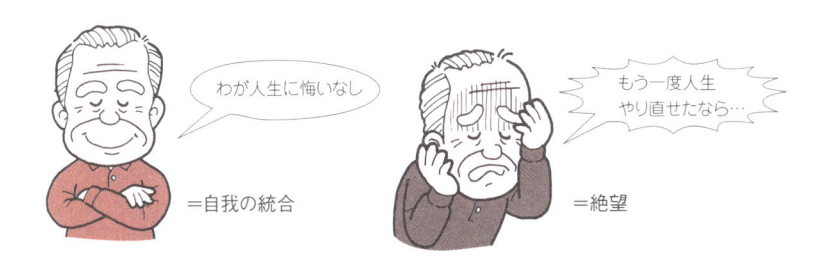

- わが人生に悔いなし ＝自我の統合
- もう一度人生やり直せたなら… ＝絶望

老年期を生きる人々の特徴

人格と尊厳

　高齢者の人格は，今までの人生の経験と環境により形成された人格と，脳の老化性変化や老年期における喪失体験などの生活状況の変化により影響される。一般的に，高齢者では保守的，自己中心性，孤独感，短気，不安感などの性格的特徴がみられるが，一部に老年期認知症やうつ病に伴う病的な変化の可能性もあり，注意が必要である。

　また，高齢者は身体的，経済的，社会的に弱者であり，その人格と人間としての尊厳が侵されやすい。特に，社会的に最も弱い立場にある，認知症を有する高齢者の人格と尊厳が保持されるように，十分な配慮が必要である。医療従事者はなんらかの疾病をもって入院してくる高齢患者において，安易な身体的拘束や，自尊心を傷つけるような言動・行為は慎まなければならない。また近年，高齢者の虐待が社会的な問題となってきており，社会的な制度の整備も望まれている。

喪失体験

　雇用されていた者は現役を退き，家事に従事していた者もやがては隠居し，いずれも活動の場は狭まって孤立化が始まる。社会人として，あるいは親として，その任務から解放されたのち，長寿化とともに長い余暇の毎日が訪れる。この間に配偶者や友人との死別という喪失，経済基盤の喪失，自己の健康状態の喪失を体験し，孤立化が加速される。

　老年期にはこれらの喪失が否応なしに体験され，その度に生きる張り合いは失せる（QOLの低下）。このような生活の中で余暇・ライフワークに生きがいを見出そうとする高齢者が最も多く，次いで，家族や家庭，仕事であるという。しかし，一方では人間関係の中で生きがいを得ようとする傾向が強いともいわれる。

高齢者のスピリチュアリティ

　老いを自覚する際，誰しも衰退という観点からのみ老いを捉えてしまうためにネガティブイメージとなり，老いは心理的に受け入れがたいものとなる。確かに生老病死は生物の避けられない宿命で，人間にとっては苦以外の何ものでもなかった。しかし，何人もこれを乗り越え，受け入れていかなければならない。この時，霊的精神が働き，世界観・価値観が変容して悟りの境地に達することができると信じられている。老いを衰退ではなく成熟という観点からみれば，過去に満足してこれを肯定的に，積極的に受け入れ，将来への展望につなげることも可能となる。この点で，高齢者の歩んできた道，過去の栄誉などを引き出して，多面的に理解，受容し，老いに望ましい形で適応できるように援助すべきである。

既出問題チェック 老年期の発達と成熟
一般問題

☑ 84歳の女性。高血圧で通院中。病院の看護師に「昨年夫に先立たれ，一人で家にいても何かをする気力がもてない。足腰が弱ってきたのでゲートボールにも参加できなくなった。自分が生きているのが無意味に感じる」と話す。
最も考えられるのはどれか。99-P58
1. 勤勉性の欠如
2. 生きがいの喪失
3. 認知機能の障害
4. 流動性知能の低下

● 解答・解説

1. ×広辞苑では勤勉について仕事や勉強に一心に励むこととある。事例は勉強や仕事の視点で捉えることは適切でない。
2. ○生きがいは人に生きる価値や生きる意味をもたらすなにものかである。夫との死別やゲートボールの参加困難などにより他者と交流が希薄となり，生きる意味を見出せない状態であると思われる。
3. ×記憶，言葉のやりとり，見当識，計算や思考，そして注意力が適切に働いて最終的に正しい判断をするのが認知機能であり，事例は認知機能の障害には該当しない。
4. ×流動性知能とはものの形や配置を把握したり，関連のあるものに注意を向けたりなど新しい場面への適応が要求される問題解決と関連が深い能力であり，該当しない。

☑ 老年期の発達課題を「肉体的力と健康の衰退に適応すること」と表現したのは誰か。98-P60
1. ペック
2. バトラー
3. エリクソン
4. ハヴィガースト

● 解答・解説

1 ×ペックは，①仕事や役割の喪失に対して自我の分化が必要，②疾患を含め心身機能の低下に対する価値体系の達成，③配偶者や自分自身の死に対し永久化をめざした自我の超越を獲得，など適切な対応と自我の発達の関連を述べている。「肉体的力と健康の衰退に適応すること」とは，表現していない。

2 ×バトラーは，エイジズム（高齢者への差別や偏見）を提唱した老年学者。

3 ×エリクソンは，自我統合を確立することとしている。

4 ○ハヴィガーストは，①肉体的な力と健康の衰退に適応すること，②引退や収入の減少に適応すること，③配偶者の死に適応すること，④自分と同じ年ごろの人々と明るい親密な関係を結ぶこと，⑤社会的・市民的義務を引き受けること，⑥肉体的な生活を満足に送れるように準備すること，の6項目を発達課題としている。

老年期の発達課題で正しいのはどれか。96-A106
1 経済的な自立をめざす。
2 社会的地位を固持する。
3 体力の低下に適応する。
4 地域活動の主たる責任者となる。

● 解答・解説

発達課題とは，人間が健全で幸福な発達をとげるために各発達段階で達成する課題であり，乳幼児から高齢者に至るまでの各年齢段階にある。高齢期は加齢に伴う老性自覚や社会や家庭での役割の喪失を乗り越え，受け入れて適応していく段階である。

1 ×年金生活を送っていることが多いため，経済的な自立は困難である。
2 ×定年退職する時期であるため，困難である。
3 ○身体的機能の低下に適応することも発達課題の一つである。
4 ×主たる責任者になりえるとは限らない。

2. 高齢者の多様性

学習の要点は

高齢社会の本格化とともに，高齢者の価値観や生活習慣などがそれぞれ個性的になり，様々な面を示すようになっています。看護する側も個々の特性に応じたケアを心がけるようにしたいものです。

高齢者の人生の経験と意味

人間の一生は，生物学的にはその誕生から最期までの間でおおよそ4つの時期に分けられる。すなわち<u>少年期</u>，<u>青年期</u>，<u>壮年期</u>，<u>老年期</u>であり，少年，青年期は自己に目覚め人生の目標を模索する時期と考えられる。また壮年期は社会人として活躍し，家族のためや会社のために生きる時期であり，まさに人生の円熟期といってもよい時期である。一方，老年期は社会的しがらみや家族のしがらみから解放され，真に個性的に生きる時期といえる。

しかし，老年期は<u>喪失体験</u>から，生きがいを見つけにくい時期ともいえる。また，会社や家族のしがらみから離れると「おじいさん」と，ひとくくりにされた呼ばれ方をする。高齢者にとって過去は現在の拠り所であるため，それぞれがどのような経験や人生を送ってきたかを理解し，自尊心を傷つけないように対応する必要がある。

高齢者の生活史

身近な者が亡くなったり，社会的役割がなくなったりといった喪失体験は，高齢者に孤独や孤立をもたらす。高齢者の場合，失ったものの代わりに何かを手に入れることはたやすいことではない。しかし，たとえ時間がかかっても，その喪失体験に向き合い，新たな自分を築いていくことが，老年期を過ごすのには大切となる。また，自分自身の<u>生活史</u>を振り返ることは，若い頃にわからなかったような意味を見出すことができ，若い頃の出来事が現在の自分にとってどのような意味を持っていたかを再確認できる。また，生活史を知ることでケアのための有用な情報が得られる場合もある。

価値観の多様性

　多くの高齢者は活動的で経済的にも豊かになり，健康に関しても多くの場合は問題がない。しかしながら，高齢者各々の家族構成，経済力，健康上の問題，住居環境，就労の状況，社会参加活動，趣味・嗜好など日常生活全般にわたる事柄が多様化している。このため，わが国では平成7年に高齢社会対策基本法が制定され，この中で「国民一人一人が生涯にわたって真に幸福を享受できる高齢社会を築き上げていくためには，雇用，年金，医療，福祉，教育，社会参加，生活環境等に係る社会のシステムが高齢社会にふさわしいものとなるよう，不断に見直し，適切なものとしていく」ことが必要であることを前文でうたっている。

　高齢社会になるに従い，今後ますます高齢者の価値観が多様化すると予想され，それに見合った社会環境を整えていくことが大切であり，また，生活支援をする場合には，それぞれの価値観に合った判断や行動が求められる。

健康状態の多様性

　高齢社会の現代では，ほとんどの高齢者は元気に活動している一方で，健康に不安を抱えていたり，麻痺や認知症などの障害をもっていたりといった高齢者も多い。このように，健康状態にも多様性があり，今まで健康で活動的であった人が肺炎や腰痛などがきっかけで寝たきり状態になったり，認知症が進行したりする可能性もある。

　平成19年の国民生活基礎調査によると，65歳以上の高齢者のうち約半数は何かしらの自覚症状を訴え，また健康上の問題で日常生活に影響のある高齢者は全体の23％を占める。平成17年患者調査によると，医療機関への受療率では，65歳以上の高齢者の11.9％が外来を受診し，3.6％が入院している。受療率が高い疾病は，入院では脳血管疾患と悪性新生物であり，外来では高血圧疾患，脊柱障害である。死因では悪性新生物，心疾患，脳血管疾患の3つで高齢者の死因の約6割を占めている。

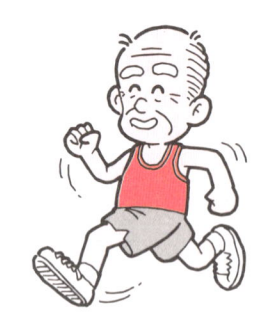

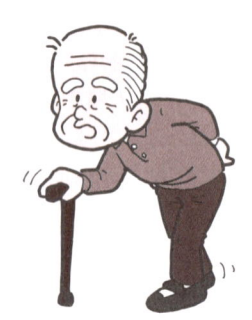

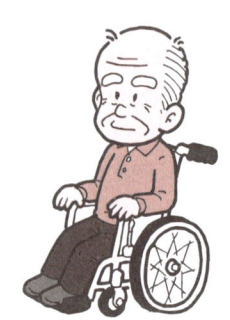

生活習慣・生活様式の多様性

　高齢者にみられる生活習慣・生活様式の内容は様々で，個人個人で固定化されている。習慣はこれまでの人生の中で培ってきたものであるからで，このため画一的なケアを強制したり，無理に生活習慣を変更しようとすることは困難である。したがって，それぞれの高齢者の考えを確かめたうえでの対応や工夫が必要となり，無理な変更は高齢者のQOLを低下させる危険性もある。

第3章　老年期を生きる人々の健康

1. 加齢に伴う変化の特徴 ………… 30
2. 身体的・精神的・社会的機能の変化 … 38
3. 高齢者にとっての健康 ………… 49

1. 加齢に伴う変化の特徴

学習の要点は

高齢者はホメオスタシス（恒常性の維持）の保持能力が低下し，回復力，予備力，防衛力，適応力の4つの基本的能力が低下するといわれています。それらの力は，それぞれ独立しているわけではなく，回復力・予備力の低下は防衛力あるいは適応力の低下を招くなど，概念的には重なっています。これら加齢に伴う変化の特徴をよく理解して高齢者の看護にあたりましょう。

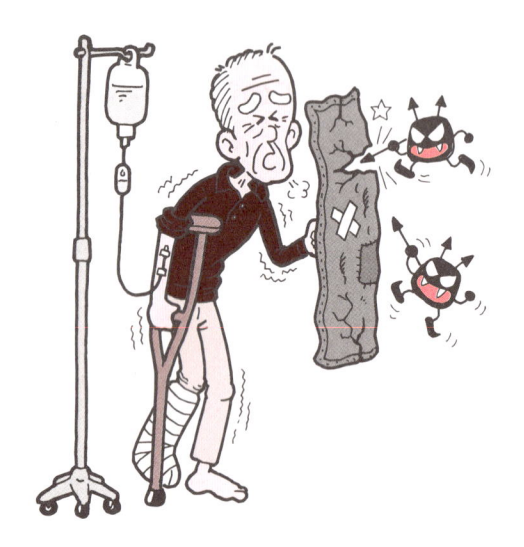

―――― 回復力の変化 ――――

　健康体であれば，通常カゼで熱や咳があっても数日で治り，身体はもとの状態にもどる。このような身体に生じた異常や刺激に対する反応が元の状態に回復することを**ホメオスタシス**（**恒常性**の維持）といい，免疫力や各臓器の総合的な機能が関係している。高齢になるとこのホメオスタシスが**低下**するため，病気の回復が**遅く**なり**長期化**しやすい。また加齢により機能の低下していた臓器に新たな病気が加わることで，その機能が病的に低下したまま正常には回復しなくなるこ

ともあり，慢性疾患として時には一生治療が必要となることも少なくない。

予備力の変化

　生体には普段使う以上の能力が備えられており，これを予備力と呼んでいる。心機能を例にとると，運動負荷時の心拍出量は安静時の数倍に増加し運動時に必要な酸素を末梢組織に供給している。しかし，運動負荷時の心拍出量の増加の度合いは加齢とともに確実に弱くなる。加齢に伴う生理機能の低下は予備力の低下から始まると考えられ，臓器の機能についても同様である。各臓器における加齢に伴う生理機能の変化の詳細については後述するが，生命はこれら各機能の調和の上に成り立っており，そのホメオスタシス維持のためには各臓器の予備力が重要となる。加齢による安静時および負荷時の臓器機能の低下が，ホメオスタシス維持機能の低下に直接影響を及ぼし，老化現象の発現と老年病発症の基礎をなしていると考えられる。

防衛力の変化

　高齢者は免疫力の低下によりウイルスや細菌感染から身を守る防衛力が低下している。免疫機能は感染防御と生体内の免疫監視機構としての役割を担っているので，その機能低下は2次的に種々の病気の発生誘因となってヒトの生死にかかわってくる。免疫系には外来微生物を非特異的に取り込み破壊する自然免疫系（マクロファージや顆粒球）と各種微生物を特異的に識別して攻撃する獲得免疫系（リンパ球による）とがある。このうち，自然免疫系の機能は加齢によって大きな変化を示さない。一方，Bリンパ球を介する獲得免疫系の機能（液性免疫）は加齢に伴い軽度低下し，Tリンパ球の成熟を促す胸腺も生後まもなく萎縮するため，それに伴い，Tリンパ球を介した獲得免疫系の機能（細胞性免疫）は著しく低下する。これは，エイズにみられるHIVウイルス感染によって起こるような免疫不全状態が，老化とともに起こるともいえ，高齢者の直接死因として感染症が多いことは，加齢に伴う免疫機能不全を明瞭に反映している。また，免疫監視機構の低下により悪性腫瘍を発症し，逆に自己抗体が形成されることにより自己免疫疾患にかかりやすくなる。

適応力の変化

　高齢者は，身体的にも心理的にも新しい環境の変化に適応する能力が低下する。例えば，人間には体温調節能があり，周囲の温度変化から身体を守って環境に適応しようとするが，加齢によりその働きは破綻しやすく，高体温や低体温になりやすい。また，成人の体重の60％が水分（細胞内液2/3，細胞外液1/3）であるが，高齢者では筋肉や臓器の細胞内液が減少し，さらに，後述するように，腎尿細管

における水分再吸収能の低下，水分摂取量の減少，発汗や下痢による体液の体外喪失が加わり，脱水が促進される。心理的な側面としては，転居や入院などの環境変化に対する適応力の低下をきたし，うつ状態やせん妄，認知症の増悪をきたすことが知られている。

健康障害の特徴

　高齢者では認知症，運動障害，排尿障害が多く，この３つの症状をmentality（精神），motility（運動）および micturition（排尿）の障害としてその頭文字をとり，３M'sと呼んでいる。３M'sは高齢者の病態を簡潔に表し，高齢者に特有の障害であるところから，これを老年症候群とも呼ぶ。
　また，これとは別に老年患者の特徴は以下の６点に要約されよう。
1）個人差が大きい：歴年齢からみても，生物学的年齢からみても，老年期にみられる生体機能の低下および老年病の発症には著しい個人差がある。
2）多くの臓器・組織に多様な疾患を有している：各臓器・組織にはすでに老化による生体機能の低下が生じているうえ，多病のために病態は複雑化し，疾患が見逃されやすい。
3）症状，経過が非定型的である：高齢者では，その疾患に定型的とされる症状を示さないことが多い。例えば，肺炎であっても通常みられる発熱や咳嗽，喀痰がなく，食欲低下や嗜眠傾向が主症状のこともある。経過中に脱水症状を招いたり，補液によって心不全が誘発されることもある。
4）うつ状態が症状を修飾する：高齢者は生体機能の衰退現象を自覚するとともに，病気や死に対する不安を抱く。また，生活の不安や人間関係の不安を抱くことも多く，孤独な中でうつ状態に陥る。したがって高齢者に接する際には，高齢者のおかれている背景を知って，症状がうつ状態によることも念頭におく必要がある。
5）薬物の副作用が出やすい：高齢者は多病多薬で，長期に渡って複数の薬物を連用している。このような高齢者では薬物の副作用が出やすい。
6）廃用症候群が起こりやすい：廃用症候群は「長期臥床などで活動しないでいることによって生ずる合併症」で，筋萎縮，関節拘縮，骨萎縮，心肺機能の低下などの身体的低下とともに，知的・精神機能の低下がみられる（表1）。廃用症候群は生体の老化現象を基盤にして生じるが，ライフスタイルや入院中のリハビリテーションで大きく左右される。

長期臥床による身体への影響

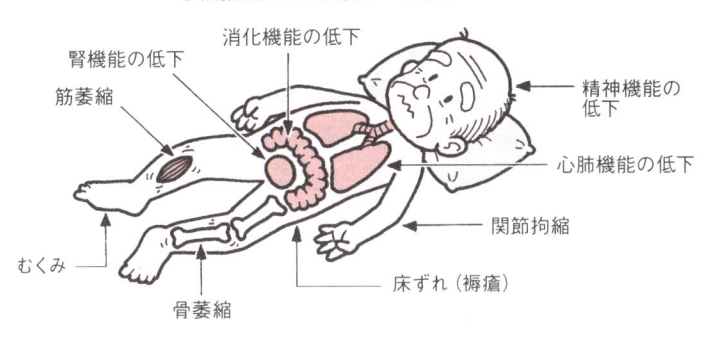

- 腎機能の低下
- 筋萎縮
- 消化機能の低下
- 精神機能の低下
- 心肺機能の低下
- 関節拘縮
- むくみ
- 骨萎縮
- 床ずれ（褥瘡）

表1　廃用性変化

臓器	認められる変化	合併する症状（障害）・疾患
運動器	骨格筋の萎縮 関節拘縮	疼痛，運動障害，ADL低下
	骨粗鬆症	骨折
	口腔機能低下	う歯，歯周疾患
	咽喉頭機能低下	誤飲，誤嚥性肺炎
神経系		
自律神経	起立性調節障害	めまい，失神
中枢神経	知的活動低下	認知症
	心理的荒廃	意欲・満足度・主体性の低下，うつ
循環器	心肺機能低下	
	心拍出量低下・頻脈	息切れ
	静脈血栓症	肺梗塞
消化器	蠕動低下	食欲低下，便秘
泌尿器	括約筋障害	尿便失禁

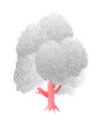

Pick upコラム

老年症候群

　虚弱高齢者，要介護高齢者にみられる多彩な症状群で，これらは高齢者のADL，QOLを著しく損ねる。本症候群は多様な原因が累加・複合して生じているため，根治療法は困難であるが，十分なケアでカバーすることができる。3M'sが中核症状で，精神の障害（認知症，うつ，妄想，せん妄など），運動の障害（片麻痺，パーキンソン症候群，運動器不安定症候群，嚥下障害など），排尿の障害（尿失禁など）が一人の高齢者にみられるのが特徴である。

既出問題チェック 加齢に伴う変化の特徴
一般問題

> 加齢に伴う変化の特徴で**誤っている**のはどれか。94-A104
> 1 高齢者の検査値の分布幅は一般成人よりも大きい。
> 2 老年症候群は加齢に伴う機能低下と深く関係する。
> 3 外部環境の変化に対する恒常性の維持は容易となる。
> 4 生活機能保持曲線は生存曲線よりも勾配が急である。

● 解答・解説

1 ○加齢に伴い種々の生理機能は低下していくが，その低下の程度は個人差が大きいため検査値の分布幅も広がっていく。
2 ○高齢者に多発し，高齢者に特有な症候を有するものを老年症候群と呼ぶ。老化による機能低下が老年症候群の成因になっていることが多い。
3 ×加齢に伴い生理機能は低下していくため，外部環境の変化に対応しきれなくなり，恒常性の維持が困難になる。
4 ○加齢とともに寝たきりなどADLの悪い人が増えるので生活機能保持曲線の勾配は生存曲線より急になる。

> 加齢による変化で性差が最も顕著なのはどれか。99-A59
> 1 聴　力
> 2 筋　力
> 3 骨塩量
> 4 認知機能

● 解答・解説

1 ×高齢者の聴力の低下は老人性難聴と呼ばれる。内耳の障害（蝸牛内の神経細胞や蝸牛神経の障害，血管障害，蝸牛内の基底板の硬化などで生じる）による難聴で伝音性難聴である。変化の個体差は大きい。
2 ×加齢に伴い，筋組織の再生は低下し，筋繊維の数の減少と萎縮によって筋肉の重量は減少する。生きてきた背景や運動量などにより変化の個体差は大きい。
3 ○骨量の減少は加齢による骨形成の低下であり，加齢による腎機能の低下やパラソルモン分泌の増加，小腸での Ca 吸収の低下，活性型ビタミン D 産生低下による老人性骨粗鬆症と女性では閉経によるエストロゲンの欠乏による閉経期骨粗鬆症とがあり，設問中性差が最も顕著である。
4 ×脳重量や脳血液量の減少，神経細胞や諸反射の減弱などにより，記名力の低下や知覚・反射の遅れ，動作な緩慢等の変化があり，個体差は大きい。

高齢者に多くみられる疾患とその症状との組合せで**誤っている**のはどれか。95-A111
1 老人性腟炎――――――白色帯下
2 パーキンソン病――――起立性低血圧
3 頸椎症――――――――上肢のしびれ
4 白内障――――――――視力低下

● 解答・解説

1 ×更年期を過ぎ，女性ホルモンの分泌が低下すると，腟の粘膜が萎縮し，老人性腟炎（萎縮性腟炎）を起こす。老人性腟炎では褐色の血性帯下を認める。
2 ○パーキンソン病では自律神経障害を伴い，起立性低血圧を合併する。
3 ○頸椎症では，頸椎椎体の変形や椎間板の突出などにより上肢の神経を圧迫して障害するため，上肢のしびれや筋力低下を起こす。
4 ○白内障は目の水晶体中の蛋白質が変性し，白く濁って視力低下をきたす疾患で，そのほとんどは加齢に伴う老人性白内障である。

高齢者が罹患したときの特徴はどれか。98-A67
1 薬物の代謝が早まる。
2 症状が定型的に現れる。
3 意識障害を起こしやすい。
4 環境の影響を受けにくい。

● 解答・解説

1　×薬物は，消化管から吸収されて体内に分布して作用を発揮した後，肝と腎から代謝・排泄される。高齢者は加齢により肝機能と腎機能が低下しているため，肝での薬物代謝が遅れ，腎排泄性の薬物は体内に蓄積されやすくなる。
2　×高齢者の疾患では，その疾患に典型的とされる症状を示さないことが多々ある。高齢者の各臓器や組織では，すでに老化による生体機能の低下が生じており，老化は個人差が大きいので症状の現れ方は様々である。
3　○神経系の老化により，脳の機能低下によって予備力がなく，ストレスが加わると容易に機能不全に陥り，意識障害や精神・神経機能の障害を起こしやすい。
4　×高齢者は新しい環境に適応する能力が低下している。物理的環境の変化や人的環境の変化はストレスとなり，ADLや精神機能にまで影響する場合がある。入院などによる生活環境の突然の変化には十分注意する必要がある。

☑ 高齢者の健康障害の特徴で正しいのはどれか。97-P19
1　症状が定型的に出現する。
2　薬物副作用が発生しやすい。
3　慢性化すると急激な変化は起こりにくい。
4　環境の変化があっても症状の変化は起こりにくい。

● 解答・解説

1　×高齢者は自覚症状に乏しく，また，反応も乏しいため症状が定型的であることは少ない。例えば，肺炎にかかっているのに熱が出ない，咳がほとんどないなど症状が現れにくく，診断を遅らす原因となる。
2　○高齢者では代謝・排泄予備能が低下しており，服用した薬物が長時間体内に留まることが多い。また，各臓器の予備力も低下しており，薬剤によるダメージを受けやすい。このような理由から高齢者では薬物に対する副作用が発生しやすい。
3　×高齢者は慢性疾患を有することが多いが，予備力が低下しているため，何かの原因で病気が悪化したときに急激に症状の悪化を起こすことが多い。
4　×高齢者はホメオスターシスが低下しており，環境の変化に対する順応性が衰えており，症状の変化が起きやすい。

☑ 高齢者の高血圧症の特徴で正しいのはどれか。92-A104
1 体動で変動しにくい。
2 脈圧が大きい。
3 降圧薬が無効である。
4 レニンの影響は受けにくい。

● 解答・解説

1 ×高齢者では体動によって血圧は変化しやすく，起立性低血圧などが起きやすい。
2 ○高齢者では動脈硬化により収縮期血圧のみ上昇するため，脈圧（収縮期血圧と拡張期血圧の差）が大きくなる。
3 ×高齢者でも高血圧の治療は必要であり，降圧薬は有効である。
4 ×高齢者では腎血管性高血圧のような二次性高血圧が多く，血中レニン活性の上昇は高齢者高血圧の原因の一つである。

☑ 廃用症候群の予防で正しいのはどれか。94-A112
1 下肢の牽引
2 関節可動域訓練
3 水分制限
4 温罨法

● 解答・解説

1 ×下肢を牽引すると体位はベッド上に固定され，廃用症候群を悪化させる。
2 ○関節可動域訓練は関節の拘縮や筋力低下を防ぎ，廃用症候群を予防する。
3 ×水分制限は心不全の治療には有効であるが，廃用症候群の予防には役立たない。
4 ×温罨法とは温熱刺激を与え，血行を促進させる治療法で，筋肉の疲労物質の除去や炎症の排膿促進などに使用する。廃用症候群を予防する効果はない。

2. 身体的・精神的・社会的機能の変化

学習の要点は

老化には生理的老化と病的老化があり，これらの組み合わせで老化が進みます。いずれも高齢者には特有で普遍的な変化です。高齢者を適切に看護するうえで，これらの変化をよく理解しておきましょう。

高齢者の変化の特徴

老化のうち，生理的老化は疾病に罹患せず，天寿を全うする生命体にみられる不可逆的な退行性変化である。この変化は万人に共通してみられ，治療の対象とはならない。

一方，病的老化は疾病（老年病）であって，真の老化ではない。したがって，この疾病は高齢者の一部の者にみられ，治療の対象となるばかりか，予防が可能なものも含まれている。

老年者にみられる変化

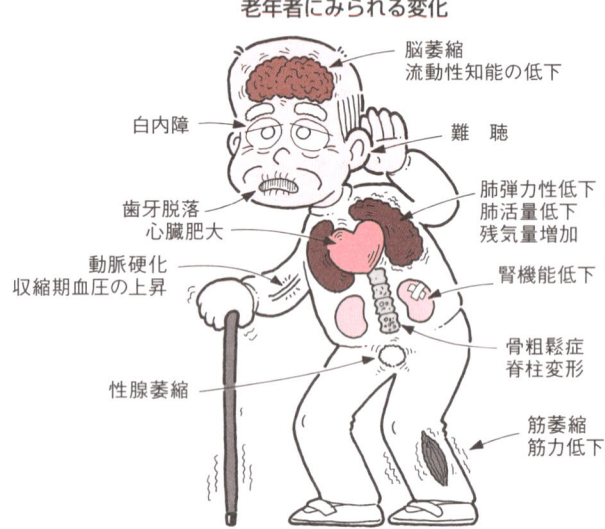

- 脳萎縮
- 流動性知能の低下
- 白内障
- 難聴
- 歯牙脱落
- 心臓肥大
- 肺弾性力低下
- 肺活量低下
- 残気量増加
- 動脈硬化
- 収縮期血圧の上昇
- 腎機能低下
- 性腺萎縮
- 骨粗鬆症
- 脊柱変形
- 筋萎縮
- 筋力低下

ここでは加齢に伴う身体的機能，精神的機能，社会的機能についてまとめてみよう。

身体的機能の変化

①生理機能の変化

生理機能は加齢とともに直線的に低下するが，低下の速度は臓器ごとに異なり，なかでも腎，肺の機能低下が著しい。

a．腎，泌尿器系：糸球体数は加齢とともに減少し，同時に糸球体濾過値，クレアチニン・クリアランスも著明に低下する。尿細管機能，尿濃縮能も低下する。

b．呼吸器系：肺（肺胞壁，肺胞道）の弾力性は低下する。肺機能検査では肺活量，1秒率，最大換気量が減少し，残気量は増加する。また，肺末梢気道の機能的閉塞容積が増え，肺内の生理学的シャント[1]（次ページのコラム参照）の増加，動脈血O_2分圧の低下がみられる。さらに，気道に侵入した異物を除去する機能（気道クリアランス）も低下し，呼吸器感染症を起こしやすく，肺炎は遷延化，難治化する。

c．脳・神経系：中枢神経系（脳・脊髄），末梢神経系からなり，その機能は精神機能（知的機能などの高次脳機能や情緒），体性機能（運動・知覚機能）および自律神経機能に分類される。精神機能の詳細は後述するが，知的機能では概して流動性知能の低下がみられる。流動性知能とはすばやく反応しなければならない知的機能を示し，このような能力の低下は肉体的老化とも関係が深い。これに対して言語理解，一般知識，統合的判断力で表される結晶性知能の低下は少ない。神経伝達速度は加齢とともに緩やかに低下する。

睡眠については睡眠時間が減少し，睡眠は浅く，特にレム睡眠[2]（次ページのコラム参照）の減少が著しい。さらに就床から入眠までの時間が延長し，睡眠は浅く，中途覚醒も多い。

運動機能は低下して筋力低下，反射の遅延，動作緩慢がみられ，動作性能力の低下は明らかとなる。知覚機能の低下は視覚，聴覚，味覚の感覚器官でみられ，聴覚では高音域の，味覚では塩味の障害が著しい。

自律神経機能も老化によって低下する。

d．免疫系：免疫系には自然免疫系（白血球機能）と獲得免疫系（リンパ網内系機能）とがある。加齢とともに後者の機能が低下するが，なかでもTリンパ球（細胞性免疫）で著しい。また，高齢者では感染症に対する白血球の反応が鈍くなり，感染症を発症しても白血球数の増加がみられないこともある。免疫機能が低下するにしたがい，細菌やウイルスに対する抵抗力

が弱くなり，高齢者では肺炎などに罹患しやすくなる。また，若い頃罹患した結核やヘルペスが活動を再開し，再燃することもある。

②形態の変化

生理機能の低下は，臓器を構成する実質細胞の加齢による減数に由来し，これを老性減数と呼ぶ。通常，老性減数は加齢とともに緩徐に進行し，それに伴って臓器重量や容積の減少（萎縮）を来す。例えば，神経細胞が減数することによって脳はびまん性に萎縮し，画像でも明らかとなる。また，骨格筋の減数・萎縮は廃用によって加速され，特に，下肢の筋に目立つ。ただし，例外的に心臓の心筋は代償性に肥大する。

③生化学的変化

水・電解質とホルモンの変化が主体で，総水分含量は減少し，脂肪成分が増加する。これは体細胞の減数に伴う細胞内水分量の減少によるもので，細胞外水分量は変化しない。細胞内水分量の低下は，水分の欠乏や過剰に対する緩衝作用を失い，飲水量不足，下痢の際の脱水や補液時の心不全を招きやすい。また，腎機能の障害，体細胞の減数，特に，骨格筋の老性減数による緩衝作用の低下は高および低Na血症，低K血症をもたらす。血中ホルモン濃度では，性ホルモン（男性ホルモンのテストステロン，女性ホルモンのエストロゲン）が性腺の萎縮とともに著減する。これに相応して下垂体からのFSH（卵胞刺激ホルモン），LH（黄体刺激ホルモン）の上昇がみられる。

Pick upコラム

1）生理学的シャント

クロージングボリュームに該当する部分は換気がないために，血液はガス交換されないまま心臓に戻る。

2）レム睡眠

睡眠中に急速眼球運動（rapid eye movement; REM）が出現し，覚醒時のような脳波がみられる。これをレム睡眠，あるいは逆説睡眠と呼び，睡眠中1.5〜2時間ごとに周期的にみられる。

精神的機能の変化

　精神・神経機能の変化は多彩である。視力や聴力の低下は活動性や対人関係，認知機能に影響する。記銘力（物覚え）・学習力の低下ばかりでなく，記憶の把握と想起も困難となり，物忘れが激しくなる。特に，エピソード記憶（主として最近の出来事），複雑な記憶は加齢に伴って急速に衰えてくるが，昔の記憶や日常の慣例的なこと，長い間身についた習慣はいつまでも保持される。学習機能も低下し，情報や技能の習得が難しくなる。特に，新しい機械操作などは習得できなくなる。しかし，生活の実際場面における判断力，理解力，統合力は保たれている。精神運動機能も衰え，反応時間が遅延するので，物事を短時間に正確に処理することが難しくなる。手先の器用さ，正確さも落ちてくる。

　加齢とともにみられる脳の機能低下や喪失体験によって，性格および人格も変化する。ある者では抑うつ傾向，心気的，頑固，利己的，愚痴っぽさ，疑い深さなどが，また，ある者では保守性，義理堅さ，諦め，活動性減退がみられる。恥じらいや慎みに欠け，遠慮や思慮深さがなくなり，だらしなさ，感情の平坦化が目立つこともある。

　孤立化しやすい環境の中で，視聴覚の衰退，知覚や運動能力の低下は外出や対人接触を困難にし，ますます孤独化を誘う。このため高齢者は無用者意識をもちやすくなり，多くの喪失体験から，いったん身体障害が出現すると，死が身近なものになる。

社会的機能の変化

　雇用労働者では一定の年齢に達すると，たとえ体力的・心理的に余力があっても引退せざるをえない。このため，人間関係から築かれた信用，地位，経済的基盤などを喪失して自尊心も傷つきやすくなり，定年退職・引退を契機として社会的な老いを自覚するようになる。また，生活パターンも一変し，毎日が日曜日といった生活が際限なく続く。自由な時間が与えられた反面，経済的基盤，人間関係の喪失は行動範囲を狭め，引きこもりへと発展する。

身体的・精神的・社会的機能の変化

一般問題

□ 高齢者の身体機能の変化で正しいのはどれか。97-P17
1. 視力低下によって触覚が敏感になりやすい。
2. 筋肉量の低下によって脱水症を起こしやすい。
3. 大腸の吸収能力の低下によって下痢を起こしやすい。
4. 聴覚中枢の機能低下によって伝音性難聴を起こしやすい。

● 解答・解説
1. ×触覚は加齢に伴い鈍感になる。これは皮膚の弾力性の低下や感覚受容体の数の減少や形態の変化、末梢神経の変性などによるものと考えられている。
2. ○加齢により筋肉量は減少していく。筋肉中には多量の水分が含まれているため筋肉量の減少により体内の水分量も減少するため、脱水を起こしやすい。
3. ×加齢により大腸の水分吸収能力はあまり変化せず、むしろ消化管の蠕動運動が低下することにより便秘しやすくなる。
4. ×高齢者では蝸牛内のコルチ器の変性など内耳の変化により感音性難聴を起こす。

□ 高齢者の身体的変化で正しいのはどれか。96-A104
1. 肝臓の肥大
2. 皮下脂肪の増加
3. 収縮期血圧の上昇
4. 胃の塩酸分泌の増加

● 解答・解説
1. ×肝臓は加齢とともに次第に小さくなり、血流量も低下する。
2. ×高齢者では皮下脂肪は減少するため、寒さに弱くなる。
3. ○高齢者では動脈硬化により動脈壁の弾力が低下するため、心臓が血液を送り出した時に血管の拡張が妨げられ、収縮期血圧が上昇する。高齢者の高血圧は、収縮期血圧が上昇し、拡張期血圧は上昇しない「収縮期高血圧」が特徴的である。
4. ×加齢とともに胃粘膜は萎縮し、胃酸分泌は減少することが多い。

◻ 老化現象で一般的に最も遅く出現するのはどれか。88-A63
1 眼の調節力の低下
2 嗅覚の鈍麻
3 握力の低下
4 聴力の低下

● 解答・解説

1 ×老視に相当。
2 ×嗅覚は鈍麻する。
3 ○麻痺などを来す疾患が生じない限り，握力は保たれる。
4 ×高音域難聴がみられる。

◻ 加齢による変化で誤っているのはどれか。94-A107
1 味覚閾値の低下
2 消化液の分泌の低下
3 造血機能の低下
4 手指の巧緻性の低下

● 解答・解説

1 ×加齢に伴い味蕾の細胞数が減少し，味覚に対する閾値が上昇する（＝味覚に対する感受性が悪くなる）。
2 ○加齢とともに胃液，胆汁，膵液などの消化液の分泌は減少し，消化機能は衰える。
3 ○骨髄での造血機能も加齢とともに低下し，赤血球数の減少がみられる。
4 ○中枢神経（脳），末梢神経の機能が低下することにより手指の巧緻性は低下し，細かい作業が困難になる。

◻ 加齢によって最も鈍くなる味覚はどれか。89-A106
1 甘 味
2 塩 味
3 酸 味
4 苦 味

● 解答・解説
1 ×甘味は保たれる。
2 ○塩味が低下し，濃い味を好むようになる。
3 ×酸味は保たれる。
4 ×苦味は保たれる。

☑ 高齢者が餅を誤嚥しやすい原因で**誤っている**のはどれか。 90-A110
1 歯の喪失
2 咳嗽反射の亢進
3 嚥下筋の筋力低下
4 唾液分泌の減少

● 解答・解説
1 ○歯の喪失に伴い餅を十分に咀しゃくできないことで誤嚥につながる。
2 ×加齢とともに咳嗽反射は低下し，誤嚥しやすくなる。
3 ○筋力の低下に伴い嚥下力が低下し餅がのどに停滞しやすい。
4 ○唾液分泌の減少に伴い，食塊がなめらかにならず，詰まりやすい。

☑ 老年期の体温調節で正しいのはどれか。**2つ選べ**。 99-A85
1 温めると容易に体温が上昇する。
2 暑さ・寒さに対する感受性が高い。
3 発汗にはより高い体温が必要である。
4 骨格筋が減少して熱産生能が低下する。
5 末梢血管収縮反応が亢進し熱が逃げにくい。

● 解答・解説
1 ×高齢者の体温は，成人より低いといわれている。その理由は，皮下組織の減少や血流量減少により，皮膚の熱伝導が低いことや基礎代謝率の低下が考えられる。そのため，温めても容易には体温は上昇せず時間を要する。
2 ×高齢者は，暑さ・寒さに対する感受性が低いため，発熱しても自覚症状を訴えることが少なく，重大な病気の徴候を見逃しやすいという特徴がある。
3 ○外気温が熱い場合，体温調節中枢からの指令で体熱が放出される。毛細血管が拡張して末端の血流を活発にし，これによって皮膚表面から熱が逃げやすくなる。その際に発汗が起こり汗が皮膚表面で蒸発するとき，皮膚から熱を奪うために体温が下

がる。発汗により低下した体温を保つためには高い体温が必要になる。
4 ○体熱は，主に骨格筋や肝臓など代謝の活発な組織で産生され，血液により全身に運搬され体温を保持する。
5 ×熱を逃がさないようにするための反応は末梢血管で起こる。交感神経が緊張し末梢血管が収縮することで末梢の血流を減少させ，皮膚表面や末梢からの熱が放出されにくくなる。よって，末梢血管収縮反応が亢進すると熱は逃げやすくなる。

免疫機能の加齢変化で正しいのはどれか。98-A66
1 T 細胞数は減少する。
2 胸腺組織は肥大する。
3 ストレス耐性は変化しない。
4 副腎皮質刺激ホルモンは低下する。

● 解答・解説
1 ○T 細胞，B 細胞，マクロファージは免疫の三大要素といわれているが，高齢者では，B 細胞，マクロファージに比べて T 細胞の減少が顕著である。
2 ×胸腺は骨髄由来のリンパ球を T 細胞へと成熟させ，末梢循環へ送り出すという働きをもつが，20 歳ごろに約 30 g ある胸腺は次第に退化し，80 歳で 3 g 程度に縮小する。
3 ×加齢とともにストレス耐性や免疫力は弱まってくる。
4 ×脳下垂体前葉から分泌される 7 種のホルモンのうち，血中 GH（成長ホルモン），PRL（プロラクチン），TSH（甲状腺刺激ホルモン），ACTH（副腎皮質刺激ホルモン）値には加齢による大きな変動はないといわれる。

老年期の加齢に伴う睡眠の変化で正しいのはどれか。98-P63
1 就寝時刻が遅くなる。
2 中途覚醒の回数は減る。
3 早朝覚醒を来しやすい。
4 就寝から入眠までの時間が短くなる。

● 解答・解説
1 ×高齢者の日課をみると，通常，就寝時刻は早くなる傾向にあり，夕食後より眠気がさし始め，何もすることがなく，うとうとしている高齢者も少なくない。
2 ×高齢者は睡眠が浅くなるのが特徴で，中途覚醒の回数は増える。このため少しの刺

激（物音や尿意）でも目が覚め，中にはその後，眠れないでいる者もいる。
3 ○同じく浅い睡眠のために朝の暗いうちから覚醒しやすい。就寝時刻が早ければなおさらである。まだ暗いために不安を抱く者，何もすることがなく床の中で不満に思う者も多い。
4 ×就寝時刻は早くなり，入眠までの時間が長くなるため，寝つきが悪いと訴える者も少なくない。

加齢による精神機能の変化で，早期に低下するのはどれか。 91-A103
1 言語能力
2 推理力
3 動作性能力
4 判断力

● 解答・解説
1 ×失語症や麻痺性の構音障害，認知症で低下する。
2 ×結晶性知能は保たれる。
3 ○肉体的老化とともに低下する。
4 ×これも結晶性知能の一つである。

加齢により衰えやすい機能はどれか。 93-A104
1 言葉の理解
2 短期記憶
3 判断力
4 洞察力

● 解答・解説
1 ×高度の難聴があれば別であるが，言葉の理解力は保たれる。
2 ○新しい事物の記憶である短期記憶は低下しやすく，もの忘れとして自覚される。
3 ×昔の記憶，日常恒例的な記憶に基づいた事物の判断力は保たれる。
4 ×事物の真理やこれからの動向を見通す能力は昔の体験に基づいて引き出すことが可能である。

一問一答（○，×を答えよ）

1. 老人では咽頭反射の低下がみられる。 84-A38
2. 老人では渇中枢の感受性の低下がみられる。 84-A38
3. 老人の聴力低下は低音域から始まる。 80-A54, 83-A121
4. 老人では暗順応の低下がみられる。 84-A38
5. 老人では夜間の視機能が低下する。 83-A52
6. 老人の体重の減少は骨・筋肉系の萎縮による。 85-A113
7. 筋力は加齢による変化で性差が顕著になる。 90-A104
8. 骨塩量は加齢による変化で性差が顕著になる。 90-A104
9. 加齢により心臓重量の減少がみられる。 84-A38, 88-A110
10. 老人の低血圧は脳血管障害の主要な危険因子である。 80-A55
11. 老人は心筋の虚血状態を来しやすい。 86-A111
12. 加齢により肺残気量の減少がみられる。 83-A54, 86-A111, 89-A105
13. 加齢により気道粘膜の線毛運動の低下がみられる。 89-A105
14. 加齢により咳嗽反射の低下がみられる。 89-A105
15. 加齢により1秒率の減少がみられる。 89-A105
16. 老人は低換気状態に陥りやすい。 84-A37
17. 老人は唾液分泌機能が亢進する。 86-A111
18. 胃酸過多症は加齢とともに増加する。 82-A21
19. 老人では胃液の分泌は加齢に伴って減少する。 80-A54
20. 直腸内圧の閾値の低下は高齢者の便秘の原因となる。 89-A111
21. 老人の尿は低比重となる。 84-A37
22. 老人ではコルチゾール分泌が減少する。 84-A37
23. 老人では副腎皮質ホルモンの分泌が著明に減少する。 80-A55
24. 老人は腎臓の濃縮機能が衰えているので多尿の傾向がある。 82-A59
25. 老年期にみられる糖尿病の多くはインスリンの絶対的欠乏による。 80-A55
26. 老人の感染症では白血球が増加しないことが多い。 81-A71, 86-A111
27. 老人では古い記憶は保持されているが記銘力は減退する。 81-A22
28. 老年期では言葉の理解力や統合的判断力は比較的早期に低下する。 81-A71, 82-A21
29. 老人の知的能力では想起力が低下しやすい。 85-A110

● 解答・解説

1. ○加齢とともに咽頭反射は鈍化し，誤飲，誤嚥の原因となる。
2. ○口渇感の低下は，飲水量の減少を招き，脱水症の原因となる。
3. ×高音域の難聴が目立つ。
4. ○急に暗くなったときの散瞳に要する時間は加齢とともに延長する。夜間の転倒につながる。

| 5 | ◯暗がりでは転倒しやすい。
| 6 | ◯骨，筋肉系の総重量は体重の多くを占め，これらの萎縮はほかの臓器よりも著しい。
| 7 | ×若年時の性差は大きいが，加齢とともに男女とも筋力は低下し，差は小さくなる。
| 8 | ◯女性の骨塩量は著しく低下する。
| 9 | ×加齢とともに心臓は肥大し，心重量は例外的に増加する。
| 10 | ◯高血圧が主要な危険因子。
| 11 | ◯加齢とともに動脈硬化が進展し，虚血性心疾患が増加する。
| 12 | ×肺弾力性は低下し，残気量は増加（気腫傾向）する。
| 13 | ◯気道感染症の誘因となる。
| 14 | ◯嚥下性肺炎の原因ともなる。
| 15 | ◯息を吐き出す勢いがなくなる。
| 16 | ◯一回有効換気量が少ない。
| 17 | ×外分泌腺は萎縮し，唾液腺もこの例に漏れず，唾液の分泌は低下する。
| 18 | ×加齢とともに胃酸分泌は低下し，低酸，無酸症が増加する。
| 19 | ◯胃粘膜の萎縮を来し，胃液分泌量が減少する。
| 20 | ×直腸内圧の閾値の上昇が原因となる。
| 21 | ◯尿濃縮力が低下しているため。
| 22 | ×生命維持に不可欠なコルチゾール（副腎皮質ホルモン）分泌は変化しない。
| 23 | ×副腎皮質ホルモンの分泌は一定である。
| 24 | ◯そのため，水分の補給が必要となる。
| 25 | ×2型糖尿病でインスリンの相対的欠乏（反応性低下）による。
| 26 | ◯免疫防御機能が低下するため，感染に対する宿主の反応は弱い。
| 27 | ◯特に新しい記憶（記銘）が障害されやすい。
| 28 | ×言語理解，一般知識，統合的判断力で表される結晶性知能の低下は少ない。
| 29 | ◯覚えた記憶をすばやく思い出す力（想起力）も低下する。

3. 高齢者にとっての健康

学習の要点は

若年層と比べて病気・障害をもっていることの多い高齢者にとって，健康とは何なのかをみておきましょう。自立した生活，生きがい，生活の満足感などがキーワードになるサクセスフル・エイジングというものをイメージして下さい。

老年期の健康のとらえ方

高齢者の考える健康とは，第一に自立した生活が送れること，第二に活動的な生活が送れること，そして，生きがいや高い満足度，QOLが得られることである。いわゆる，サクセスフル・エイジングと呼ばれるもので，これらの実現に向けて，①活力ある高齢者像の構築，②高齢者の尊厳の確保と自立支援，③支え合う地域

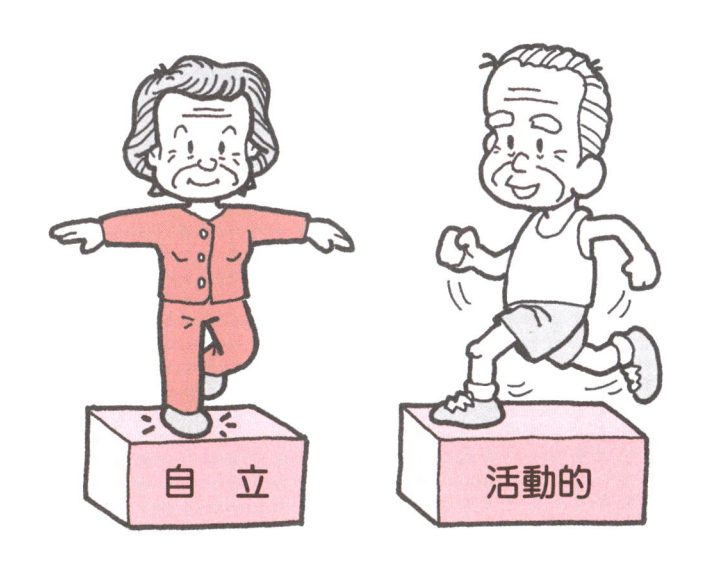

社会の形成，④利用者から信頼される介護サービスの確定がゴールドプラン21で挙げられた。

高齢者の健康の特徴

　高齢者の約8割は健康を自覚している。しかし，有訴者率は5割を超え，そのうちで通院者率は8割，生活に影響しているのは6割となり，高齢者は多少の症状，障害があっても年のせいだからと受け止めて健康と考えているようである。健常高齢者が多い一方で，症状，障害は生活機能に反映されやすく，生活面（自立度）では要介護高齢者（介護保険の認定審査を申請し，認定された者）が15％以上，虚弱高齢者（定義によって異なるが，この場合は介護予防における特定高齢者）が5％以上を占めている。

生きがいと生活の満足感

　高齢者では生きがいをライフワーク/余暇や家族家庭に見出している場合が多いが，生きがいは価値観と同様に多様であり，個人差が大きい。したがって，高齢者と接しながら一人ひとりの生きがいを知る努力が必要で，特に，喪失体験の多い高齢者の生きがい作りは重要である。他方，満足感を主観的幸福感からみると，同年配の者と比べて自分は幸せだと思っている高齢者は過半数を占めている。しかし，自分が人の役に立っているかどうかを気にしている者や次世代に対して心配している者も少なくない。前者には社会活動を通して地域社会への貢献，余暇活動や家族家庭に伴う生活の充足感・満足感を与える援助が求められる。

第4章　高齢者をとりまく社会

1. 高齢者と家族 …………………… 52
2. 高齢者と社会システム ………… 54

1. 高齢者と家族

学習の要点は

近年の核家族化は，高齢者の生活環境に変化をもたらしています。かつての「親から子へ，子から孫へ」という世代間の伝承は形をなさず，結果として高齢者の孤独を生んでしまい，引きこもりやうつ状態に悩むケースも少なくありません。

高齢者と家族のライフサイクル

家族周期（ライフサイクル）の変遷から人生をみると多子から少子となって子育て期間は短縮し，寿命の延長によって子育て後の期間，定年後の期間（三世代同居期間）は長くなった。このため，三世代同居期間は1920年が10.5年，1991年が25.5年となっており，老親扶養期間（5.3年から20.3年）も延長している。このような長期化した老年期を背景に，高齢者の暮らし方や家族関係も多様化してきた。

家族構成の変化

我が国では高齢者と暮らす家族が多かったが，世相を反映して家長中心の親子家族から夫婦単位の家族，すなわち核家族化へと変わってきた。したがって，子供が独立して別の家庭を築くにつれて大家族の一家団欒という光景は少なくなってきた。孤立した高齢者は老老夫婦，独居高齢者（配偶者の離別後）として，否応なしに自立した生活を強いられる。そして，ある高齢者は老老夫婦，独居への道を歩む一方，別の高齢者は孫，ひ孫に接する機会も増加した。

家族形態の変遷

高齢者の世帯構造は大きな変貌を遂げ，1975年と比較して高齢者世帯は2.7倍に増えた（2007年で全世帯数に占める割合は40％）。中でも老老夫婦が約6倍，独居が約7倍に急増し，独居（433万世帯）では男女比が約1：3と女性に多い。一方，寝たきり高齢者を在宅で介護する場合，介護者として同居の配偶者が33％，子が28％，子の配偶者が25％含まれる。性別では女性が介護者の72％，年齢で

は70歳以上が30％と多い。高齢者を看護する際，家族構成，介護者や介護能力などの社会環境面からの評価が不可欠である。

高齢者と家族の人間関係

　夫婦単位の家族となると，世代間の考え方や生活習慣，好みの相違，嫁姑の問題などのトラブルは解消される。しかし，老いを知る，老いの英知をもらう，若いエネルギーをもらうなどの良い相互作用が失われるばかりか，高齢者の孤独は自由気ままな生活とうつ，引きこもりの生活との両刃の剣となりかねない。

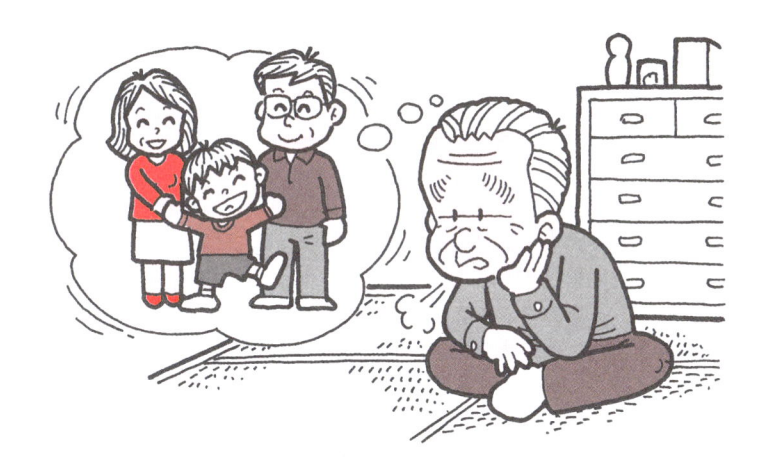

2.高齢者と社会システム

学習の要点は

高齢者が，病気や障害に負けずに自立した生活を送るためには，社会全体で高齢者を支えるシステムが不可欠で，様々な職種の人たちのサポートを受けたり，多種多様なサービスを活用することによって高齢者のQOLを保持・向上させることができます。

高齢者の社会参加

高齢者の社会参加は人との関わりの中で相互に助け合う気持ちを育み，高齢者にとっては有意義な時間をもつことが可能となる。また，地域社会への貢献，例えばボランティア活動などは皆の役に立っているといった実感を与え，高齢者の**生活意欲を高め**，心身の健康維持，生活の自立支援となる。高齢者の経験を活かした働きの節目ごとに感謝や賞賛の気持ちを伝えれば，高齢者には**生きがい**，**張り合い**が生まれよう。また，高齢者が報酬を伴う仕事に関わることができるようになれば，第二の現役世代として社会は高齢者に**生産性**をも期待することができる。

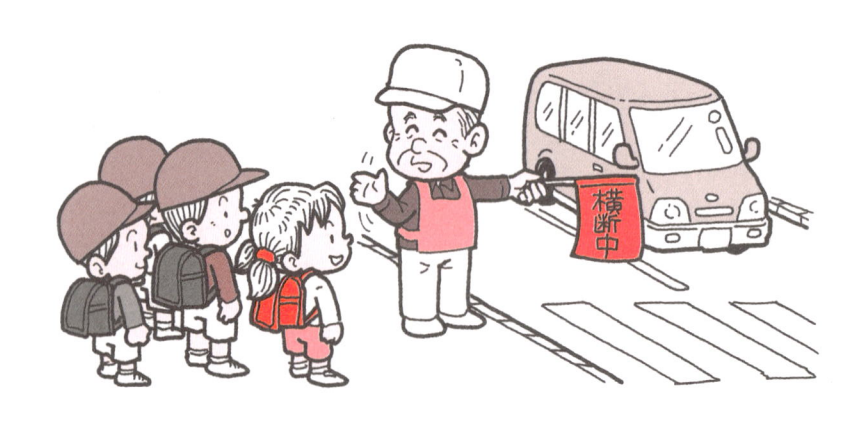

高齢者ソーシャルサポート

「高齢者のための国連原則」(1991年)では自立，参加，ケア，自己実現，尊厳の5原則が謳われている。一番目の自立については，様々な障害をもつ高齢者に自立した生活が送れるような社会的支援が必要である。それには身体面，精神心理面，生活機能面，社会環境面からの多面的な評価が不可欠で，その評価には高齢者総合的機能評価（CGA）が用いられる。この評価成績や主治医意見書に基づいて個々の高齢者に必要な介入，介護が計画される。これに携わる医療職種として医師，看護師，保健師，理学療法士，作業療法士，薬剤師，栄養士の他，福祉職種として社会福祉士，介護福祉士，精神保健福祉士，介護支援専門員などがあり，これらが共通のフォーマットで情報を共有してチームを組み，法制度下で高齢者の生活支援サービスを提供するというものである。

高齢者サービスシステム

医療サービス，福祉サービスの両者に関わる給付を行うのが介護保険制度で，介護支援専門員（ケアマネジャー），地域包括支援センターは医療と福祉を結ぶコーディネーターとして介護保険制度の要となっている。実際の介護には施設介護と在宅介護とあり，前者の施設には介護老人福祉施設（特別養護老人ホーム），介護老人保健施設，介護療養型医療施設（療養病床）が，後者のサービスには居宅サービス（訪問サービス，通所サービス，短期入所サービスなど），居宅介護支援（ケアプランの作成など），地域密着型サービス（小規模多機能型居宅介護，夜間対応型訪問介護，グループホームなど）がある。

高齢者と社会システム

一般問題

☑ 地域包括支援センターの機能はどれか。**2つ選べ。** 99-P83

1 介護報酬の支給
2 訪問介護の実施
3 要介護認定審査
4 高齢者虐待の相談
5 介護予防ケアマネジメント

● 解答・解説

1 ×地域包括支援センターは平成18年に介護保険法改正が行われた際に新たに位置づけられた機関で，市区町村から委託を受けて地域住民の健康保持や介護予防のため包括的な相談や支援を行う。介護報酬の支給は，介護保険の保険者である市区町村が行う。
2 ×介護保険に基づくサービス事業者ではないので訪問介護は行わない。
3 ×要介護度の認定審査は，市区町村の介護認定審査会が行う。
4 ○介護者などによる高齢者虐待を発見した者は，地域包括支援センターに相談をする。相談または通報を受けたセンター側は事実を確認し，虐待からの保護と対策を講じる。
5 ○センターには保健師や主任ケアマネジャーなどが配置されており，介護予防事業や予防給付が効果的に行われるようにケアマネジメントを行う。

第5章　老年看護の基本的考え方と課題

1. 高齢者とQOL……………………… 58
2. 老年看護活動の特性 …………… 63
3. 老年看護における倫理的課題 ‥ 69

1. 高齢者とQOL

学習の要点は　これまでみてきた高齢者特有の病態に加え，個体差つまり人それぞれの生活歴，性格，心理，背景，障害レベルなどが異なることを把握してQOLの向上をはかりましょう。

高齢者の尊厳と権利擁護〈アドボカシー〉

1）個別性を尊重した看護
- 高齢者看護の基本は，介護が必要となった場合でも個人として**尊重**されその人らしく生活することができるように，生活史や生活習慣，生活信条，健康観などを理解して看護方法を採択することである。

2）**高齢者の人権を尊重した権利擁護**
- 高齢者が**虐待**を受けていると判断された場合，緊急対応を要するか，一時的保護が必要であれば，「身体的理由」による措置として**入院**させ，家族の介護負担を軽減できるように**介護保険サービス情報**を提供する。
- 認知症高齢者が家族の無理解により虐待，人権侵害を受けている場合は，看護者が状況を正しく把握し対処方法について積極的に援助を行う。

3）**高齢者の権利擁護と成年後見制度の活用**
- 認知症高齢者では，財産管理や遺産相続などの問題が発生する。認知症などで判断能力に問題がある場合は，**成年後見制度**に則り高齢者を保護，援助する。
- **法定後見制度**では，すでにある判断能力の程度に応じて，補助，保佐（軽度認知症），後見（中等度以上）が用意され，選任された保護者が財産や権利を守るというものである。この制度の手続きを申し立てできるのは，本人，配偶者，四親等内の親族で，事情により市町村長のこともある。

ノーマライゼーション

1）ノーマライゼーションの理念と援助

- 障害があるだけでなく，高齢者など社会的に弱者であるとみなされる人々（社会的不利）がともに支え合い，互いに尊重しながら普通の生活や活動ができる地域社会を作っていこうという考え方である。その意味において看護者は，その人にとって当たり前の生活，活動がどのようなものであるかイメージし，支援の方向性について，本人・家族とともに検討していくことが重要。
- ノーマライゼーションの考え方は歴史が浅く，一般の認識は理念と程遠い状況であるが，老年看護においては現実に目を向け改善していく視点が求められている。
- 高齢者の看護では「QOLの理念に基づいた看護」を提供することが重要であり，それこそが高齢者の生活の質（QOL）を高めるものである。高齢者にとっては，本人が望む暮らしや生活の中にこそ，安らぎと生きがいを感じることができる。

自立支援とエンパワメント

1）高齢者が自立した生活を営むことのできる環境設定

- 高齢者が健康で生きがいをもって暮らせる環境（物理的・社会的・心理的）を整備し提供することで，高齢者がその人の生活環境の中で，その人らしく自立した生活を送るための機能を発揮することが可能となる。

2）自立支援とQOL

- 介護保険制度は，高齢者介護の基本理念として自立支援を目標におき，「高齢者の尊厳の保持」が理念の根底にある。
- 高齢者の自立支援において医療者や看護者が最も重視すべき点は，高齢者が本人の意思に基づいてその人らしく，質の高い生活が送れるように支援することである。これには自立が大切で，特に高齢者ケアにおいてはセルフケア能力の向上に目標を置く。
- この自立支援によって，たとえ介護が必要となった場合でも，住み慣れた地域での生活を可能にする。実際には介護体制を整備し，機能の維持・改善を図るリハビリテーションを推進することが，高齢者が他者への依存を減らし自分らしく前向きに生きることにつながる。

3）自立支援の看護

- 日常生活の援助では，高齢者の自立を重視し可能性に目を向け，残存機能を生かしてADLを拡大するための援助を行う。その際，患者ごとの障害の階層別チェックを行うと支援計画が立てやすくなる。

- 高齢者のもっている潜在能力を引き出し，介助を必要とする認知症高齢者などの廃用症候群の予防に努める。
- 高齢者の自尊心を尊重し，家族や地域の中での役割を与えることで存在感がもてるように援助する。

障害の階層性

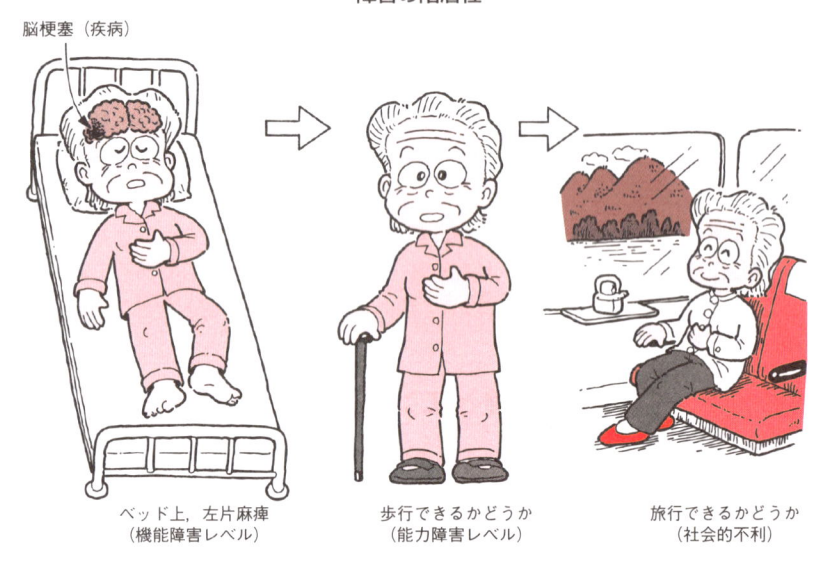

脳梗塞（疾病）

ベッド上，左片麻痺
（機能障害レベル）

→

歩行できるかどうか
（能力障害レベル）

→

旅行できるかどうか
（社会的不利）

Pick upコラム

QOL（Quality of Life）

「日常生活で個人が実感する満足度，充足度」を指す。これには，質的，主観的，包括的な内容が含まれるため，その度合には個人差があるが，生きる張り合い，生きがいは大きな要素である。すべての医療努力は個人のQOL向上に向けられなければならない。

高齢者と QOL

既出問題チェック / 一般問題

☐ 高齢者の権利擁護で正しいのはどれか。98-P62
1. 成年後見制度の任意後見人は裁判所が決定する。
2. 認知症の診断とともに成年後見制度が適用される。
3. 高齢者虐待を発見した者は市町村に通報する義務がある。
4. 虐待されている高齢者を老人短期入所施設等に入所させる法律はない。

● 解答・解説

1. × 任意後見制度は，本人が十分な判断能力があるうちに，将来，判断能力が不十分な状態になった場合に備えて，あらかじめ自らが選んだ代理人＝任意後見人によって，家庭裁判所が選任する「任意後見監督人」の監督のもと，本人を代理して契約などをする制度である。したがって，裁判所の決定ではない。
2. × 認知症と診断されても，本人またはその家族による後見開始の審判申し立てがあり，家庭裁判所の審理を経なければ成年後見制度は開始されない。
3. ○ 高齢者虐待防止法に「養護者による高齢者虐待に係る通報等」として，"当該高齢者の生命又は身体に重大な危険が生じている場合は，速やかに，これを市町村に通報しなければならない"と謳われている。
4. × 高齢者虐待防止法に「通報等を受けた場合の措置」として，"市町村又は市町村長は，生命又は身体に重大な危険が生じているおそれがあると認められる高齢者を一時的に保護するため，迅速に老人短期入所施設等に入所させる等，適切に，措置を講じ，又は審判の請求をするものとする"と謳われている。

☐ 老人患者の自立を高めていくのに**適切ではない**のはどれか。88-A112
1. 好みや関心を重視する。
2. 質問には何度でも応じる。
3. 移動できる生活空間を定める。
4. 患者ができることを助長する。

● 解答・解説
1. ○個人に合わせた看護を行う。
2. ○不安を自己解決できないため、納得し安心するまで答える必要がある。
3. ×不適切。バリアフリーなど社会的不利を克服する環境整備が必要。
4. ○自立支援を行うことで患者の自立向上をめざす。

☑ 歩行可能な高齢の患者が、先週から就寝中に尿失禁している。この患者にかける言葉で適切なのはどれか。89-A104
1. 「今週に入って2回目ですね」
2. 「おむつを使いましょうか」
3. 「尿器をベッドの下に置きましょうか」
4. 「夕食後の水分はどれくらいとっていますか」

● 解答・解説
1. ×
2. × 自尊心を傷つけてはいけない。
3. ×
4. ○失禁の予防に努めることが大切。

☑ 82歳の女性。中等度認知症と診断され、失禁のためおむつを使用している。夜間におむつを外し歩き回ることがある。適切なのはどれか。95-A105
1. つなぎ服を着用してもらう。
2. ベッドから降りられないように柵で囲む。
3. 排尿パターンを把握する。
4. 睡眠薬を服用させる。

● 解答・解説
1. ×つなぎ服を着用させればおむつは外しにくくなるが、かえって患者はおむつを外そうと暴れたり服を破ったりして危険である。
2. ×患者はベッド柵を乗り越えようとして、転落することがあるので危険である。
3. ○排尿パターンを把握すれば、適切なタイミングでトイレに誘導することができ、失禁を防止させるので、おむつを使わなくて済むようになる。
4. ×睡眠薬を使用するとかえってせん妄や認知症を悪化させることがある。また、ふらついて転倒の原因となることもある。

2. 老年看護活動の特性

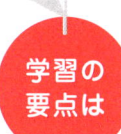

学習の要点は

高齢者を看護するうえでのポイントとして，安全に配慮すること，健康障害の予防対策をとること，疾病・寝たきりからの早期回復を図ること，残存機能を活用することなどが挙げられます。これらを念頭に置いて，老年看護の特徴をつかんで下さい。

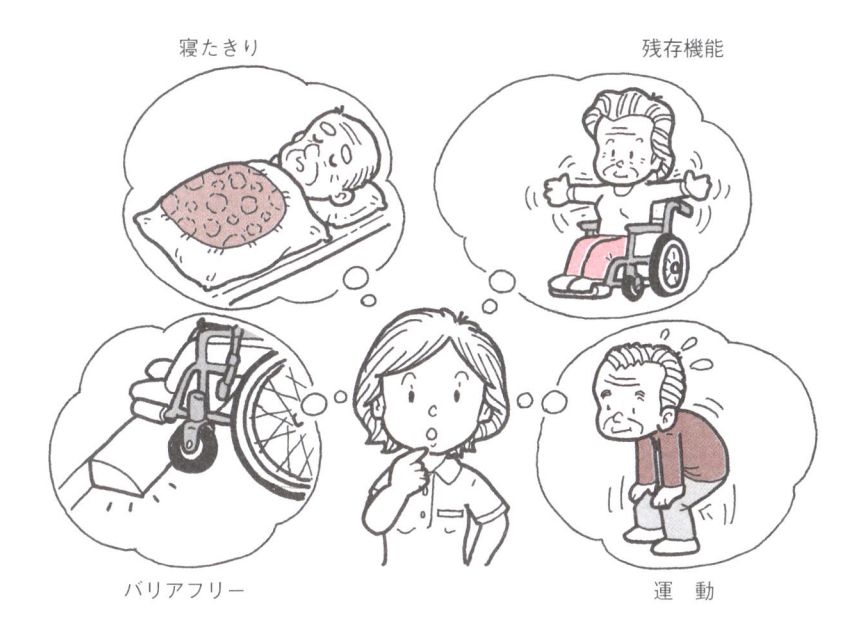

寝たきり　　　　　　　　残存機能

バリアフリー　　　　　　運　動

―――― **安全な生活への看護** ――――

- 高齢者は<u>身体機能の低下や障害</u>を起こしやすく回復にも時間がかかるため，日頃から安全な生活ができるように配慮する。
- 高齢者が住み慣れた地域社会の中で高齢者のもつ機能を維持し，安全に生活できるように予防対策をとり，さらに生活環境（バリアフリー化など）を整え援助する。

健康の保持増進と予防活動の重視

高齢者総合的機能評価（CGA）をもとに運動・栄養・環境などの要因を整備し，高齢者の心身機能の衰えや低下を予防する対策を生活の中に取り入れ，食事の摂り方，運動方法などを個々の生活環境に合わせ，具体的に実施・継続できるように援助する。

疾病の回復への看護

- 高齢者は慢性疾患をもちながら生活していることが多い。そのため，症状が悪化すると寝たきりになるケースも多く，筋力の低下や関節の拘縮だけでなく，二次的な合併症を起こすことも少なくない。
- 看護者は，高齢者の疾病の状態を十分に配慮して，個々に適した早期回復のためのケアリスクマネジメントを行うことが重要となる。

日常生活能力の維持・改善

高齢者は活動・運動の減少により下肢筋力の低下やバランス機能の低下を来し，転倒リスクが高くなる。日常生活の中で歩行を継続できるように支援し，残存機能を活用して自立した生活が送ることができるように自立支援を行う。

人生終焉への看護

- 人生の終末期には，高齢者個人の人間性を尊重し，その人らしい死を迎えることができるように，看護者・家族・友人が協力し合い支援を行う。
- 高齢者の身体的苦痛とともに，個人が今まで生きてきた意味を見出せるようにスピリチュアルケアも重視して行う。
- 高齢者が終末期を迎える場所は，自宅に限らず病院や老人ホームなど様々であり，看護者は社会資源やサービスを活用し個人が望む人生の終結が迎えられるように援助を行う。

家族との協働と家族看護

- 家族に対して，高齢者の世話をするうえで必要になる看護の知識と技術を教育・指導する。
- 介護を必要とする高齢者の家族は，日々の介護による身体的・精神的負担や価値観の違いによるストレスを抱いている。看護者は，高齢者のケアを充実させるため家族への協力と支援を行う。
- 高齢者・家族双方の言い分を十分に聴き，両者の立場を理解して，社会資源を活用した具体的な対策を実施できるように家族と協働してケアを行う。

- 高齢者の介護を行う家族には，適切な医療知識・技術が不可欠であり，看護者は家族が必要性を理解してよりよい介護が実施できるように援助する。

〈家族支援のポイント〉
　①介護者の健康管理を行う。
　②介護の知識・技術の修得ができるように援助する。
　③精神的負担の軽減を行う。
　④家族の介護分担・住環境（ベッド環境，トイレ，浴室の改修）の調整とアドバイスを行う。

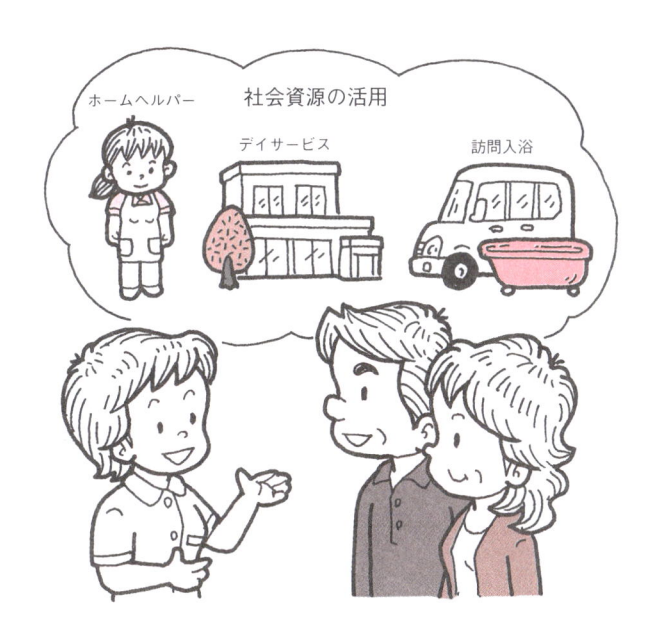

ケアの調整とリスクマネジメント

- リスクアセスメントによるリスクの特定と事故の回避：高齢者の事故発生を予測し回避策を講じれば事故による損失を最小限にとどめることができる。ケアの効果を最大限に引き出すことがリスクマネジメントの目的である。
- リスクを最小限にするためのケアの調整：高齢者の転倒・転落防止のための抑制（拘束）は，ADL低下や関節拘縮などの障害を引き起こす可能性が高い。そのためリスクを最小限にするケアの調整が必要となる。
- 事故を防止するための総合的なアセスメントとケア内容の調整：高齢者の事故発生防止には，高齢者側，介助者側の条件と環境上の条件が総合的にアセスメントされ，事故を予測したケア内容の調整が求められる。

- 高齢者の事故の予防とリスクマネジメント：高齢者のリスクマネジメントはQOLの向上にもつながる。
- 良好な人間関係の形成：高齢者のケアの質を高めるために，お互いの信頼関係を良好に保つことでリスクマネジメントの効果が期待できる。

チームアプローチ

　高齢者のQOLを高めるためには全人的・総合的アプローチが必要であり，各専門職とのチームプレーで対応する。

老年看護活動の場の特質と看護

- 高齢者が生活する場所では，様々な役割をもった看護職が医療・福祉・介護・在宅サービス・保険・政策などの分野で老年看護活動を行っている。
- 高齢者がよりよい生活を維持し，QOLを向上させるために，看護者は常に専門職としての知識・技術を習得し，高齢者が安心して生活ができるよう考慮して援助していく必要がある。

〈地域における健康維持・増進，病気の予防対策などの保健活動〉
　①病院での疾患治療への支援活動
　②介護老人保健施設における医療・介護活動
　③介護老人福祉施設や福祉施設におけるケア活動
　④訪問看護による在宅サービス活動
　⑤高齢者の医療・保険・福祉政策

老年看護活動の特性

一般問題

☑ 褥瘡発生の予測に用いるのはどれか。95-A106
1. バーセル・インデックス
2. ブレーデン・スケール
3. グラスゴー・コーマ・スケール
4. カッツ・インデックス

● 解答・解説

1. ×バーセル・インデックス（Barthel index）は基本的日常生活活動度の評価法の一つであり，食事や，整容，入浴などの日常生活ができるかどうかを判定する。リハビリテーションの効果判定などに用いられている。
2. ○ブレーデン・スケール（Braden scale）は褥瘡発症の予測スケールの一つで，知覚の認知や皮膚の湿潤，栄養状態など6項目からなり，各々の点数を合計し，褥瘡発症の危険度を判定する。
3. ×グラスゴー・コーマ・スケール（Glasgow coma scale）は意識障害のスケールであり，開眼，言語反応，運動反応の3項目について採点する。
4. ×カッツ・インデックス（Katz index）はバーセル・インデックスと同じく基本的日常生活活動度の評価法の一つである。

☑ グループホームに入所している87歳の女性。食欲がなく舌が乾燥し，うつろな表情をしている。微熱があり，頻脈で呼吸数は増加し，排尿回数が減少している。考えられるのはどれか。90-A106
1. 貧　血
2. 脱　水
3. 心不全
4. 腎不全

● 解答・解説

1. ×貧血の主訴としては，労作時の息切れが多い。
2. ○高齢者はこのような脱水症に陥りやすい。
3. ×心不全では呼吸困難，浮腫がみられる。
4. ×浮腫がみられる。

☑ 認知障害のない76歳の男性。2か月前にベッドから落ちた。その後も家の中で普段と変わりなく生活していたが，2～3日前から急に物忘れをすることが多くなった。
観察項目として優先するのはどれか。92-A108
1 不安の程度
2 家族の関わり方
3 環境の変化
4 運動機能の変化

● 解答・解説

1 ×
2 ×
3 ×
4 ○

高齢者では転倒や転落といった外傷後1～3か月後に頭蓋の硬膜下腔に血液が溜まる硬膜下血腫を起こすことがある。硬膜下血腫が大きくなると物忘れなどの認知障害や歩行障害などの運動機能の変化，意識障害といった症状が出現し，徐々に進行するので，これらの症状の変化に注意が必要である。

☑ 腰部打撲で入院した高齢者。体動時に軽度の痛みがあるが，安静時には消失する。コルセットを装着して退院した。
腰痛増悪を予防するための生活指導で適切なのはどれか。93-A106
1 物を拾うときには膝を曲げる。
2 腰痛体操はコルセットがとれてから始める。
3 やわらかい布団に寝る。
4 低い椅子に座るようにする。

● 解答・解説

1 ○前屈位で上半身を支えるには腰部に負荷が加わるため，これを極力避けるには膝の屈伸運動を利用する。
2 ×腰痛体操による筋力増強はコルセットを着用して腰部への負荷を避けながら始める。
3 ×やわらかい布団では腰部の安静を確保することが難しい。
4 ×低い椅子では起立時の腰部への負担が大きい。

3. 老年看護における倫理的課題

学習の要点は

高齢者が，その判断力や表現力の乏しさゆえに医療現場において不利益をこうむるようなことがあってはなりません。人権の尊重と自己決定を大原則として，高齢者差別や虐待による悪影響をよく理解し，老年看護における倫理的側面を考えてみましょう。

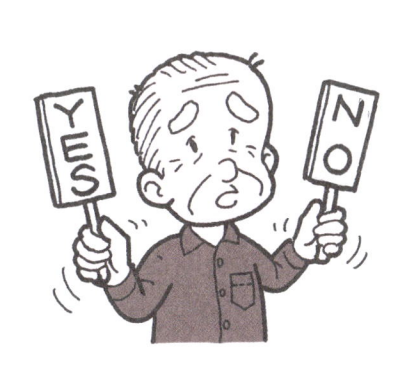

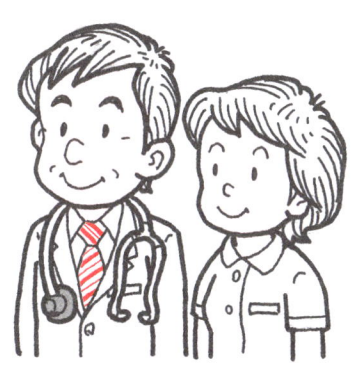

自己決定

1）高齢者の自己決定の尊重

- 看護における倫理的課題で最も重要なのは，患者が自分自身のケアを自ら意思決定することであり，これらは尊重されなければならない。
- 医療や看護の領域では，**インフォームドコンセント**（説明と同意）が患者の自己決定に不可欠である。医療従事者から説明された治療や看護内容から，患者が正しく理解して選択し同意することは「自己決定」を尊重するうえで，また憲法の人権の保障に関連する問題としても重要である。
- 高齢者が要介護状態になった場合でも，入院や入所などに関して，医療者や福祉関係者の意見だけで決定することがないように配慮していくべきである。

【看護のポイント】
- a．自身のセルフケアにおいて，高齢者ができるだけ高いレベルで自己決定できるように配慮する。
- b．高齢者が自分の意見や価値観を表明できるように励ましていく。
- c．情報を提供する際は，高齢者の思考力がはっきりしているときを見計らって行う。
- d．高齢者の意思の確認には，自己決定に要する時間を十分に与えるように配慮する。

2）自己決定における権利
- 高齢者の守られるべき自己決定権には，「自分自身の健康問題に対し十分に評価する権利」，「適切な医療を受けるために正しい情報を得る権利」，「そのうえで最善の治療方法の決定に参与する権利」が含まれる。

3）代理の判断の原則
- 高齢者が認知症や意識障害によって自分では意思決定ができない場合は，高齢者の以前の言動などから意思を推測して代理の者が意思決定を行う。
- 代理者が高齢者に代わって意思の決定を行う場合，高齢者にとって最善の選択になるように「苦痛の緩和」，「QOLの向上」，「機能の回復」などを前提として決定する。

資源の公平な分配

1）限られた資源の中で公平に分配する
- 公平な分配の原則は，個々の同等のニーズに対して誰もが同じように満足できるようにすることである。

2）資源の公平な分配の原則と援助
- 高齢者の様々なレベル（経済的能力や障害の有無）だけで分配することは高齢者差別に当たる。個々のニーズに応じて健康を維持し自立できるように，必要なものが受けられるようにする。

3）高齢者は健康で質の高い生活を営むための権利を有する
- 高齢者は適切で十分な医療が保障される権利を有している。高齢者であっても若者であっても，ケアの質においては同じ基準で行う。

4）高齢者レベルに合わせたケアの提供
- 暦年齢にこだわることなく生活状況に合わせたケアを提供する。

高齢者差別〈エイジズム〉

1）高齢者差別（エイジズム）とは
- 高齢者の暦年齢をもとに，年をとっているという理由だけで区別し組織的に

固定観念（ステレオタイプ）化して，不利益な扱いをすることをエイジズム（ageism；高齢者差別）という。

2）高齢者差別がもたらす身体症状
- 高齢者に対する身体機能の衰えや容姿に対する蔑視，無理解などの否定的な固定観念が，高齢者の無力感に加え感情鈍麻，欲求不満，抑うつなどの症状をもたらす。
- 入院や入所などを繰り返すと，高齢者は何もできないという無力感から引きこもったり，能力を内在化することで残存能力さえも衰えさせてしまう。

3）高齢者の自立を促進し健康的な生活を維持するための援助
- 高齢者ケアに関わる看護者として，様々なレベルの高齢者に意図的に接し高齢者差別の意識を取り除く。
- 高齢者に無力感をもたらす環境要因（定められた日課，一方的な治療法，家庭内での役割，余暇時間の過ごし方，食事の選択）について選択の自由をもたせる。

高齢者虐待と関係法規

1）虐待とは
- 身体的な傷や痛み，障害または精神的苦痛や不当な監禁を加えることであり，ADLの障害や知的機能が低下した認知症高齢者は虐待を受けやすい。
- 高齢者の虐待は，特に人間関係が大きく影響するため潜在化しやすい。

【虐待の種類】
- 身体的虐待
- 心理的虐待
- 経済的虐待（金銭的，物質的搾取）
- 性的虐待
- 介護・世話の拒否・放任

2）高齢者虐待の背景と援助
a．虐待者の要因：介護疲れ，人格や性格，疾病や障害，介護に関する知識不足，排泄介助の困難，生活苦
b．高齢者の要因：認知症による言動の混乱，身体的自立の低さ，人格や性格，疾病や傷害
c．人間関係による要因：折り合いの悪さ，精神的依存，経済的依存
d．社会環境などの要因：希薄な近隣関係，社会からの孤立

看護者は外来受診時や訪問看護時，通所リハビリテーションのときなどに高齢者のアザ，傷，出血や火傷，衣服の破れ，おびえるような行動を観察し，早期発

見に努めること。

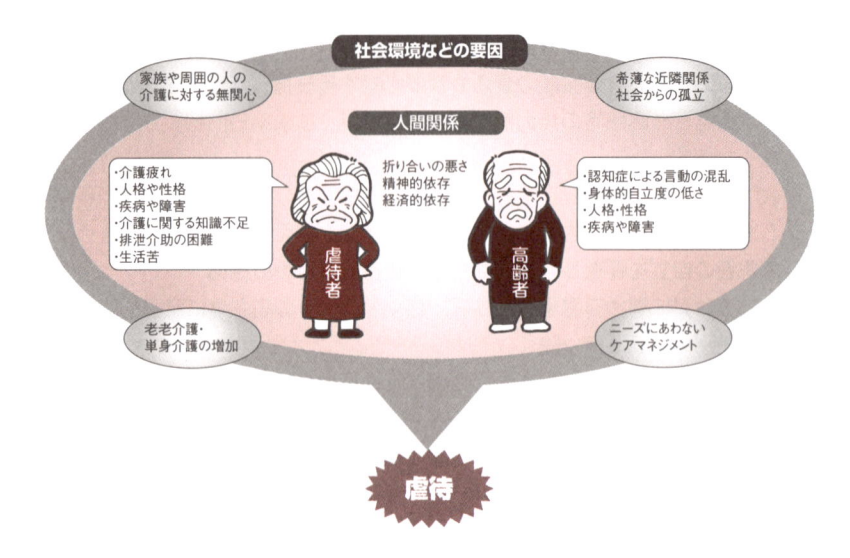

社会環境などの要因

- 家族や周囲の人の介護に対する無関心
- 希薄な近隣関係 社会からの孤立
- 老老介護・単身介護の増加
- ニーズにあわないケアマネジメント

人間関係
折り合いの悪さ
精神的依存
経済的依存

虐待者：
・介護疲れ
・人格や性格
・疾病や障害
・介護に関する知識不足
・排泄介助の困難
・生活苦

高齢者：
・認知症による言動の混乱
・身体的自立度の低さ
・人格・性格
・疾病や障害

→ **虐待**

3）高齢者虐待に対する対応

- 生命の危険性がある場合，措置制度を活用した緊急保護を行う。
- 高齢者だけでなく介護者も援助を求めている対象として認識し，家族関係の再構築を最終目標として援助する。
- 保健医療専門職，医療ソーシャルワーカー（MSW; medical social worker）などと連携し，チームで解決方法を検討する。
- 介護保険施設では，「身体拘束禁止」省令によって生命または身体を保護するのに緊急やむをえない場合を除き，身体拘束などの行動を制限する行為を行ってはならない。
- 虐待を発見したとき，緊急を要する場合は一時保護・入院の有無を判断して，身体的な理由として入院または施設入所をさせ問題の解決を行う。
- 高齢者虐待では，介護負担が大きい場合や認知症などでは家族の無理解や介護方法がわからない場合も多い。それぞれの状況に応じて適切なサービスの活用と対処を行う。
- 高齢者虐待を防止するためには，地域の人々が身近に虐待があることを理解し，フェイス・トゥ・フェイスの関係を作っていけるよう意識の変革が重要となる。

4）身体拘束

- 身体拘束とは，患者に対して安全確保の目的でベッドや椅子，車椅子などに

縛り付けたり，つなぎ服を着せたりして身体の自由を制限する行為を指す。手術後の患者，認知症高齢者，知的障害者が対象となりやすく，看護のしやすさを目的とするものであってはならない。
- 高齢者の転倒・転落，点滴ラインの抜去，徘徊，おむつなどの脱衣などを防止する目的で行われる。
- 「身体拘束禁止」に至ったのは，介護保険導入に伴い介護施設などにおいて，原則として身体拘束が禁止され，『身体拘束ゼロ作戦』の手引きが配布され様々な取り組みが行われたことによる。
- 身体拘束の例外規定は，「切迫性」，「非代替性」，「一時性」のすべての要件が満たされ，慎重な手続きを踏んだケースで，記録の作成が義務付けられている。

5) 身体拘束による弊害
　a. 身体的弊害：関節の拘縮，筋力の低下，褥瘡の発生，食欲低下，心肺機能の低下，抵抗力の低下
　b. 精神的弊害：不安，怒り，屈辱，あきらめなどの苦痛，認知症の進行，せん妄の頻発
　c. 社会的弊害：看護・介護者の士気の低下，介護施設への不信，偏見，医療処置などの経済的影響

6) 身体拘束を行わずにケアするための3原則
　①身体拘束を誘発する原因を探り，除去する。
　②5つの基本的ケア（起きる，食べる，排泄する，清潔にする，活動する）を徹底する。
　③身体拘束廃止をきっかけに，「より良いケア」の実現を目指す。

7) 関連法規
- 高齢者の虐待が増加に伴い，平成18年4月「高齢者虐待の防止，高齢者の養護者に対する支援等に関する法律（通称「高齢者虐待防止法」）」が施行された。
- 高齢者虐待は市町村が対応し，虐待に関する相談機関は地域包括支援センターの保健師・介護福祉士などの専門職者が対応している。
- 虐待の相談や本人からの届出，親族や専門職からの通報があった場合には，情報を収集し，複数の地域包括支援センターの職員による訪問調査で緊急性を判断する。
- 緊急を要する場合には，市町村や在宅支援関連専門職がケース会議を開催してチームによる支援を開始する。市民からの通報では，市町村直轄の地域包括支援センターが立ち入り調査を行うこともできる。

成年後見制度

- 成年後見制度とは認知症や精神障害などの理由で判断能力の不十分な人の財産を保護するための制度である。
- 成年後見制度は大きく分けると，法定後見制度と任意後見制度の2つから構成される。
- 法定後見制度では家庭裁判所によって選ばれた後見人・保佐人・補助人が本人を保護，支援する（表2）。
- 任意後見制度ではあらかじめ自分の意思で任意後見人となる代理人を指定しておき，将来自分の判断能力が低下してきたときに自己の財産の管理や介護・医療に関する手続きを行ってもらうことができる。後見人は財産管理だけでなく，身上監護も行う。

表2　法定後見制度

区　分	補　助	保　佐	後　見	任意後見
本人の判断力	不十分	とくに不十分	まったくない	ある
本人の同意	必要	不要	不要	必要
申請人	本人，配偶者，四親等内の親族，検察官，任意後見人，任意後見監督人，市・町・村長			本人
医師による書類	診断書	診断書，精神鑑定書	診断書，精神鑑定書	不要
援助者	補助人	保佐人	後見人	任意後見人

（月刊ナーシング vol.26 No.1，p.57，学習研究社，2006より）

社会福祉法における福祉サービス利用援助事業

福祉六法を始め，すべての分野に共通する基本事項や組織と運営について定めた法律が社会福祉法で，第1種社会福祉事業と第2種社会福祉事業，社会福祉事務所，社会福祉主事，社会福祉法人，社会福祉協議会などを定め，ノーマライゼーションを基本理念としている。

老年看護における倫理的課題

既出問題チェック
一般問題

☑ 高齢者が受ける家庭内虐待で正しいのはどれか。97-P20
1. 虐待が顕在化しやすい。
2. 被虐待者には認知症高齢者が多い。
3. 介護者による介護拒否は虐待に含まれない。
4. 虐待する家族の7割が経済的に困窮している。

● 解答・解説

1. ✕ アメリカでは「意図的な虐待行為」と定義しているが，我が国の実態からは，意図しないで虐待が行われている例も多く，また家庭内事情によって発生する場合が多く顕在化しにくい。
2. ○ 家庭内における高齢者虐待に関する調査（厚生労働省2004年）によると，後期高齢者で認知症高齢者が，虐待または不適切な処遇を受けている者の8割を超えていることから，高齢者虐待は認知症と関連深いことが明らかである。
3. ✕ 「高齢者虐待の防止，高齢者の養護者に対する支援等に関する法律」では，高齢者虐待の種類は，身体的虐待，心理的虐待，性的虐待，経済的虐待，介護放棄が挙げられる。介護拒否は介護放棄に該当するため虐待である。
4. ✕ 家庭内における高齢者虐待に関する調査（厚生労働省2004年）によると，常時または時々生活に困窮している家庭は全体の4割であり，6割の家庭は余裕がある。または生活には困らない程度の経済力がある家庭である。

☑ 成年後見制度で正しいのはどれか。96-A114
1. 家庭裁判所は保佐人を選任できない。
2. 施設入所の契約は後見人に依頼できない。
3. 判断能力のあるうちに後見人を指定できる。
4. 寝たきり高齢者の増加によって設けられた制度である。

● 解答・解説
1 ×「保佐」制度は，精神上の障害によって判断能力が特に不十分な者を保護するものである。家庭裁判所は本人のために保佐人を選任し，保佐人は本人の財産に関する法律行為を本人に代わって行うことができる。
2 ×「後見」制度は，精神上の障害によって判断能力を欠く者を保護するものである。家庭裁判所は本人のために成年後見人を選任し，成年後見人は本人の財産に関する契約も含めた法律行為を本人に代わって行うことができる。
3 ○「任意後見」制度は，本人が十分な判断能力があるうちに，将来，判断能力が不十分になった時に備えて代理人（任意後見人）を選ぶことができる。
4 ×認知症高齢者の増加に伴い，判断能力の不十分な成年者を保護するために設けられた制度である。

認知症高齢者で身寄りがないため，成年後見制度の申し立て人がいない。法定後見開始の申立権が与えられているのはどれか。 94-A106
1 主治医
2 公証人
3 市町村長
4 家庭裁判所

● 解答・解説
1 ×主治医は家庭裁判所から任命され，判断能力の程度を鑑定し，診断書を提出する。
2 ×公証人は任意後見制度を利用する際，公正証書を作成する。
3 ○法定後見人の申請は通常は家族や親族が行うが，身寄りがない場合，市町村長が法定後見人の申請をすることができる。
4 ×家庭裁判所は法定後見人を選定するが，申立権（後見制度を利用したいと申し立てる権利）はない。

社会福祉法における福祉サービス利用援助事業で支援計画に基づき支援を実施するのは誰か。 99-A60
1 生活支援員
2 市町村職員
3 かかりつけ医
4 訪問介護員（ホームヘルパー）

● 解答・解説

1 ○社会福祉法は，1951（昭和26）年の社会福祉事業法を改正，名称変更して2000（平成12）年に施行された法律である。社会福祉法における福祉サービス利用援助事業で支援計画に基づき支援を実施するのが生活支援員である。福祉サービスの利用援助，日常的な金銭管理のサービス，書類等の預かり等がサービス内容となる。

2 ×社会福祉法における福祉サービス利用援助事業においての実施者ではない。

3 ×社会福祉法における福祉サービス利用援助事業においての実施者ではない。

4 ×訪問介護員は，訪問介護を行う者の資格の一つで，介護保険法第8条第2項において介護福祉士と共に，介護行為を許された「その他政令（介護保険法施行令）で定める者」。一般にホームヘルパーと呼ばれている。

第6章　高齢者の生活を支える看護

1　高齢者の生活機能と包括的アセスメント ……… 80
2　コミュニケーション ……………… 86
3　歩行・移動 …………………… 91
4　転　倒 ………………………… 94
5　食生活 ………………………… 102
6　排　泄 ………………………… 105
7　清潔・衣生活 ………………… 109
8　活動と休息 …………………… 115
9　性〈セクシュアリティ〉 ………… 118
10　社会参加 ……………………… 121

1. 高齢者の生活機能と包括的アセスメント

学習の要点は

高齢者が自立できるように障害の箇所を評価・ケアしていくことが求められます。それには，身体面，生活機能面，精神心理面，社会環境面から評価する必要があります。各側面からの評価は包括的アセスメント（高齢者総合的機能評価：CGA）が有用な手段となります。

● 基本的日常生活動作〈BADL〉と手段的日常生活動作〈IADL〉 ●

　日常生活動作（Activities of daily living：ADL）とは，日々の生活を営む上で不可欠な**基本的能力**のことである。これには**基本的日常生活動作**（Basic ADL：BADL）として，食事，整容，更衣，入浴，歩行や移動，排泄などの身体動作と，**手段的日常生活動作**（Instrumental ADL：IADL）として，買い物，食事の支度，洗濯，電話のかけ方，交通機関を利用した外出，服薬や金銭の管理など，より広く社会生活を送るために必要な身体動作が含まれている。表3に挙げたADL20は高齢者のADL能力を評価するツールで，移動，セルフケア，IADL，コミュニケーションADLの4群に大別され，それぞれの小項目の自立度を0点から3点までの4段階で点数化した評価法である。60点満点で，在宅生活を自立させるためには**49点以上**が必要とされる。

表3　ADL20（老年者の総合的ADL評価法，江藤らによる）

基本的ADL		手段的ADL	コミュニケーションADL
移動（BADLm）	セルフケア（BADLs）	（IADL）	（CADL）
寝返り 起立 室内歩行（目安10m） 階段（目安1階） 戸外歩行	食事 更衣 トイレ 入浴 整容 口腔衛生	食事準備 熱源取り扱い 財産管理 電話 服薬 買い物 外出	表出 理解

判定基準
0：全面介助
1：監視下または部分介助
2：補助具で自立
3：完全自立

評価得点：／60点

BADL

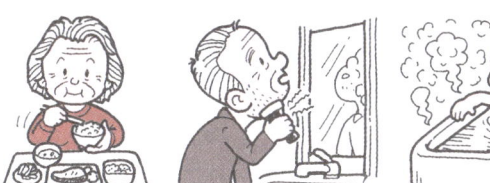

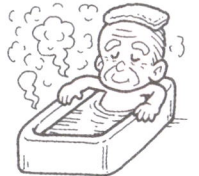

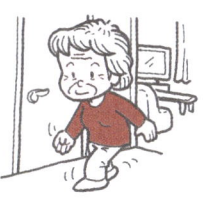

IADL

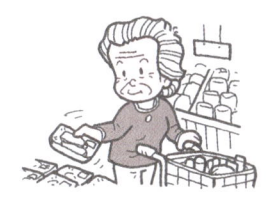

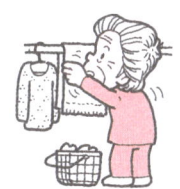

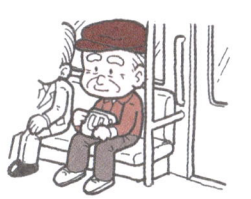

● ──────── 認知機能 ──────── ●

　認知機能とは，記憶力，計算力，言語力，理解力，判断力，洞察力などからなる知的機能のことである。これらの機能を評価するのに用いられるツールが簡易認知症診査スケールで，表4に示したミニメンタルスケール (Mini-mental State Examination：MMSE)，長谷川式スケールなどがある。次ページの表に挙げたMMSEは30点満点で，24点未満は認知症の疑いがある。特に記憶力を評価するのには課題の3，4，5が重要で，必ずこの順番で行う（物品名3個は，①桜，②猫，③電車などを用いて覚えてもらう。4は集中力を，5は記憶の遅延再生をみる）。

表4　MMSE(Mini-mental State Examination)

	質問内容	回答	得点
1	今年は何年ですか。	年	0・1
	いまの季節は何ですか。	春・夏・秋・冬	0・1
	今日は何曜日ですか。	曜日	0・1
	今日は何月何日ですか。	月	0・1
		日	0・1
2	ここはなに県ですか。	県	0・1
	ここはなに市ですか。	市	0・1
	ここはなに病院ですか。	病院	0・1
	ここは何階ですか。	階	0・1
	ここはなに地方ですか。（例：関東地方）	地方	0・1
3	物品名3個（相互に無関係） 検者は物の名前を1秒間に1個ずつ言う。その後，被験者に繰り返させる。 正答1個につき1点を与える。 （1回目の回答結果に基づく）		0・1・2・3
	3個すべて言うまで繰り返す（6回まで）。 何回繰り返したかを記す。	回	
4	100から順に7を引く（5回まで），あるいは「フジノヤマ」を逆唱する。	93・86・79・72・65 マ・ヤ・ノ・ジ・フ	0・1・2・3・4・5
5	3で提示した物品名を再度復唱させる。		0・1・2・3
6	（時計を見せながら）これはなんですか。		0・1
	（鉛筆を見せながら）これはなんですか。		0・1
7	次の文章を繰り返す。 「みんなで，力を合わせて綱を引きます」		0・1
8	（3段階の命令） 「右手にこの紙を持ってください」 「それを半分に折りたたんでください」 「机の上に置いてください」		0・1・2・3
9	（次の文章を読んで，その指示に従ってください） 「眼を閉じなさい」		0・1
10	（なにか文章を書いてください）		0・1
11	（次の図形を書いてください）		0・1

合計得点	点

30点満点で23点未満は認知症の疑いがある。特に3，4，5は重要でこの順に行う。（物品名3個は，①桜，②猫，③電車などを用いて覚えてもらう。4は集中力を，5は記憶の遅延再生をみる）

心理・情緒機能

　一般に、高齢者は保守的、自己中心的、孤独感、短気、不安感などが特徴とされるが、生活に支障を来すのはうつ状態である。それは、自身の健康状態や死に対する不安、家族・友人との死別、職場や家庭での社会的な役割の喪失体験などが背景にあるからで、うつ状態の評価には高齢者うつスケールが用いられる。表5はその短縮版のGDS5で、うつ的回答が2個以上あれば精査が必要となる。

表5　GDS5（Geriatric Depression Scale 5）

①毎日の生活に満足していますか。
②毎日が退屈だと思うことが多いですか。
③外出したり何か新しいことをしたりするよりは家にいたいと思いますか。
④生きていても仕方がないと思う気持ちになることがありますか。
⑤自分は無力だと思うことが多いですか。

活動と社会参加

　高齢者は退職や隠居を契機として、その活動量は減少しがちである。また、身体的な臓器予備能の低下による疲れやすさから、積極的な活動を避ける傾向にある。活動量の低下は筋力の低下のみならず精神機能の減退をもたらし、閉じこもりや寝たきり、新たな疾病発症の原因となる。その評価は個人差が大きいために難しいが、外出の回数および一年前との比較、活動内容、参加意欲などから評価される。

生活環境

　高齢者が自立した生活を送ることができるかどうかは、その生活環境によっても大きく影響される。例えば、感覚器の変化に関連のある物理的環境として、照明と色彩、温度と湿度、音と香り、さらに日常生活に用いる道具や物などがあり、これらについて評価する必要がある。
　特に、照明に対しては高齢者は暗順応が低下するため、室内の照明を明るく保つことが必要である。また、色彩に対しては視力の低下した高齢者に安全面を考慮して目立つ色を用いる。また、心理的効果も考え、安らぎや安心を与える工夫をする。
　室温と湿度に対しては、日中は18～25℃、夜間は13～17℃とし、湿度は60％程度に保つことが望ましい。室内の湿気や乾燥には夏は除湿器で、冬は加湿器で調節する。
　音に対しては、個々の聞こえ方に合わせ、声の大きさ、高さを工夫する。

香りに対しては，香りの効用を効果的に活用し，鎮静作用を与えたり心をリフレッシュさせたりして気分転換を図る。

さらに，虚弱高齢者には次のような工夫が求められよう。

〈日常生活における環境の援助〉

①安全性を強化して転倒を防止する。
- 転倒事故を防止するため，物理的環境の整備を行う。
- 特に手すりの設置，廊下や通路の危険物・障害物を除去する。
- 車いすや履き物，衣服などにも配慮が必要となる。

②見当識の強化が図れるよう工夫する。
- 見当識の強化として，見えるところに時計やカレンダーを置き，重要なことは印やメモを書けるように工夫する。

③ADLの低下した高齢者には装置・装具を活用する。
- 食事，入浴，排泄，整容などの日常生活に障害をもつ人には，人工装置・人工装具を効果的に活用し，地域社会で自立して活動できるように援助する。

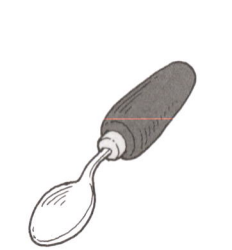

食べやすく設計されたスプーン　　浴槽にボードを置いて座れるようにする

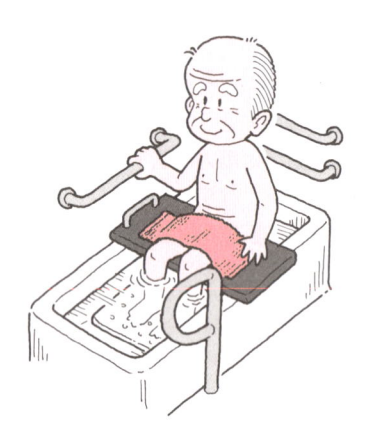

日常生活に障害をもつ人には装置・装具を上手に活用する

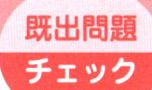

高齢者の生活機能と包括的アセスメント

一般問題

□ 高齢者の安全な住環境で**適切でない**のはどれか。 94-A108
1. ベッド周囲に生活に必要な物品を置く。
2. トイレに立ち上がりを補助する手すりをつける。
3. 浴室への出入り口は段差をなくす。
4. 椅子は座った時にかかとのつくものにする。

● 解答・解説

1. ×ベッドのまわりに生活に必要な物品を置くと，それを取ろうとしてベッドから転落することがあるので避けるべきである。また廃用性変化を助長する。
2. ○トイレに立ち上がるときのための手すりをつけることは転倒の防止となる。
3. ○屋内の段差は転倒の原因となるため，なるべく段差をなくす必要がある。
4. ○椅子に座るとき，かかとがつくと座位が安定し，転倒を防げる。

一問一答（○，×を答えよ）

□1 室温は若年者より1〜2℃高めの方がよい。 81-A22, 82-A22
□2 老人の居室は自立を促すためにトイレや浴室からできるだけ離した方がよい。 82-A22
□3 老人では視力低下はみられるが色彩感覚は低下しないので色を有効に使う。 82-A22

● 解答・解説

1. ○老年者は基礎代謝が低下しているため，室温は若年者よりも高めとする。
2. ×住環境は日常生活動作が自立できるように考え，住みやすさを優先させる。
3. ○老年者でも色彩感覚の低下はない。

2. コミュニケーション

学習の要点は

コミュニケーションは人間が社会生活を送るうえで不可欠な要素です。これには言語的・非言語的な手段があり、これらを用いて受け手と送り手の間で相互の意志を伝達することが可能であることを学びましょう。

● コミュニケーション能力や高齢者とのコミュニケーションを阻害する影響要因のアセスメント

コミュニケーションの過程において、伝達手段、受け手、送り手、環境という4つの要素が諸条件で影響を受けるが、高齢者の抱える障害は不利に作用する。

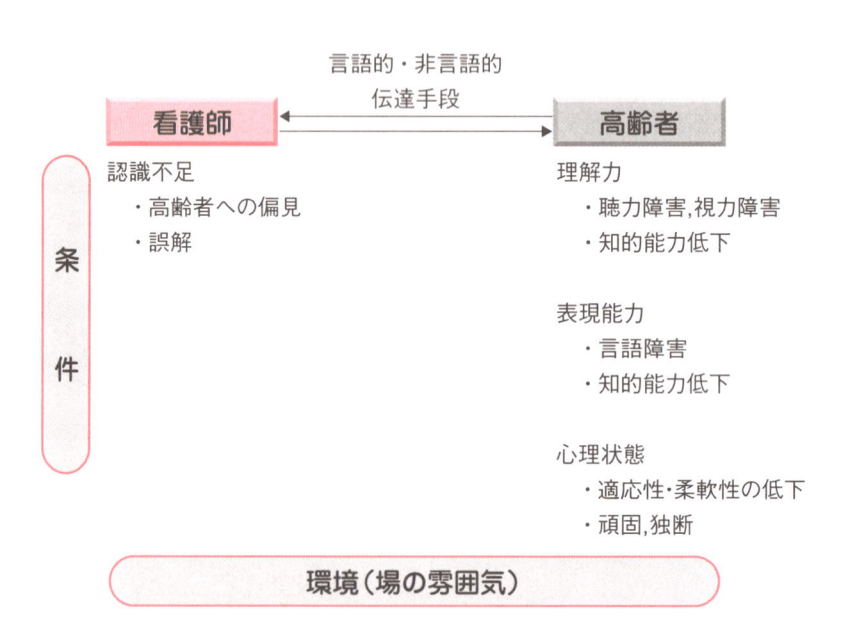

```
              言語的・非言語的
                伝達手段
    ┌─────┐  ←──────→  ┌─────┐
    │看護師│              │高齢者│
    └─────┘              └─────┘

    認識不足                    理解力
     ・高齢者への偏見             ・聴力障害,視力障害
     ・誤解                      ・知的能力低下

                              表現能力
                               ・言語障害
   条件                         ・知的能力低下

                              心理状態
                               ・適応性・柔軟性の低下
                               ・頑固,独断

              環境(場の雰囲気)
```

図5　コミュニケーションの過程

例えば，
- 失語症や麻痺性の構音障害，認知症が高度に進行した場合，意志の表現は障害される。
- 難聴や視力障害は情緒の伝達を妨げ，さらに，理解力の低下と頑固，独断，柔軟性の欠如や被害者的な構えなど，高齢者特有の心理状態から正確な情報が得られないこともある。
- 看護師の認識に偏見や誤解，嫌悪感などがあると適切な情報伝達としてのコミュニケーションが妨げられる。
- 高齢者は，環境の変化に適応できず，場の雰囲気を考慮しなければコミュニケーションの障害につながりやすい。

高齢者とのコミュニケーションの方法

1） コミュニケーションの障害を正しく把握し，障害に応じた伝達方法を工夫する。
   - 障害を正しく把握し，老眼鏡や補聴器を使用，話しかける位置，声の強さ，伝達量，伝達方法などに配慮し，コミュニケーション能力を高める。
2） 心理状態を理解するとき，身体状態，環境，生活史との関連に注意する。
   - 心理状態は，心理的な要因だけでなく，身体的な変調，生活環境の変化，家族の影響，喪失体験の有無，生活史などとの関連が深いため，前後の状態を把握することを怠らない。
3） 高齢者は反応のスピードが遅いため，その人のペースに合わせる。
4） 話をよく聞く。
   - 高齢者の話は繰り返しや要領を得ないことが多いが，その場合にもうなずいたり，相づちをうったりして，受容的，共感的な態度で接し，よく耳を傾ける。
5） 非言語的コミュニケーションを活用する。
   - メッセージの送り手として，温かいほほえみや，手を握って励ましたり肩をたたいていたわったり，マッサージをするなどは，感情や意志を伝えるうえで大切となる。
6） 相手を受容し，1人の人間として尊敬する態度で接する。
   - 高齢者がどのような状態にあっても，個人を尊重し，相手が求めていること，訴えたいことなどを理解しようとする姿勢・態度が大切。

高齢者には，話をよく聞いて共感してあげることが大切

【視覚障害への対応】
- 日常生活に不自由のないように老眼鏡または遠近両用の眼鏡を用い，コミュニケーションを円滑に行う工夫をする。
- 表記や読み物の活字を大きくし，部屋の照明を明るくして，段差や危険物は色で表示する。

【聴覚障害への対応】
- 高音域での難聴が著明となり，騒音の中では特に聴きとりにくくなることを理解する。
- 患者と接する中で難聴の度合を確認し，どちらの耳の方が聴こえやすいかを把握しておく。
- 静かな場所で患者に顔を向け，よく聴こえる方の耳にゆっくりと，はっきりした口調で話す。大声で怒鳴ったりしないで，反応を確かめながら会話を行う。
- 難聴のレベルに応じた補聴器を選んで少しずつ慣らしていき，会話を行う。

既出問題チェック コミュニケーション
一般問題

☑ 老年期の加齢に伴う聴覚の変化に対するコミュニケーションの工夫で適切なのはどれか。98-A68
1 高い声で話しかける。
2 子音を特にはっきり発音する。
3 居室には反響の強い部屋を選ぶ。
4 少し離れて大きな声で話しかける。

● 解答・解説

1 ×老人性難聴は両側の高音が聞こえにくい（蝸牛の基底回転の毛細胞と支持細胞の消失が原因）ため，高い声で話しかけることは逆効果である。
2 ○老人性難聴では「音」として聞こえるが，会話の「言葉」が明瞭さに欠けるため「聞こえない」状態が生じる。したがって「言葉」をはっきり（子音を特にはっきり），ゆっくり発音することが大切である。
3 ×静かな場所での一対一の会話では聞き取り能力はそれほど低下しないが，聞き取りにくい環境（騒音や大勢人の集まる場所，反響の強い環境など）におかれると著しく聞き取り能力が低下する。
4 ×老人性難聴のある高齢者との会話は，高齢者の近くで口を大きく開けて低音でゆっくり，はっきり話す。また非言語的コミュニケーションである身振り手ぶりを添えてもよい。難聴に左右差がある場合には聞こえる方の耳元で話す。

一問一答（老人とのコミュニケーションの方法について○，×を答えよ）
☑1 相手のペースに合わせる。85-A115
☑2 語尾をはっきりと話す。85-A115
☑3 子どもに話し掛けるように接する。85-A115
☑4 部屋を薄暗くする。85-A115
☑5 目線の合う位置でゆっくり，はっきりと話す。81-A24
☑6 難聴のある患者には高い声で話しかける。84-A41
☑7 記銘力障害の患者には生活に関係する言葉の練習をする。84-A41
☑8 言語障害のある患者には短い言葉でゆっくり話し掛ける。83-A122
☑9 うつ状態のときには長時間の面接よりも，簡単なあいさつなど1日に何回も接する方がよい。81-A25

● 解答・解説

1. ○個別性や自尊心を尊重する姿勢の一つ。
2. ○老年者とのコミュニケーションをとるのに必要である。
3. ×自尊心を尊重した接し方が大切である。
4. ×日中は明るくして生活リズムを確保する。ただし，夜間は暗闇でなく，薄暗がりとする。
5. ○視覚的なコミュニケーションも有用。
6. ×高齢者の場合，感音性難聴のため，低い音の方が聞こえやすい。
7. ○記銘力障害の患者には生活に必要で，かつ単純な言葉の練習をする。
8. ○難聴，言語障害による言語の理解が困難なため，短い，平易な言葉を使う。
9. ○長時間の面接は疲労をもたらす。

3. 歩行・移動

学習の要点は

高齢者は姿勢が悪く，歩行動作が緩慢なことが多いのですが，障害を伴っていればなおさらです。それを放置すると，転倒⇒骨折⇒寝たきりという転帰をもたらすことも考えられます。まずは，歩行や移動の状態を正確に評価し，適切な援助が行えるようにしましょう。

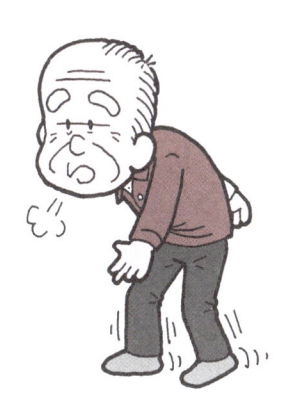

歩行・移動動作のアセスメント

　加齢とともに歩行・移動動作は緩慢で不安定となる。すなわち，骨格の変化や筋力の低下により足の踏み出し・蹴り押しが弱まって歩行速度は遅く，歩幅は狭く小刻みとなる。背中は曲がって前かがみになり，膝は軽く屈曲し，バランスを保つために両足は左右に広い。平衡感覚も低下するため重心動揺は増大し，転倒しやすくなる。

　その評価には，①楽な立位姿勢，②両足を揃えた立位，③継ぎ足立位，④片足立位へと段階的に支持基底面積を狭めていくやり方で，その可否，動揺性を観察する。次いで，歩行・移動動作の様子や時間計測（立って歩け時間計測検査：TUG。椅子から3m離れた場所を往復するときの様子，時間をみる検査）の課題を与えて評価する。動揺性や起立・歩行困難，動作時間の延長，耐久性の低下があれば，易転倒性ありと判定される。

歩行・移動動作の援助

歩行・移動動作能力が低下すれば転倒や引きこもりの原因となるため，予防対策を講じる必要がある。このうち起立・歩行訓練は，訓練室での療法士による訓練のみならず，介護者の協力を得て生活の中にも取り入れていかなければならない。歩行補助用具を使用する場合もあり，片麻痺がある場合には転倒を予防するため麻痺側に付き添って援助する。

平地での杖歩行の順

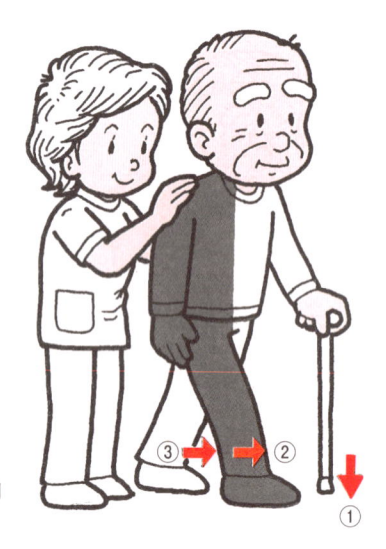

■は麻痺側

① 杖
② 麻痺側の足
③ 健側の足

既出問題チェック 歩行・移動
一般問題

75歳の女性。2か月前に脳梗塞を発症した。右上下肢の不全麻痺があるが，上肢は肩まで挙上できる。
歩行の際の留意点で適切なのはどれか。98-P64
1 右側に付き添って歩く。
2 近視用の眼鏡を装着させない。
3 歩行中は右上肢を三角巾で固定する。
4 杖の長さは肘をまっすぐ伸ばせる程度にする。

● 解答・解説

1 ○片麻痺がある人は，麻痺側に転倒しやすい。麻痺側（右側）に付き添い，転倒を予防する。
2 ×視力低下した状態で歩行すると障害物の発見が遅れ，転倒しやすくなるため眼鏡は装着させる。
3 ×三角巾固定は，右上肢への意識の低下・可動性を低下させる。女性は，不全麻痺で肩まで挙上できるので三角巾は使用せず，可動性を保持する。
4 ×杖の長さは，肘を伸ばした姿勢で立ち，片方の肘を30度曲げ，つま先の前外側15cmの位置から手掌までである。

4. 転　倒

学習の要点は

高齢者は危険回避能力の低下により，転倒，転落などの事故が起こりやすくなります。事故後に寝たきり状態になると重篤な病態へと進展することも考えられますので，転倒の予防と対処方法をしっかり身につけておきましょう。

高齢者の転倒予防の意義

　高齢者の転倒は，骨粗鬆症などによる骨の脆弱化が進んでいるため，軽微な衝撃でも骨折しやすい。骨折の好発部位は大腿骨頸部，上腕骨外科頸，橈骨遠位端（コーレス骨折）であるが，特に大腿骨頸部骨折は寝たきりの原因となる。その結果，ADLは低下し，褥瘡，誤嚥性肺炎などの合併症や精神的なショックによる転倒恐怖症，うつ，活動性低下，引きこもりを来すことも多い。また，転倒による頭部外傷で数か月後に慢性硬膜下血腫を発症することもある。

高齢者が骨折しやすい部位

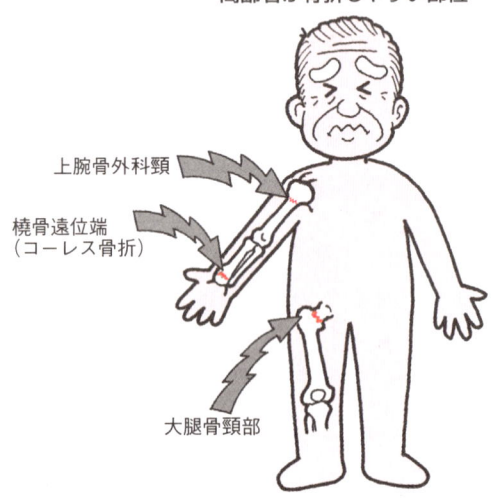

- 上腕骨外科頸
- 橈骨遠位端（コーレス骨折）
- 大腿骨頸部

転倒発生の要因

転倒発生の要因には内的因子と外的因子とがある。

〈内的因子〉

内的因子は主に加齢に伴う身体機能の減退によるもので、①視力の低下、②位置覚などの深部感覚機能の低下、③歩行時の重心動揺の増大（体格の変化や骨、筋肉の機能低下）、④バランス喪失からの立ち直り反応の低下、⑤関節可動域の制限などがある。また、⑥高齢者によく見られる慢性疾患（内耳障害や慢性脳血流低下に伴うめまい症、脳血管障害に伴う片麻痺や空間無視、パーキンソン病の姿勢反射障害や起立性低血圧、認知症による徘徊など）も転倒要因になる。さらに、⑦高齢者によく処方されている睡眠剤、抗不安薬、筋弛緩剤、降圧薬、抗コリン薬などの薬剤も転倒の誘因となる。

〈外的因子〉

外的因子は住環境における室内段差、滑りやすい床、脱げやすい履物、つまずきやすい敷物、照明不良、戸口の踏み段の有無、トイレまでの距離などで、転倒しやすい場所として注意すべきはベッドサイドである。

転倒予防のためのアセスメント

転倒発生の要因を内的因子と外的因子とに分けてアセスメントを行う。すなわち、歩行・移動動作による易転倒性の判定、慢性疾患の有無、服薬歴で評価されるほか、転倒の既往を有するものは転倒リスクが高いので、過去一年間の転倒歴で確認する。また、夜間頻尿やトイレまでの距離は転倒のリスクになるため、排泄の状況を確認することも重要である。

転倒予防のための援助

1）環境を整え、安全を確保する。

屋内環境では、物品や家具の位置、日常生活物品の整理、床の水濡れ、磨き上げには十分注意する。浴室やトイレ、階段、ベッドサイド、廊下などの手すりや滑り止めを設置し、夜間の転倒防止としてトイレや段差のある場所、寝室などに照明を設置する。

2）高齢者のペースを尊重し、行動時の時間的ゆとりをもつ。

急いだり、慌てたり、焦ったりすることで転倒の危機を誘発しやすくなる。そのため、事前に予定を伝え、ゆとりをもって行動できるようにする。

3）衣服や履物、ベッド、歩行補助具の適正と使用方法を指導する。

衣服、履物に対しては、ズボンの裾は絞った物とし、長さはくるぶしくらいまでのものとする。履物はスリッパなどの脱げやすいものではなく、靴タイプ

のものとする。杖，歩行器，車椅子に対しては，杖の長さ，先端の磨耗，車椅子のストッパーの不良やかけ忘れなど補助具の整備や使用方法を指導する。ベッドの高さは，足底部が床につき，立ち上がり動作に適切な高さは45〜50cmである。

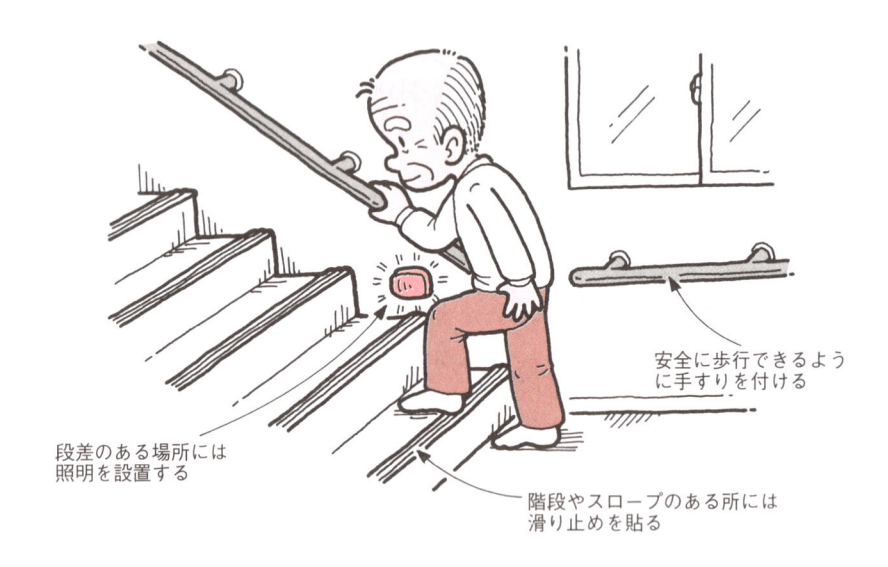

段差のある場所には照明を設置する

安全に歩行できるように手すりを付ける

階段やスロープのある所には滑り止めを貼る

既出問題チェック 転倒 一般問題

> 76歳の男性。検査入院したが不眠のため睡眠薬の内服を開始した。最も注意すべき状態はどれか。97-P21
> 1 口渇
> 2 排尿困難
> 3 食欲不振
> 4 転倒・転落

● 解答・解説
1 ×口渇は三環系抗うつ薬にみられる副作用である。
2 ×排尿障害も抗うつ薬で高頻度にみられる副作用の一つである。
3 ×胃腸障害による食欲不振も抗うつ薬にみられる副作用であり，睡眠薬ではあまりみられない。
4 ○睡眠薬ではふらつきを起こすことがあり，転倒・転落の原因になるため注意が必要である。

> 老人が転倒しやすい理由として**考えにくい**のはどれか。87-A112
> 1 立ち直り反応の亢進
> 2 重心動揺の増大
> 3 感覚機能の低下
> 4 関節可動域の制限

● 解答・解説
1 ×反射時間は延長し，骨・筋肉の機能低下もあって，バランス喪失からの回復は鈍い。
2 ○体型の変化，骨・筋肉の機能低下などの要因で，歩行時の重心は動揺する。
3 ○感覚（知覚）機能も低下し，位置覚の障害は転倒の原因となる。
4 ○下肢・体幹の関節可動域の制限は歩容の変化，重心の移動，筋肉の疲労を招く。

☑ 高齢者の転倒予防のための援助で**誤っている**のはどれか。 89-A111
1 ベッドの高さは60cmにする。
2 起床時はしばらく座ってから立ち上がるよう話す。
3 廊下は手すりを利用して歩行するよう話す。
4 履物は靴タイプのものとする。

● 解答・解説

1 ×足底部が床につき，立ち上がり動作に適切な高さは45～50cm。
2 ○起立性低血圧によるめまいの有無を確認する。
3 ○万が一を考えて歩行させる。
4 ○スリッパなどは脱げやすく，転倒の原因となる。

☑ 右片麻痺の高齢者に対する転倒防止で**適切でない**のはどれか。 91-A110
1 夜間は足元を照明で照らす。
2 着物の裾を上げる。
3 ベッドの左側の足元にすべり防止用マットを敷く。
4 ベッドサイドに足台を準備する。

● 解答・解説

1 ○フットライトなどで足元を明るくすると安全性が増す。
2 ○着物の裾が下がっていると下肢の運動を妨げることになる。
3 ○右片麻痺の場合はベッドの左側から降りることになるので，ここに安全を施すことは適切な処置である。
4 ×足台は不安定でさらに段差を作ることになり，転倒を助長してしまう。

> 左片麻痺のある高齢者の転倒・転落の防止対策で適切なのはどれか。95-A109
> 1 オーバーテーブルにつかまって立ち上がるよう指導する。
> 2 ベッド柵は外れないように全柵を固定する。
> 3 ポータブルトイレは高齢者の左側に置く。
> 4 車椅子を止めている時はフットレストから足を床に下ろす。

● 解答・解説

1 ×オーバーテーブルはキャスターが付いており，つかまると容易に動いて転倒する危険がある。必ず固定してあるものにつかまる。
2 ×ベッド柵すべてを固定すると，ベッドから降りられず，ADLが制限される。また，柵を乗り越えて転落する原因となる。
3 ×片麻痺患者は麻痺のない方の足を軸にして回転してポータブルトイレに座るとよいので，左麻痺の場合は右側に置くようにする。
4 ○足底を床面に置くと大腿後面が座面に密着し，坐位が安定する。また，フットレストに足を乗せたまま立ち上がると，車椅子ごと転倒するため，止まっているときはフットレストを上げ，足を下ろしたほうがよい。

状況設定問題

　80歳の女性。自宅で長男との2人暮らし。明け方にトイレに行こうとして廊下でつまずき転倒し，左大腿骨頸部骨折と診断され内固定術を受けた。術後は順調に経過し，杖を使った歩行が安全にできるようになり1週後の自宅退院が決定した。下肢の筋力および認知機能の低下はない。

◪ 再転倒予防のために確認すべき自宅の情報で優先度が高いのはどれか。99-P100
1 延べ床面積
2 調理台の高さ
3 廊下の床の状態
4 玄関の間口の広さ

◪ 杖歩行は順調に上達しているが，転倒したことを「息子に迷惑をかけた。転んだことを思い出すとおそろしくて胸がドキドキするし，また転ぶんじゃないかと思うと不安だ」と話す。
　本人への言葉かけで適切なのはどれか。99-P101
5 「絶対に転倒してはいけませんよ」
6 「転びにくいような歩き方ができていますよ」
7 「骨折は治ったのだからもう安心して大丈夫ですよ」
8 「もうお年ですからなんでも息子さんに手伝って貰いましょう」

◪ 同居している息子は「もう一度転倒してしまったら大変なので，母が動くのは心配だ」と話す。
　息子への対応で適切なのはどれか。99-P102
9 必要なものをすべて母親の周りに置く。
10 介護に慣れている息子がいつも歩行に付き添う。
11 安全に歩行できていることを息子に見てもらう。
12 夜間はおむつを使用して転倒誘発の機会を低減する。

● 解答・解説

1 ×延べ床面積が大きい場合は日常生活において歩行距離が長くなると予測でき，それだけ転倒する確率も高くなると考えられる。しかし，優先される情報は広さや歩行距離よりも生活導線であるため優先度は低い。

2 ×長時間の立位が困難な場合，車椅子や椅子に座って調理をする必要性は考えられるが，優先度としては低い。

3 ○"廊下でつまずいて転倒した"という既往から，廊下を歩く際の段差や滑りやすい床かどうか，毛足の長い絨毯などが敷かれていて足を取られやすい状況はないかなど，幾つかの転倒予防の指導ポイントが考えられる。

4 ×車椅子が必要な場合優先度は高くなるが，杖をつきながら安全に玄関を通過できるだけの間口かどうかという点では必要な情報ではあるが，状況設定文からは読み取れないので優先度は低い。

5 ×「絶対に～してはいけない」という表現は，断定的で強制力が働き，本人の恐怖心や不安感を助長させるため適切ではない。

6 ○杖歩行が順調に上達していることをフィードバックし，本人の意識に働きかけることで不安を軽減させ，"できる"という自信につながるような働きかけが重要である。

7 ×言葉かけのポイントが本人の不安を引き起こしている原因とずれている。

8 ×"なんでも息子に手伝ってもらう"という言葉かけは，退院後の自立度を下げ，息子に対して申し訳ないと感じている思いを助長させる可能性があり，適切とは言えない。

9 ×母親の年齢から判断し，使用しない下肢の筋力は急速に衰え確実にADLを低下させてしまう。

10 ×「介護になれている」と判断できる情報はない。逆に介護に対する不安を抱いていると推測できる。また，歩行時常に付き添うという指導は，介護の負担感を高める要因になるため適切ではない。

11 ○杖歩行が順調に上達している現状を理解してもらい，母親が1人で歩いたり動いたりすることに対する息子の不安を取り除く必要がある。

12 ×夜間のトイレ歩行による転倒の発生を防ぐ方法として，紙おむつ使用ではなく，夜間のみポータブルトイレの使用を考える方が，本人の自尊心を傷つけず自立を妨げない。

5. 食生活

学習の要点は　食は，生命・健康を保つ栄養学的意味と，食を楽しむという情緒的（精神的）意味，会食などの社会的交流，食文化の伝承などの意味をもっていますが，高齢者は「食べることへの楽しみ」に傾いていることを理解しましょう。

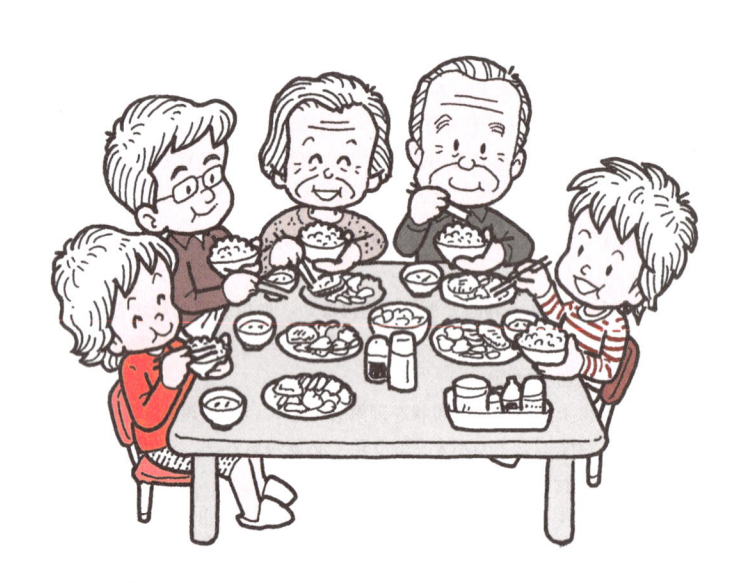

● 食生活のアセスメント ●

　食事は生命維持に不可欠な上に，食欲を満たし，食感を楽しみ，団欒をもたらすことから，精神的な満足感や幸福感，生きがいを与える。しかし，高齢者では食習慣（嗜好，食生活パターン，調理状況）に個人差が大きく，また，食事摂取に関連した身体機能の変化がみられる。例えば，偏食，不規則な食生活，疾病治

療のための食事制限，自炊・配食・外食などや，歯牙脱落，唾液分泌低下などに伴う咀しゃく力減退，嗅覚・味覚の変化に伴う食欲低下，疾病に伴う嚥下障害，消化管の吸収不良，蠕動減弱に伴う排泄障害などが生じる。したがって，個人の食習慣を知り，栄養状態，摂食・嚥下機能を評価して，できるだけ個人の嗜好，機能に沿った献立，食事の提供方法に工夫が求められる。

食生活の援助

　食事動作は障害が進んでも摂食能力は保たれ，自発性の低下した高齢者のなかには経口摂取を機に自分の意思や意欲を示すことができ，能動的に生きる力をもたらす。

1）生活状態，考え方，老化の状態，疾患の有無・程度などを総合的に判断し，食生活の援助内容を検討する。
2）個々の生活状態（生活史，習慣，人間関係，経済面など）をふまえ，家族と一緒に内容を考える。
3）家族との団らんや楽しい雰囲気で食事ができるように配慮し，家族と同じものに調理の工夫をして疎外感を与えない。
4）身体に機能障害があっても可能な限り自力で食事摂取できるように自助具などを利用したり，おにぎりやサンドウィッチなど食べやすい状態に工夫する。
5）食事制限のある場合はストレスを少なくするため，献立や調理の工夫をして変化をつける。
6）咀しゃくや嚥下障害がある場合には誤嚥防止のため，できるだけ背筋をまっすぐに立て，背もたれ椅子に深く腰掛け，頭と肩はやや前傾にして顎を引いて胸につける体位にする。こうすると，食塊が口腔内に留まって気道内への流入を防ぐことができる。調理方法もミキサー食や流動食にとろみをつけゼリー状に固め1口ずつ嚥下状態を確認しながら行う。摂取前に冷やした綿棒で咽頭後壁を刺激（アイスマッサージ）するのも一法である。

既出問題チェック 食生活
一般問題

一問一答（○，×を答えよ）

1. 適量の飲酒は血中のHDLコレステロールを減少させる。82-A72
2. 香辛料の多用は高血圧の原因となる。82-A72
3. 老人の水分摂取は1日の必要量を満たすように注意する。81-A21
4. 老人看護の食事では味付けは濃い目にする。83-A122
5. 食事量の減少は高齢者の便秘の原因となる。89-A110

● 解答・解説

1. ×いわゆる善玉のHDLコレステロールは適量の飲酒によって増加する。
2. ×塩分を除けば高血圧の原因とはならない。
3. ○脱水症の予防のため。
4. ×濃い味付けは高血圧，心不全を助長する。
5. ○便塊の形成が十分でない。

6. 排　泄

学習の要点は

高齢者の排泄行為では，どのようなことが問題になるのでしょうか。排泄に関するトラブルで特に注意しなければならないのは尿失禁と便秘です。病態を把握して援助方法を理解しておきましょう。

高齢者に起こりやすい排泄障害

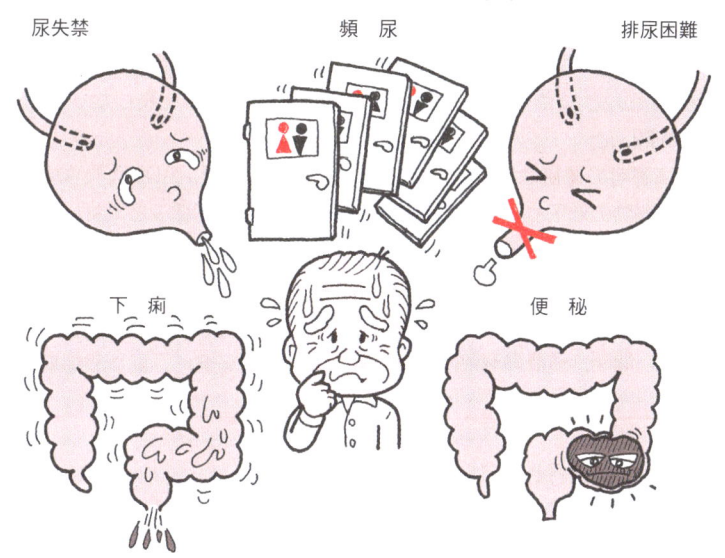

尿失禁　　　頻　尿　　　排尿困難

下　痢　　　　　　　便　秘

排泄のアセスメント

　高齢者では頻尿，尿失禁，排尿困難，尿閉，便秘，下痢，便失禁などの排泄障害が起こりやすい。特に，尿失禁，便秘の頻度は高く，尿失禁は恥ずかしいなどの理由から積極的に訴えないことも多い。しかし，脱水症や引きこもりの原因となるため，その情報収集は必要で，自尊心を傷つけることなく丁寧に問診するよう心がける。

尿失禁はその特徴から次の4つのタイプに分類され，その各々に対策が講じられる。
①腹圧性尿失禁：咳や重い物を持ち上げるなど腹圧がかかった際に尿がもれてしまう場合で，骨盤底筋や尿道括約筋の筋力低下によって生じる。
②切迫性尿失禁：排尿反射の亢進によって膀胱（過活動膀胱）が容易に収縮し，強い尿意（尿意切迫，頻尿）とともに失禁してしまう場合で，脳梗塞や脊髄損傷などの神経疾患，膀胱の腫瘍，結石，炎症などによって生じる。
③溢流性尿失禁：排尿反射が減弱して排尿されず，膀胱内圧が高まった時に尿が溢れ出てしまう場合で，糖尿病性神経障害による低活動膀胱や前立腺肥大症、宿便、薬剤の副作用（抗コリン剤，抗うつ薬，抗ヒスタミン薬など）で生じる。
④機能性尿失禁：排尿に器質的な異常はないが，移動・歩行動作低下，認知症などでトイレに間に合わずに失禁してしまう場合を指す。

なお，これらに加えて，反射性尿失禁（尿意を感じないのに反射的に尿がもれる），完全尿失禁（尿意も腹圧も関係なく，膀胱に尿をためることができないまま尿がもれる）というものもある。各々の尿失禁の病態を表したイラストをp.145に掲載した。

一方，高齢者の便秘は排泄環境の変化，心理的な影響，ADL低下や加齢に伴う腸管蠕動運動の低下，排便反射の低下，疾患や薬剤の影響などで生じやすい。また，便失禁には肛門括約筋の収縮力低下，切迫性便失禁（便意後，トイレまで間に合わない），認知症による排便行為の認識障害などがある。

したがって，排泄障害に関しては排泄パターン，すなわち排便の回数や性状，排尿の回数・間隔，尿意の有無，尿量，尿失禁の有無・タイプなどを把握する。

● ─── 排泄の援助 ─── ●

可能な限り，排泄行為が自立できるように援助する。

まず，腹圧性尿失禁では骨盤底筋の筋力強化訓練，パッドやオムツの使用などを，切迫性尿失禁では過活動膀胱に対する薬物治療，十分な水分の摂取，宿便の治療などを，溢流性尿失禁では前立腺肥大症の治療，低活動膀胱に対する薬物治療，間欠的な導尿などを，機能性尿失禁では定期的な排尿誘導，トイレまでの距離や手すりの設置など排泄環境の改善などを行う。また，失禁後には陰部や殿部の清潔を保つことも重要で，清拭と陰部洗浄，清潔な下着への交換を行う。

便秘，便失禁に対しては，水分や植物繊維の多い食事で便秘を予防するとともに，排便習慣をつけて自然な排便ができるように促す。宿便を少なくすることで便失禁も予防できる。また，腸管の蠕動運動を刺激するため，できるだけADL

を向上させる。緩下剤，浣腸，坐薬，摘便は必要に応じて考慮する。病棟での床上排泄やポータブルトイレでは，プライバシーに配慮すると同時に，においや音などが気にならないよう排泄環境を整える。

既出問題チェック 排泄 一般問題

☑ 高齢者の便失禁の原因で正しいのはどれか。97-P24
1 排便反射の低下
2 唾液分泌量の低下
3 腸蠕動運動の低下
4 肛門括約筋の収縮力低下

● 解答・解説

　高齢者で便失禁がみられることがあるが，これは加齢による身体的変化が原因であることが多い。高齢者の便失禁の病態を正しく理解していないと正しい対応が困難となる。便失禁の分類を記す。

　①腹圧性便失禁：加齢による肛門括約筋の筋力低下や事故や出産などによる肛門括約筋の損傷によって起きる。
　②切迫性便失禁：便意を感じてから排便までの時間が短く，トイレまで行くのに間に合わず失禁をしてしまうもの。下痢を伴っていることが多い。
　③溢流性便失禁：多量の便が大腸内につまっているため少しずつ失禁してしまうもの。
　④機能性便失禁：認知症などで排便行為そのものが分からなくなり失禁してしまうもの。

1 ×排便反射とは，直腸に便が送り込まれると便意を催す反射のことで，排便反射の低下は排便障害や便秘の原因となる。
2 ×唾液分泌量の低下は口腔内乾燥の原因となるが，便失禁とは関係ない。
3 ×腸蠕動運動の低下は便秘を引き起こす。
4 ○高齢者の便失禁の主因は肛門括約筋の収縮力の低下であり，腹圧がかかったときなどに漏れてしまうことがある。

7. 清潔・衣生活

学習の要点は

ここでは，身体の清潔について，その意義と援助方法を学びます。高齢者の特徴をよく理解したうえで，清潔行為をアセスメントする際のポイント，清潔・衣生活の援助の基本をつかんで下さい。

清潔行為のアセスメント

身体の清潔は，入浴や清拭・整容によって身体そのものの清潔を保つだけでなく，衣類や寝具，さらには生活環境が清潔になって初めて保たれるものである。下記の高齢者の身体的変化に注意して，清潔行為が自立しているかどうかを正しく評価する必要がある。

①**口腔内が乾燥状態になりやすい。**

唾液腺の萎縮，抗うつ薬などの抗コリン作用により唾液量は減少する。このため，食べ物の飲み込みにくさや自浄作用の低下による口腔内細菌叢の変化が生じ，う歯が起こりやすくなる。口腔内の観察と口腔ケアは誤嚥性肺炎の発症を予防する上で重要である。

②**皮膚が乾燥状態になり，薄くなって弾力性が低下する。**

皮脂腺や汗腺の機能が減退し，皮膚表面の水分も少なくなり乾燥状態となる。また，皮下脂肪，細胞の減少により皮膚は薄くなる。特に手指，前腕部が著しく，さらに，ちりめん状の皮膚，しわ，ひび割れ，白い粉のような落屑がみられる。

③**褥瘡ができやすい。**

活動低下，低栄養，失禁のある高齢者では圧迫部位に褥瘡を生じやすい。そのリスクはブレーデンスケール（表6）で評価される。

④**毛髪が抜けて頭皮が乾燥しやすくなる。**

白髪が増え，頭毛の脱落，頭皮の皮脂分泌の減少により頭皮が乾燥し瘙痒感が起こりやすくなる。

⑤**爪がもろくなる。**

爪は厚くなり，もろくて裂けやすくなる。

表6　ブレーデンスケール

知覚の認知	1．全く知覚なし	2．重度の障害あり	3．軽度の障害あり	4．障害なし
湿潤	1．常に湿っている	2．たいてい湿っている	3．時々湿っている	4．めったに湿っていない
活動性	1．臥　床	2．坐位可能	3．時々歩行可能	4．歩行可能
可動性	1．全く体動なし	2．非常に限られる	3．やや限られる	4．自由に体動する
栄養状態	1．不　良	2．やや不良	3．良　好	4．非常に良好
摩擦とずれ	1．問題あり	2．潜在的に問題あり	3．問題なし	
			合計	

更衣動作のアセスメント

　清潔行為に更衣動作があり，適切な衣服を選択して着替えることは基本的日常生活動作（BADL）のひとつに含まれる。脳血管障害による片麻痺，手指の巧緻性の低下，関節の屈曲拘縮，認知症に伴う失行や失認，体幹バランスの障害は更衣動作の妨げとなる。また，高齢者は体温調節機能が低下しているため，体温の昇降，発汗の状態，四肢の冷汗には十分注意し，衣服や掛け物で調節または室温の調節を行う必要がある。

清潔・衣生活の援助

　全身の健康状態，清潔にする部分を詳しく観察し，総合的判断のもとに清潔援助の方法を決定する。
　1）口腔ケアとして食後は歯磨きを励行して清潔を保つ。義歯は食後のたびに取り外し，ブラッシング洗浄を行う。就寝前には，洗浄剤入りの水の入った容器に浸けておく。高齢者のADLの状態に合わせて歯磨きの場所を選ぶ。歯列の状態に合わせ，各種歯ブラシ（歯周ブラシ，デンタルフロスなど）を使い，食後は必ず食物残渣を除く。意識障害のある場合や，義歯を長期間はずしたままの高齢者の場合は，口腔粘膜を清潔に保つため，歯ブラシ，綿棒，指にガーゼを巻いたり，スポンジブラシなどを使って口腔清拭を行う。
　2）身体の清潔方法として入浴が望ましいが，身体障害，循環器疾患，状態が悪い場合はシャワー浴または清拭を行う。皮膚の乾燥，皮脂分泌の減少のため，石けんの使用回数を配慮する。汚れやすい部分（頭部，陰部など）は石けんで毎日洗い，その他の部分で瘙痒感のある場合は週2～3回とする。入浴後はオイル，

口腔ケア

義歯の手入れ

スポンジブラシ

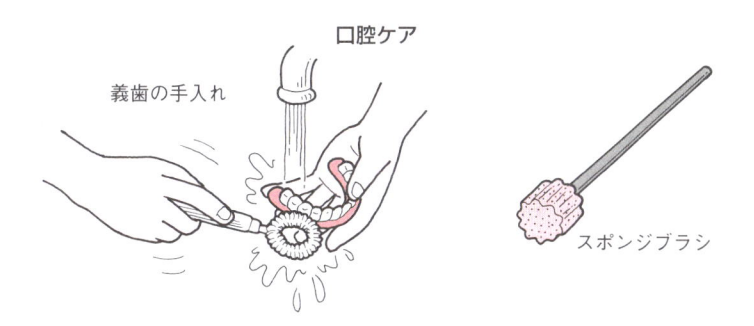

クリームローションを皮膚にすりこむようにマッサージする。

3) 入浴時は次のことに注意して援助する。
- 床は滑りにくいように，スポンジマットやゴムマットを敷いて転倒を防止する。万が一転倒したとしても衝撃を和らげることができる。
- 湯の温度は40℃前後が心臓・肺への負担が少ない。湯の量は心臓への負担が軽減されるよう，胸より低い位置になるようにする。
- 空腹時や食後1時間は入浴を避ける。入浴時間も5～15分程度に抑え，入浴による疲労を防止する。
- 入浴後の全身状態を観察し，水分補給を忘れずに行う。

入浴時間は15分以内に抑える

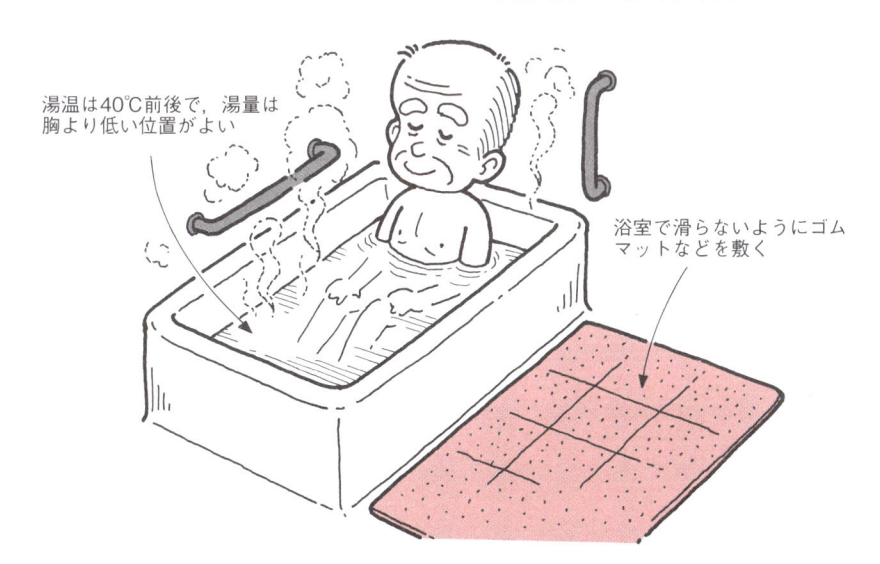

湯温は40℃前後で，湯量は胸より低い位置がよい

浴室で滑らないようにゴムマットなどを敷く

高齢者の生活を支える看護

清潔・衣生活　111

4）肌着や寝衣は肌ざわりのよい吸湿性のある木綿製品のものを選ぶ。
5）爪は厚くもろくなるため，入浴後や足浴後のやわらかくなったときに切る。
6）衣服の調節に当り，高齢者の好む物を取り入れ，日中と寝るときの衣服は区別して生活にけじめをつける。
7）衣服の着脱が困難な場合は，前開きのもので着脱が容易にでき，ゆったりしているものを選択する。靴下やゴムがきつくならないように注意する。片麻痺患者には，着衣は患側から，脱衣は健側から行うようにする。認知症患者では，残存機能に合わせたアセスメントを行い，更衣動作の援助を行う。

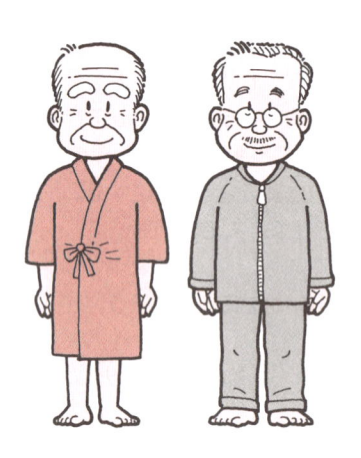

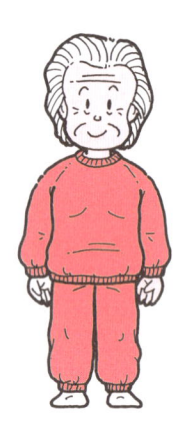

着脱が容易な前開きの衣服　　　　肌にやさしい吸湿性のある木綿製の衣服

既出問題チェック 清潔・衣生活
一般問題

□ 言語的コミュニケーションがとれず，1日中徘徊しているアルツハイマー病の患者。残歯が上下で10本ある。
口腔ケアで最も適切なのはどれか。90-A105
1. 食事後，口をすすいでもらう。
2. スポンジブラシを手渡す。
3. スポンジブラシを渡し，終わるまで見守る。
4. 看護師がスポンジブラシを用いて行う。

● 解答・解説
1. ×口腔内の不潔は嚥下性肺炎を起こす誘因となりやすい。口をすすぐだけでは不十分。
2. ×｜患者が自分で積極的に行うことは難しいため，方法を指導しながら見守ることが
3. ○｜大切。
4. ×看護師が世話をしすぎると患者の自立を阻止してしまう。

□ 義歯の手入れの方法と理由との組合せで正しいのはどれか。92-A110
1. 食物残渣や歯垢の付着を観察する————義歯不適合状態の発見
2. 毎食後歯みがき剤をつけずに磨く————変色の予防
3. 義歯洗浄剤を用いる————変形の予防
4. 夜は外して水につける————臭気の予防

● 解答・解説
1. ○義歯不適合の状態では食物残渣や歯垢の付着が増えやすい。
2. ×歯みがき剤をつけて義歯を磨くと表面が磨耗してかえって変色の原因になることがある。義歯洗浄剤を使用するとよい。
3. ×義歯洗浄剤は汚れや着色，除臭，除菌には効果があるが，変形の予防には効果はない。
4. ×夜外すときに水につけておくのは乾燥して変形するのを予防するためである。

▱ 病衣の条件として**適切でない**のはどれか。80-A44
1 汗，排泄物，血液などによって汚れが目立たない色がよい
2 通気性や肌ざわりが悪くなるので糊づけしないものがよい。
3 体位変換の援助や失禁のある患者には上下別々になった形の方がよい。
4 材質は木綿で，ガーゼ，さらし，メリヤス，タオル地などがよい。

● 解答・解説
1 ×汚れたらすぐ交換できるように汚れの目立つ色がよい。本人の好みをできるだけ取り入れる。可能な範囲で昼夜の衣服は区別して生活のメリハリをつける。
2 ○糊のきいた衣服は通気性も肌ざわりも悪い。
3 ○上下別々の方が着脱しやすい。
4 ○木綿は，吸湿性・通気性にすぐれており材質として適している。メリヤスは，伸縮性もあり着脱しやすい。

一問一答（○，×を答えよ）
▱1 老人の入浴はぬるめの湯で入浴時間は15分程度とする。81-A21
▱2 老人の口腔内の清潔は丁寧に行うよう説明する。83-A122

● 解答・解説
1 ○熱い湯の入浴はストレスとなって心血管合併症を誘発する。
2 ○う歯，嚥下性肺炎，食欲低下の予防に口腔内は清潔にする。

8. 活動と休息

学習の要点は

健康な状態で日常生活を送るためには活動と休息が大切です。高齢者といえども運動することはできます。ここでは，運動がもたらす様々な効果と高齢者に適した運動の実際を覚えて下さい。

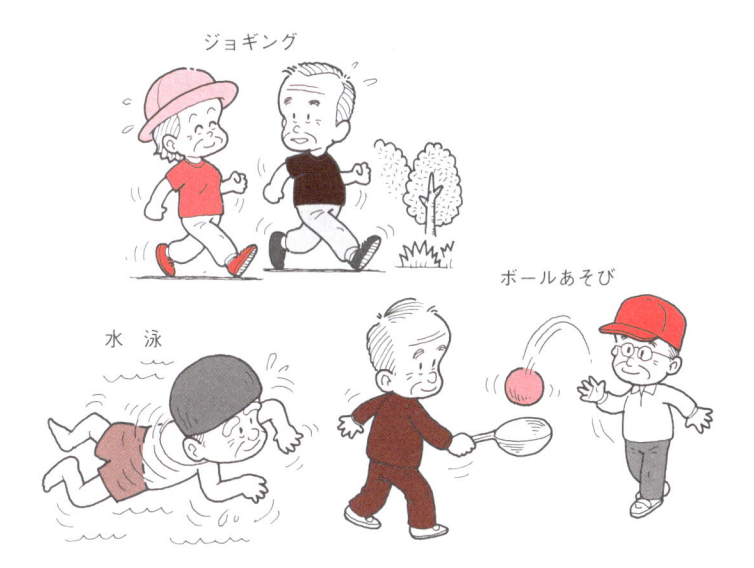

ジョギング

ボールあそび

水泳

活動と休息のアセスメント

　加齢とともに運動能力や身体活動動作は低下するが，それに伴う生活範囲の狭小，活動量の減少が日常生活にも悪影響を及ぼす。この点，運動は高齢者に不可欠で，これにより体力の低下を防止し，身体活動に必要な体力を維持させ，さらに運動不足，活動量の減少から生じる疾病や障害を防止することができる。ただし，過度の身体的な負担にならないように適時休息をとることが重要である。

　運動による心身への影響として次のようなものが挙げられる。

①**体力の維持と機能低下の防止**

高齢者は3～4日臥床しただけで容易に機能低下や筋肉の萎縮，関節の拘縮を来す。運動によってこれらを防止することが可能である。

②**疾病の予防**

適度の運動は呼吸や循環器機能，運動機能を良好に維持し，虚血性心疾患や脳血管性疾患などの発生を防止，または発症を遅らせる。

③**精神的な効果**

精神的，情緒的安定とストレスの発散，気分転換などの効果がある。

④**老化速度の遅延**

活動により心身の活性化を増すことで老化を遅らせる。

⑤**QOL（生活の質）の向上**

日常生活における身体活動の促進は，高齢者の自主性や生きがい，QOLの向上に役立つ。

活動と休息の援助

高齢者に適した運動として，歩行，ジョギング，水泳などの有酸素運動が適している。一般的な高齢者の運動の目安として，運動強度は最大酸素摂取量の40～60%，1回の運動持続時間は10分以上，運動頻度は原則として毎日行う，1週間の合計運動時間は140分とする。その際，留意すべきことは，①安全性に配慮すること（高齢者の健康状態，既往疾患の有無，日頃の体調，日常生活における活動量を把握し運動を進める），②個人に合った運動を選ぶこと（個別性を配慮し，運動の種類，実施時間，頻度，実施方法を決定），③異常時の対処方法を指導すること（運動中に体調の変化を自覚した場合，休憩するか，あるいは運動を中止し，自覚症状に注意をはらうように指導），④楽しく慣れ親しむことへ配慮すること（楽しみながら心身の活性化がはかれるように「あそび」の要素を取り入れるなどの工夫），⑤継続の重要性を伝えること（運動を継続することの効果を指導）である。

活動と休息

一般問題

☐ 運動が予防効果を**示さない**のはどれか。89-A17
1. 高脂血症
2. クモ膜下出血
3. 骨粗鬆症
4. 心筋梗塞

● 解答・解説
1. ○運動で高脂血症は改善される。
2. ×運動の予防効果はない。原因となる脳動脈瘤は先天的な異常によるものである。
3. ○運動で骨量は増加する。また，筋肉も強化されるので骨を外力から保護することにもなる。
4. ○運動で生活習慣病が改善され，ひいては心筋梗塞の予防につながる。

一問一答（○，×を答えよ）

☐ 1 有酸素運動は生活習慣病予防に役立つ。82-A72
☐ 2 運動の効果は体温上昇による熱の吸収と酸素消費量の減少である。80-A45
☐ 3 床上での他動運動は硬いマットレスを用いて各関節を最大可動範囲内で動かす。80-A45
☐ 4 生活習慣病予防のための適度な運動は壮年期，老年期へと移行するに従って重要度が増してくる。81-A69
☐ 5 生活リズムを保つため日中は活動的に過ごさせる。82-A22
☐ 6 運動実施中に脈拍が実施前の30％以上増加したときは中止する。81-A25
☐ 7 運動不足は高齢者の便秘の原因となる。89-A110

● 解答・解説
1. ○体内の脂質・糖質を燃焼させ，肥満，高脂血症，耐糖能異常の改善に寄与する。
2. ×脂質・糖質を燃焼させるところにある。
3. ○柔らかいマットレスでは固定できず，十分な関節可動域（ROM）が得られない。
4. ○加齢とともに運動不足となり，生活習慣病が発症しやすくなる。
5. ○睡眠-覚醒障害，廃用症候群の防止に生活リズムを保つことは重要。
6. ○運動に伴うリスクの管理を知っていること。
7. ○運動不足（安静）は腸蠕動運動の低下を招く。

9. 性〈セクシュアリティ〉

学習の要点は

高齢者になっても異性への関心ばかりか，恋愛感情も存在します。若い世代に比べて精神的な要素が強いという調査結果もあるようですが，心身ともに健康でなければ健康なセクシュアリティを保つことはできません。看護師は，偏見をもたずに高齢者の性的な側面を見守ることが重要です。

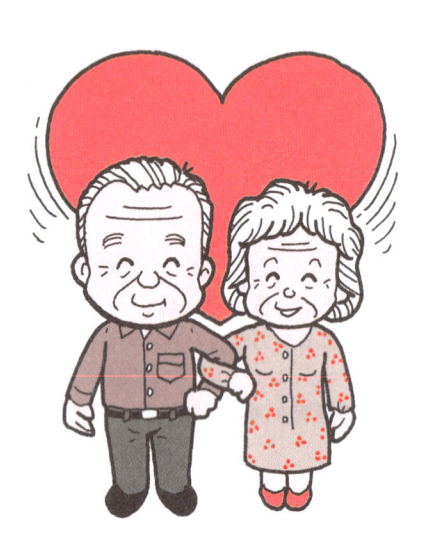

セクシュアリティのアセスメント

　性については**快楽性**，**連帯性**の2要素（生殖性を除いた要素）が老年期においても存続する。高齢者を対象とした性に関する意識調査でも，その内容に男女差はあるが，異性間の愛情や性的関係を望むものは男性の94％，女性の70％にあったという。その内容は，性的行為ばかりでなく，肌の触れ合い，**精神的な愛情**だけのものも含まれ，恋愛や性は高齢者が心豊かな生活を送るのに重要な要素である。また，性的な衝動は**男性**でより強く，精子形成能は70歳になっても維持されている。認知症になっても性的欲求は減弱しないことが多い。

健康なセクシュアリティへの援助

　高齢者においても性的欲求があることを看護師は理解しておく必要がある。「もう年なんだから」「いやらしい」など性への偏見をもたないようにする。また，高齢者の性的欲求の解消法として，若年者より精神的な要素がより強いため，趣味や運動，友人との交流を介して昇華することができる。

既出問題チェック 性〈セクシュアリティ〉

一般問題

☑ 2週前に入院した胃癌の65歳の男性。前回の入院で女性の看護師の体に触ることが何回かあった。ある日，検温のために訪室した女性の看護師を身近に引き寄せ，手を握り離そうとしない。
看護師の対応で適切なのはどれか。92-A107
1 「手は離して下さい」と言う。
2 手を離すまでそのままでいる。
3 大声で他の看護師を呼ぶ。
4 無言で手を振りはらう。

● 解答・解説
1 ○高齢者の性の問題に対しては看護者が正しく理解することが大切である。必要以上に騒ぎ立てずに，毅然とした態度で対応することが必要となる。
2 ×患者の行為を容認したことになるため不適切である。
3 ×大声で他の看護師を呼んだり，騒ぎ立てることは，高齢者の自尊心を傷つけるため不適切である。
4 ×無言で患者の手を振り払うことも，高齢者の自尊心を傷つけることになる。

一問一答（○，×を答えよ）

☑1 老年期では認知症の進行に伴って性的欲求は減弱する。90-A103
☑2 老年期において性衝動の強さには性差がない。90-A103
☑3 老年期では性的欲求の充足は性行為に結びつかなくてもよい。90-A103
☑4 精子形成能力は70歳になっても維持できる。90-A103

● 解答・解説
1 ×認知症が進行しても本能は保たれる。
2 ×男性で強い。
3 ○肌の触れ合い，精神的な愛情だけのこともある。
4 ○精子形成能力は70歳でもある。

10. 社会参加

学習の要点は

人間は高齢期になると，さまざまな喪失感を体験する機会が多くなります。仕事をしていた人は定年を迎えることで，それまでの自信やプライド，目標を失ってしまいます。そのような高齢者も，社会参加の場と機会を得ると心の張りを感じて，これからの人生の生きがいを見つけることができます

社会参加のアセスメント

退職や家庭での役割の低下，身体的な臓器予備能の低下による疲れやすさ，疾病などによる身体機能の低下などから，高齢者では一般に社会参加が減少する。しかし，どのような形でも社会参加を行うことは，精神的な安定や，身体機能の維持に重要である。

生きがいややりがいがもてる社会参加への援助

高齢者が生きがい・やりがいをもって日々の生活を送るためには，さまざまな形での社会参加が望まれる。退職後にシルバー人材センター（図6にその仕組みを図示）を利用しての再就業や，老人福祉センターや老人憩いの家などの公的な施設の利用，地域の趣味サークル，ボランティア活動などを通した社会参加などを提案し，希望すればこのための実行計画を立てる。

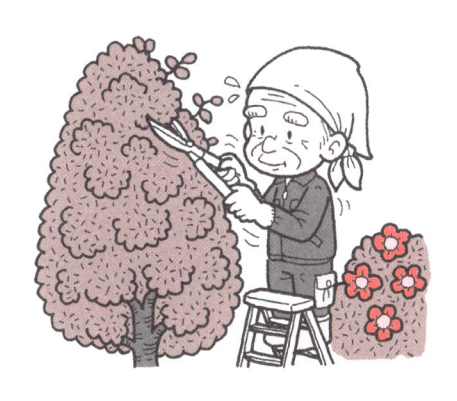

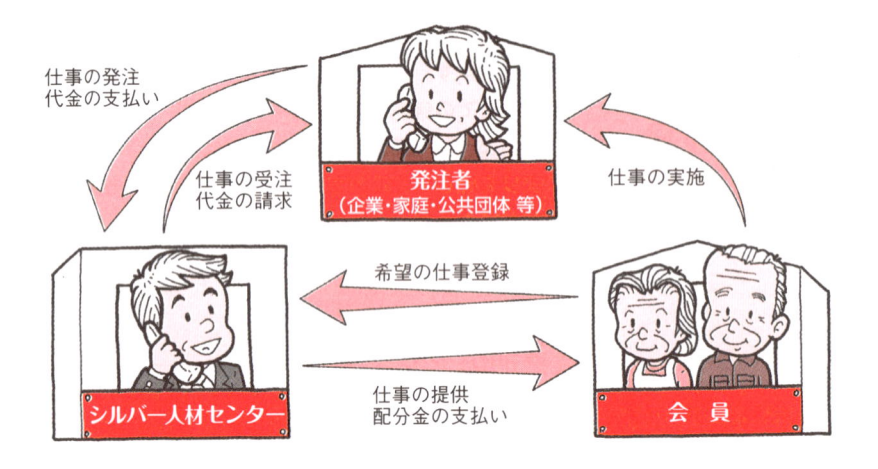

図6 シルバー人材センターの仕組み

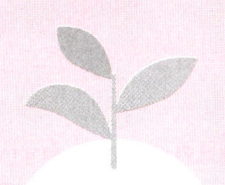

第7章　高齢者に特有な症候・疾患・障害と看護

1. 脱水症 …………………… 124
2. 摂食・嚥下障害 …………… 130
3. 低栄養状態 ………………… 135
4. 瘙痒症 ……………………… 140
5. 尿失禁 ……………………… 144
6. 便秘・下痢 ………………… 153
7. 睡眠障害 …………………… 157
8. 視覚障害 …………………… 163
9. 加齢白内障 ………………… 167
10. 聴覚障害 …………………… 173
11. 老人性難聴 ………………… 176
12. 言語障害 …………………… 180
13. 廃用症候群と褥瘡 ………… 185
14. 骨粗鬆症 …………………… 192
15. うつ病 ……………………… 200
16. せん妄 ……………………… 208
17. アルツハイマー型認知症 …… 211
18. 血管性認知症 ……………… 223
19. パーキンソン病（パーキンソン症候群）………………… 229
20. 感染症 ……………………… 237
21. 肺炎 ………………………… 240

1. 脱水症

学習の要点は

高齢者は脱水を起こしやすいため，個々の疾患の症状だけでなく脱水による影響に目を配る必要があります。国試では脱水の原因がよく問われますが，予防・援助についても押さえておきましょう。

高齢者の脱水症の病態と要因

高齢者は脱水症を起こしやすく，その誘因や徴候・症状は多岐にわたる（表7）。

表7　高齢者の脱水の誘因・徴候・症状

脱水の誘因	＜排泄過多＞ ・発熱，発汗 ・多量の喀痰 ・多量の滲出液 ・下痢 ・嘔吐 ・利尿薬の服用　　＜水分摂取不足＞ ・飲水制限 ・嚥下困難 ・意図的制限
日常生活でみられる変化	・活気の低下，臥床傾向 ・倦怠感 ・食欲低下 ・立ちくらみ，ふらつき ・尿失禁 ・会話量の減少，つじつまの合わない発言
脱水の症状	・「のどが渇いた」といった訴えはある ・口腔粘膜と舌の乾燥，ねばつき ・皮膚・口唇の乾燥 ・皮膚の弾力性の低下 ・尿量の減少 ・頭痛 ・血圧低下 ・意識障害 ・精神症状

脱水症になりやすい要因としては、老化による下記のような機能低下がある。

【老化による機能低下】

1）体内水分量の減少

　高齢者は細胞数が減少し（特に筋細胞），細胞内水分量が減少する。このため，細胞外液が減少した場合，細胞内液からの補充が少ないので脱水を起こしやすい。

2）腎機能の低下

　通常は体内の水分やNaが不足すると，水分・Naの体外放出を防ごうと腎臓で再吸収が高まり，尿を濃縮する。しかし，高齢者では加齢に伴って腎の尿濃縮力は低下しているために再吸収が弱くなり，低比重の尿，つまり薄い尿が代謝産物とともに多量に排泄されることになる。そのため，若年者と同じ量の水分を補給していても脱水が進行する。

3）渇中枢の感受性の低下

　加齢とともに渇中枢の機能が低下するので口渇を感じることが少なく，飲水量も少ないことから脱水を引き起こす。

体内水分量減少による脱水

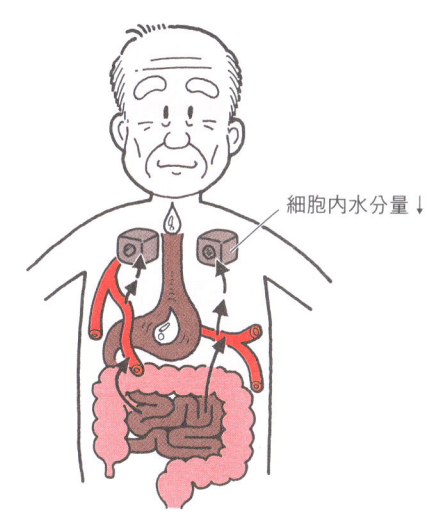

細胞内水分量↓

体の中に入ってきた水分は，小腸・大腸で吸収されて血液中へ入る。そして，それが組織液を経て細胞内へと入ってくる。いったん水分不足に陥ると，今度は逆に細胞内の水分が組織液→血液へと移動して体液の恒常性（ホメオスタシス）を保とうとする。高齢者では，細胞内水分量が減少するのでこのホメオスタシスがうまく機能しないで脱水に至ってしまう。

脱水症のアセスメント

以下のような脱水症状の特徴をよく理解し，的確にアセスメントしていく。

【脱水症状の特徴】
- 口渇，口腔粘膜の乾燥，皮膚・口唇の乾燥，皮膚の弾力性低下，意識障害などを生じる。
- 高齢者は脱水を起こしやすい反面，症状がわかりにくいため，発見が遅れる。
- 脱水があると胸部などの皮膚をつまみ上げると戻りが悪い。
- 元気がない，食欲低下，歩行障害，倦怠感，尿失禁，臥床傾向，物忘れの悪化，会話減少，つじつまの合わない会話などがみられる。
- 脱水が著明になると意識障害，尿失禁などをもたらす。

脱水症の予防と援助

1）脱水の早期発見に努める。
- 日頃から食事摂取量，飲水の状態，排泄の状態，皮膚の状態，表情，会話の状態を観察し，変化を把握する。
- 脱水が進むと意識障害，ショック，脳梗塞，心筋梗塞などの合併症を誘発するため，症状を十分に観察する。

2）脱水を予防する。
- 1日の水分摂取量を1,500～2,000mlは確保する。
- 食事摂取量，飲水が少ない場合や発汗，下痢，嘔吐などがある場合，個々の嗜好や飲水しやすい時間を考慮して調節する。
- 嚥下障害のある場合は，ゼリーやプリン，ヨーグルトなどをうまく利用して，飲み込みやすくなるように工夫する。
- 認知症の症状がある場合は，特に生活環境を整え，脱水を予防していく。

3）脱水が高度となった場合，注意深い援助と厳重な管理を行う。
- 全身の機能が低下して長期臥床となるため，廃用症候群を併発しないよう援助する。
- 皮膚や粘膜が乾燥して傷つきやすいので，清潔保持と皮膚の保護に留意する。歯磨き，口腔ケアも重要となる。
- 補液を行う場合はin—outの管理を徹底する。

既出問題チェック 脱水症 一般問題

☐ 72歳の女性。数日前から猛暑日が続き、蒸し暑い部屋で1日中扇風機をかけて過ごしていた。活気がなくなり、倦怠感が強く食欲が低下、会話も少なくなってきた。
最も考えられるのはどれか。97-P23
1 脱　水
2 虫垂炎
3 転換性障害
4 頭蓋内圧亢進

● 解答・解説

本問のキーワードは猛暑日と蒸し暑い部屋である。猛暑日には屋外だけでなく、屋内でも暑い部屋に一日中いると脱水症や熱中症を起こすことがある。高齢者は体内水分量が少なく、脱水を起こしやすいため注意が必要である。

1 ○脱水を起こすと活力低下、倦怠感、食欲低下を引き起こす。さらに悪化すると意識障害を伴う。
2 ×虫垂炎では嘔気や食欲不振といった症状も認めるが、心窩部痛や右下腹部痛が特徴的な症状であり、考えにくい。
3 ×転換性障害とは以前はヒステリーといわれていたもので、精神的ストレスが身体症状として発現する。症状の多くは運動障害や感覚障害といった形をとり、一般に他人のいないところでは発症しない。
4 ×頭蓋内圧亢進では頭痛、嘔気、嘔吐、徐脈、意識障害などが認められる。

☐ 高齢者に脱水が起こりやすい理由はどれか。**2つ選べ。** 98-P88
1 骨密度の低下
2 筋肉量の減少
3 渇中枢機能の低下
4 身体の活動性の低下
5 腎臓のナトリウム保持機能の亢進

脱水症　127

● 解答・解説

1 ×骨密度とは二重エネルギーX線吸収測定法（DXA）などで測定された単位面積当たりの骨塩量であり，その低下は骨粗鬆症を意味するもので，水分量とは関連しない。
2 ○加齢とともに筋肉量は減少し，筋肉細胞内に含まれていた水分は，その分，著しく失われる。その結果，備蓄水分量は減少し，脱水症に陥りやすくなる。
3 ○高齢者では渇中枢機能が低下しているため，口腔内は乾燥していても口渇感を感じない。これは飲水の機会が失われることを意味している。
4 △飲水しようとする動作が損なわれれば飲水機会も減る可能性があるため，あながち間違っているとはいえない。身体活動性の低下といった「元気のなさ」は脱水症によってもたらされた結果であると解釈すればこの選択肢は×である。
5 ×腎臓のナトリウム保持機能は尿濃縮能とともに加齢で低下し，希釈された尿が作られる。これが夜間にもみられ，夜間頻尿の一因ともなる。

◻ 高齢者が脱水になりやすい原因はどれか。96-A105
1 心拍出量の減少
2 尿濃縮機能の低下
3 渇中枢の感受性上昇
4 蛋白質摂取量の減少

● 解答・解説

1 ×高齢者では心拍出量が減少するが，心拍出量の減少は腎血流量の減少を引き起こして尿量を減らすため，脱水の原因とはならない。
2 ○高齢者では腎機能の低下に伴って尿濃縮能は低下し，尿量が増加するため，脱水の原因の一つとなる。
3 ×高齢者では渇中枢の感受性は低下し，喉の渇きを覚えにくくなり，脱水になりやすくなる。
4 ×高齢者では蛋白摂取量は減少し，低蛋白血症となり，浮腫の原因となるが，脱水とは関係ない。

☑ 82歳の男性。介護老人保健施設に入所中。脳卒中による片麻痺はあるが他に慢性疾患はない。8月のある朝ケアワーカーから元気がないと看護師に相談があった。体温37.5℃、意識レベルや他のバイタルサインに異常はない。皮膚は乾燥気味。最後の排尿は昨夜で濃縮尿だが混濁や排尿時痛はなかった。下痢や嘔吐はない。
対応で優先度が高いのはどれか。99-A61
1 絶飲食とする。
2 水分を摂取してもらう。
3 角砂糖を摂取してもらう。
4 抗菌薬の使用を医師と相談する。

● 解答・解説

キーワードは、①片麻痺のある高齢者、②元気がない、③微熱・皮膚乾燥・濃縮尿の3点である。「片麻痺のある高齢者」は日常生活動作能力が低下し、水を飲みたくても手に入れるための移動動作や摂食動作が自立していない場合もある。「元気がない」は非特異的な症状であるが、このような症状を示す高齢者のなかに重大な疾患が潜んでいる可能性があることを見逃してはならない。「微熱・皮膚乾燥・濃縮尿」の所見は脱水症を示唆する。脱水症が進行すると意識障害などを来すため、周囲の者はこれにいち早く気付いて適切に対応しなければならない。
1 ×絶飲食は脱水症をますます悪化させる。
2 ○脱水症に対して水分を補給することが最優先される。
3 ×低血糖症状でみられる脱力、皮膚湿潤はないので角砂糖を摂取しても意味はない。
4 ×微熱があっても感染症は明らかでないので抗菌薬の使用は時期尚早である。

2. 摂食・嚥下障害

学習の要点は

正月になると「お餅をのどに詰まらせてお年寄りが窒息死」といったニュースが飛び込んできます。これは，高齢者の嚥下障害，つまり飲み込みにくさが原因です。なぜこのようなことが起きるのか，高齢者に特有の機能低下を把握し，その対処方法を身に付けて下さい。

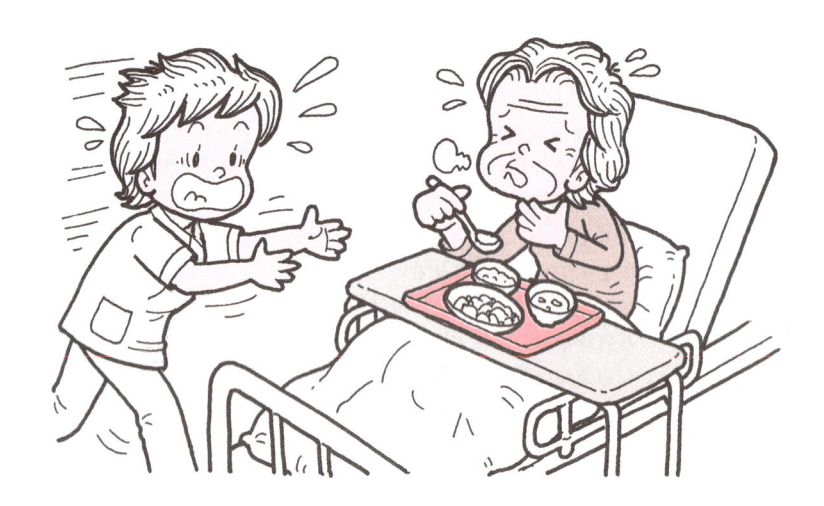

高齢者の摂食・嚥下障害の病態と要因

　食塊をうまく飲み込む動作，それには食塊形成と嚥下運動が要で，これらが円滑に行われなければ窒息，嚥下性肺炎，栄養障害を来す。高齢者では摂食・嚥下障害がよくみられ，その原因として，歯牙の脱落，義歯の使用，唾液の分泌低下，嚥下反射の低下，姿勢の変化（頭・顎が下がり，喉頭が相対的に高位となるため，食物が気管に入りやすい），意識混濁（集中力が低下している状態で無理に口に含ませても，適切な嚥下運動は起こらない）などが挙げられる。また，摂食・嚥下障害は脳血管障害，パーキンソン病，認知症などの神経筋疾患，口腔・食道の悪性腫瘍，食道アカラシア，強皮症，胃切除後などに合併し，特に，高齢者では，

さまざまな疾患による長期臥床状態が嚥下障害の基礎病態として重要である。さらに，鎮静薬や睡眠薬など中枢神経に作用する薬剤（意識混濁，筋弛緩を誘発）の投与，経鼻胃管による経管栄養や気管切開など，医原性でも嚥下障害を生じることを念頭におく必要がある。

摂食・嚥下障害のアセスメント

食事摂取と関連した発熱，一回の嚥下に際して何度も繰り返される嚥下運動，食後の"むせ"や"咳嗽"，"声変わり"がみられる患者では嚥下障害を疑うべきである。しかし，"むせ"のない嚥下障害もあり（不顕性誤嚥），これは咳嗽反射の低下を示唆し，かえって肺炎の危険性が高くなる。ベッドサイドでは飲水試験（飲水前後の様子を観察），唾液反復嚥下試験などで嚥下機能を評価し，異常が疑われれば，嚥下造影検査，嚥下内視鏡検査が行われる。嚥下造影検査は有用で，食塊の移動状態，嚥下運動の進行過程，造影剤の咽頭への残留，気道内へ吸引される様子（誤嚥）などが直接的に観察できる。

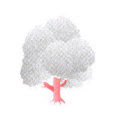

Pick upコラム

高齢者の嚥下障害

【正常嚥下】

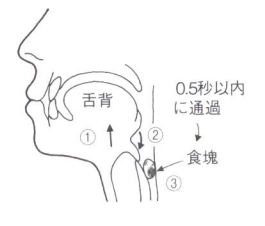

- 舌背
- 0.5秒以内に通過
- 食塊

食物を飲み込むときに
①喉頭が挙上して，
②喉頭蓋が気管入口部を閉鎖し，
③食道入口部が一瞬開いて食塊を食道へ送り込む。
※①②③は嚥下中枢によりコントロールされている。

【高齢者の嚥下】

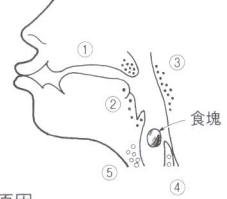

- 食塊

誤嚥の原因
①食塊形成不良（歯牙脱落，唾液分泌低下→トロミ減少）
②構造変化（喉頭挙上不全，喉頭後方移動→顎が下がる）
③嚥下反射低下（知覚低下，脳梗塞などの中枢の異常）
④食道異常（入口部開口不全，胃液の逆流など）
⑤咳反射低下（知覚低下）
※これらに加えて，口腔内の清潔不徹底，気道粘膜の自浄作用低下，食事中の集中力低下によって嚥下性肺炎が起こりやすい。

摂食・嚥下障害を有する高齢者の看護

患者によるが，適切な食形態（食物を細かく刻む，水分に富んだ食物），摂食姿勢，覚醒維持（睡眠・覚醒のリズムをつけ，意識清明を確認して摂食）の工夫を行う。片麻痺患者では健側を下にした姿勢で，意識・感覚低下の患者では摂食前にアイスマッサージを行ってから嚥下させるとよい。誤嚥した際には十分咳嗽させ，窒息の際には以下の処置を施す。

【窒息の処置】

- 口腔内に異物が見えるときは手指を使って異物を除去する。吸引器があれば，これで吸引する。
- 口腔内に異物が見えない場合や除去が困難な場合，背部叩打法，上腹部圧迫法（ハイムリック法）を行う。

  a．背部叩打法：立位の場合，術者は片方の手で患者の前胸部を支え，うつむかせ，もう一方の手で患者の両肩甲骨間を4回強く連続して叩く。臥位の場合は患者を横臥位にして背部を叩打する。

  b．ハイムリック法：立位または坐位では，術者は患者の後ろから患者のお腹に両手を回し，みぞおちの少し下で片手でこぶしを作り，もう一方の手でそれを握り両腕で患者の腹部を斜め上方に圧迫する。仰臥位では患者の上にまたがり，みぞおちの下にこぶしを当て後上方に圧迫する。ハイムリック法は胃破裂，気管破裂などの合併症が起こることがあり，実施する際には十分注意が必要である。

上記の手技を行っても咽頭部の異物が除去できないときは気管に太い針を刺

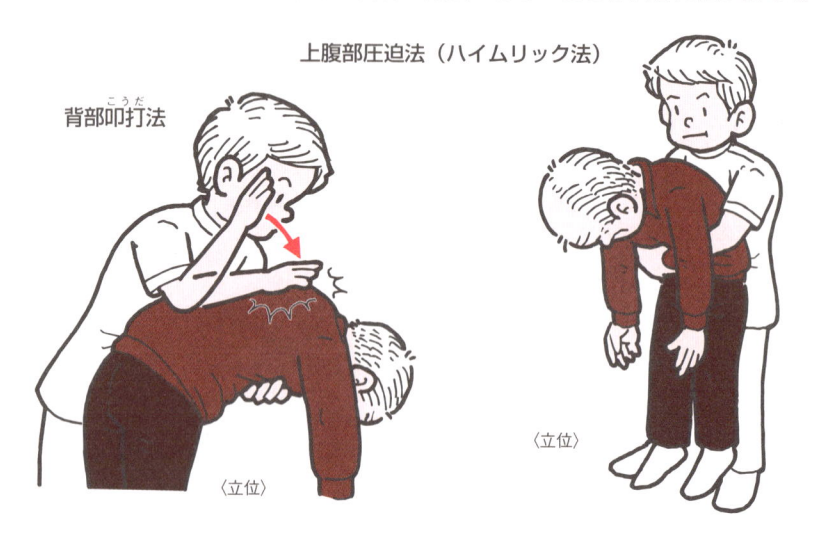

上腹部圧迫法（ハイムリック法）

背部叩打法

〈立位〉

〈立位〉

し，気道を確保する処置を行う。ただし，咽頭部より奥の気管内に異物が詰まっているときはこの手技は無効であり，出血などの合併症を伴う可能性もある。

誤嚥性肺炎の予防と援助

　誤嚥性肺炎の予防は，適切な食形態，摂食姿勢，集中力維持，頻繁な咳払いに尽きる。しかし，高齢者では就寝中に口呼吸をしている者も少なくなく，口腔内異物が呼吸とともに吸引されて肺炎（吸引性肺炎）を起こしていることから，口腔ケア（p.110参照）には十分な注意を払う必要がある。

摂食・嚥下障害

一般問題

☑ 高齢者が餅を誤嚥しやすい原因で**誤っている**のはどれか。94-A110
1. 歯の喪失
2. 咳嗽反射の亢進
3. 嚥下筋の筋力低下
4. 唾液分泌の減少

● 解答・解説
1. ○高齢者では歯がなかったり入れ歯だったりするため，餅を細かく切断することができず，それが餅を誤嚥する原因となる。
2. ×咳嗽反射は気管内に異物が入った際に咳が誘発される反射で，加齢とともに低下する。
3. ○高齢者では嚥下筋の働きが弱くなるため，食塊を食道に送り込むのが困難になり，餅を咽頭に詰まらせやすくなる。
4. ○高齢者では唾液分泌が減少するため食塊が形成されず，また餅が喉に張り付き窒息の原因となる。

☑ 81歳の女性が咽頭部に餅を詰まらせ救急車で運ばれてきた。苦悶状態で全身にチアノーゼが認められる。
直ちに行う処置はどれか。91-A105
1. 気管に太い針を刺す。
2. 心臓マッサージを行う。
3. 静脈路を確保する。
4. 酸素吸入を行う。

● 解答・解説
1. ○咽頭部に異物が詰まって窒息しかかっており，異物除去が間に合わないようなときは，気管に太い針を刺し，気道を確保する。
2. ×苦悶状態ということは心肺は停止していないことを意味する。心臓が停止していないときは心臓マッサージは不要である。
3. ×静脈確保より気道確保のほうを優先する。
4. ×気道を確保してから酸素吸入を行う。

3. 低栄養状態

学習の要点は

高齢者に限らず，低栄養状態に陥ると，免疫機能の低下，合併症の発生，創傷治癒の遅延などの身体的な悪影響が出てきます。やせている，元気がない，顔色が悪くざらついている，爪が陥没してスプーン状になっているといった低栄養のサインを見逃さないことが大切です。

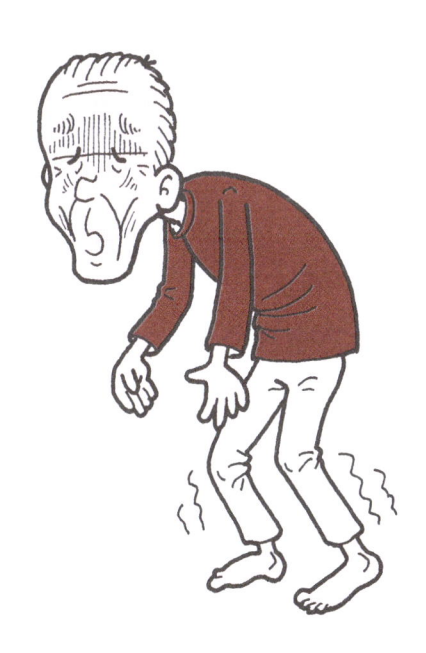

高齢者の低栄養状態の要因

医学的要因と社会的要因の2つに分けられる。医学的要因として，悪性腫瘍，肝腎疾患，呼吸不全，アルコール中毒，薬物，手術，熱傷，外傷，骨折，発熱などが原因になる<u>蛋白エネルギー低栄養（PEM）</u>，慢性閉塞性肺疾患，慢性気管支炎，

胃摘出，歯の欠損，歯槽膿漏，義歯不適合（咀しゃく力低下），脳血管障害などによる嚥下障害などが挙げられる。また，寝たきり，うつ，認知症，意欲低下などの精神障害も高齢者の低栄養の原因として重要である。社会的要因としては，貧困，独居（特に男性），地理的な食物供給不能などが問題となる。

低栄養状態のアセスメント

　栄養状態の代表的な評価法としてMini Nutritional Assessment[R]（MNA[R]）がある。MNAは65歳以上の高齢者のための総合的栄養評価として用いられ，食事量や体重の変化，身体計測値（BMI指数など），運動能力が含まれている。本評価法はNestle Nutrition HP（http://www.mna-elderly.com/practice/forms/MNA_japan.pdf）で公開されている。

他職種との協働による栄養管理

　食生活の援助（p.103参照）とともに栄養サポートチーム（NST）の一員として高齢者の栄養管理を行う。具体的には，次の点に注意しながら管理する。
1）栄養のバランスを考え，各栄養素（蛋白質，脂質，糖質，ビタミン，ミネラル）がとれる工夫をする。
   - 加齢とともに消化機能が低下するので，消化の悪いもの，脂肪は取り過ぎない。
   - 良質の蛋白質，ビタミン，ミネラルは毎日摂取する。
   - 骨粗鬆症を防止するためにもカルシウムを多くとる。
   - 食物繊維の多い食品をとることで便秘を予防する。
2）加齢とともに容易に脱水となるため，水分補給や水分の多い食品を1日何回かに分けて摂取する。
3）食事摂取基準の決定には年齢や性別，体格，活動量などを考慮する。

1日の推定エネルギー必要量（身体活動レベルⅡ〈ふつう〉）

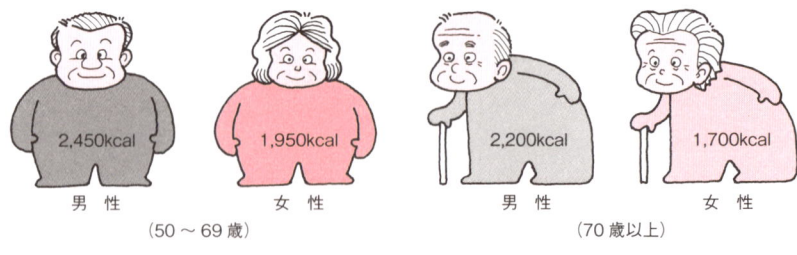

男性	女性	男性	女性
2,450kcal	1,950kcal	2,200kcal	1,700kcal
（50～69歳）		（70歳以上）	

資料：日本人の食事摂取基準 2010年版

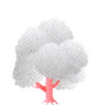

Pick upコラム

高齢者の食事摂取基準

　加齢とともに脂肪組織の割合が増加するが，中年以降の体重増加はそのほとんどが脂肪組織の増大による．除脂肪体重（lean body mass）の減少を防ぐには，必要なエネルギー（p.136のイラスト参照），蛋白質（男性**60**g/日，女性**50**g/日）の摂取と脂肪の制限（男女とも総エネルギーの**20～25％**）をする．

　また，カルシウムの摂取基準は男性**700**mg/日，女性は50～69歳で**650**mg/日，70歳以上で**600**mg/日，鉄は男性50～69歳で**7.5**mg/日，70歳以上で**7.0**mg/日，女性50～69歳で**6.5**mg/日，70歳以上で**6.0**mg/日である．ただし，筋肉や骨の喪失を防ぐには，栄養で成分を補給するだけでは不十分で，筋肉には運動を，骨格には重力を負荷する必要がある．老年者では歩行運動が最も適当な運動である．

　さらに，老年者では体組織の水分量が減っており，容易に脱水症を起こす．脱水の有無は，①舌の乾燥，②皮膚（前胸部）緊張度（turgor）の低下，③尿量減少，④0.5kg以上の急激な体重減少で疑う．

低栄養状態

一般問題

既出問題チェック

☑ 70歳の女性。身長150cm。
身体活動レベルⅠ（低い）の場合の食事摂取基準について正しいのはどれか。
（改変）85-A111

1. エネルギー量2,000kcal/日
2. 蛋白質45g/日
3. 脂肪エネルギー比率20～25％
4. カルシウム1,200mg/日

● 解答・解説

1. ×日本人の食事摂取基準（2010年版）によれば70歳以上のレベルⅠの女性では1,450kcalが基準とされる。身長から計算されたエネルギー量も900kcalといずれも低い。
2. ×蛋白質の摂取基準は50g/日である。
3. ○70歳以上の女性の場合、20～25％となっている。
4. ×カルシウムの摂取基準は600mg/日。

☑ 高齢者の栄養摂取の実態で正しいのはどれか。95-A107
1. 蛋白質の摂取量は年齢とともに増加する。
2. 総エネルギー摂取量は成人と変わらない。
3. 糖質に偏った摂取傾向にある。
4. 脂質の摂取量は成人よりも増加する。

● 解答・解説

1 ×平成19年度国民健康・栄養調査の年齢階級別栄養素等摂取量によると，蛋白質の一日摂取量は50〜59歳73.8g，60〜69歳74.6g，70歳以上68.0gであり年齢とともに増加はしない。

2 ×同調査結果に基づくと一日あたりのエネルギー摂取量は，40〜49歳1,930kcal，50〜59歳1,978kcal，60〜69歳1,962kcal，70歳以上1,779kcalであり成人に比べて低下傾向にある。

3 ○同調査の性・年齢階級別エネルギーの栄養素別摂取構成比に基づいて，エネルギー摂取に占める炭水化物のエネルギーの割合をみると，20〜29歳では男58.9％，女55.9％であるのに対し，70歳以上では男63.4％，女62.3％と増加している。また，高齢者は時間的余裕から，お茶や菓子，ジュースなどをとる機会が多いことも指摘されている。

4 ×同調査の年齢階級別栄養素等摂取量によると，脂質の一日摂取量は50〜59歳56.6g，60〜69歳51.3g，70歳以上43.9gであり，高齢者になると低下する実態がみえる。

4. 瘙痒症

学習の要点は

老年者特有の症状で，皮膚の乾燥との関連が強く，冬季に石けんでの過度の洗浄や掻爬で増悪します。いわゆるかゆみ止めだけでは対応が不十分です。適切な対応策を理解しましょう。

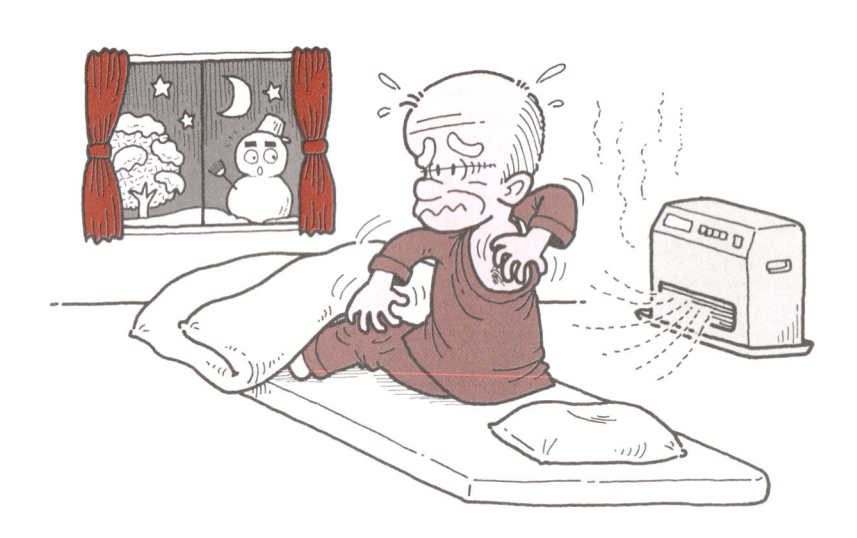

高齢者の瘙痒症の病態と要因

瘙痒症（そうよう）とは，皮疹などの**皮膚病変がなく**，皮膚が**痒い**病態である。

皮膚の老化により，皮脂腺からの分泌が減少し，また**角層のセラミド**が減少する。それらにより，皮膚の角質での水分の保持能力が低下し，皮膚が**乾燥**しやすい状態となる。皮膚が乾燥すると瘙痒閾値が低下し痒みを感じやすくなり，弱い刺激で強い瘙痒感が生じやすくなる。

高齢者において，乾皮状態となり瘙痒感が出現した場合が老人性皮膚瘙痒症である。抗ヒスタミン薬と保湿剤の混合軟膏で治療される。

瘙痒症の症状と生活への影響のアセスメント

冬季に大気が乾燥し，暖房でより皮膚が乾燥したときに生じやすい。下肢，体幹に認めることが多い。皮疹などが認められず，皮膚が乾燥している。掻爬により症状は増悪する。また，石けんを使用して過度に皮膚を洗うと，角質がはがれ，抵抗力が低下し，症状が増悪する。皮膚の乾燥を助長する硫黄入りの入浴剤の使用などでも増悪する。

高齢者で，皮膚が乾燥しておりこれらの症状を認めれば診断される。ただし，そのほかの皮膚疾患の早期症状や，糖尿病や肝疾患などの内科的疾患の皮膚症状を除外する必要がある。

瘙痒症になると，睡眠不足になるなど生活への影響も大きいため，患者の心身の状態や言動をよく観察することが重要である。

瘙痒症の予防と援助

皮膚病変の特徴を十分理解できるように説明し，石けん使用や掻爬で症状が増悪することを認識させる。皮膚の清潔と保湿の工夫をする。また，爪は伸ばしたりささくれのないよう常時管理するよう注意する。

治療は，皮膚の保湿に努めること，および，瘙痒感を抑え掻爬させないようにすることである。電気毛布などの使用を制限し，また，保湿剤入りの外用薬を皮膚を傷つけないように慎重に塗布するよう指導する。治療薬は，抗ヒスタミン作用のある止痒剤と保湿性のある尿素剤の混合軟膏が主に使用される。

既出問題チェック 瘙痒症 一般問題

☑ 老人性皮膚瘙痒症で正しいのはどれか。98-A70
1 夏季に増悪する。
2 胸部よりも下腿に発症しやすい。
3 かゆみは皮膚の湿潤時に増強する。
4 植物や金属に過敏になるために生じる。

● 解答・解説

1 ×夏季よりも大気が乾燥する冬季に乾皮状態となり，症状は増悪する。したがって，冬季には適宜，加湿器を利用して乾燥を防止する。
2 ○老人性皮膚瘙痒症は乾燥しやすい部位で発症するため，下腿が多い。下腿に痒み傷があれば老人性皮膚瘙痒症として早目に抗ヒスタミン薬と保湿剤の混合軟膏で治療する。
3 ×かゆみは皮膚の乾燥時や加温時に増強するため，石鹸での過度の洗浄，硫黄入り入浴剤の使用は避けなければならない。
4 ×老人性皮膚瘙痒症は皮膚の老化によるものであって，植物過敏や金属過敏のようなアレルギーによるものではない。

☑ 老人性乾皮症患者の皮膚のケアで適切なのはどれか。88-A120
1 硫黄入りの入浴剤を用いる。
2 石けんで念入りに洗う。
3 入浴後に尿素含有軟膏を塗布する。
4 赤外線を照射する。

● 解答・解説

1 ×硫黄は皮脂の分泌を抑制してしまい，皮膚をより乾燥させてしまうので，用いてはならない。
2 ×石けんを使用しすぎたり，皮膚をこすり過ぎると，かえって症状が増悪する。
3 ○尿素含有軟膏は皮膚の保湿性があり，治療薬として使用される。
4 ×皮膚を刺激し，また乾燥させてしまう可能性がある。

☑ 全身の瘙痒感が強く夜間覚醒することが多い高齢者の援助で適切なのはどれか。95-A108
1 清拭には薬用石けんを用いる。
2 化学繊維のパジャマを着用する。
3 就寝前に保湿クリームを塗布する。
4 室内湿度は30～40%を保つ。

● 解答・解説
1 ×薬用石けんは皮脂などの保湿因子を除去してしまう。
2 ×化学繊維は皮膚を刺激し，痒みを増強させる。
3 ○保湿性のある尿素剤が乾燥を防ぐ。
4 ×室内湿度は50～60%とし，冬などの乾燥期には加湿器を用いる。

一問一答（○，×を答えよ）

☑1 老人性瘙痒症では，皮脂が過剰に分泌している。91-A106
☑2 老人性皮膚瘙痒症では瘙痒閾値は皮膚の乾燥時に上昇する。94-A109
☑3 老人性瘙痒症では，角質内の水分量が低下している。91-A106
☑4 老人性瘙痒症では，血管透過性が亢進している。91-A106
☑5 老人性瘙痒症の好発部位は下腿伸側部である。94-A109
☑6 老人性瘙痒症は夏季に増悪する。94-A106
☑7 ヒスチジンを多く含む食品を摂取する。94-A109

● 解答・解説
1 ×皮脂の分泌が低下し，乾燥して瘙痒感が出現する。
2 ×痒みを感じ始める閾値は乾燥時に下がり，わずかな刺激で痒くなる。
3 ○乾燥し，角質内水分量は低下。
4 ×このような病態は蕁麻疹でみられる。
5 ○下腿伸側部，大腿は皮脂腺が少ない。
6 ×冬季の乾燥で増悪する。
7 ×ヒスチジンはヒスタミンの前駆体で，ヒスタミンは痒みの原因となる。

5. 尿失禁

学習の要点は

排泄行為はデリケートな部分で，失禁ではとりわけ失望感，屈辱感を味わいます。看護師は排泄の自立を援助するのと同時に排泄の失敗に対する有形・無形のサポートをしなければなりません。

高齢者の尿失禁の病態と要因（p.106も参照）

【器質性尿失禁】
- 切迫性尿失禁…激しい尿意・排尿反射亢進のため排尿筋が収縮し，中枢からの抑制が利かずに尿を漏らしてしまう。中枢神経系疾患が関与している。
- 腹圧性尿失禁…括約筋機能の低下により，咳，くしゃみ，笑ったときなど腹圧がかかったときに漏れる。骨盤底筋群が弱くなった経産婦中年女性に多い。
- 溢流性尿失禁…前立腺肥大症などで尿閉傾向にある場合，膀胱内の残尿が溢れ出して尿が漏れる。排尿障害があるのに失禁することから，奇異性尿失禁とも呼ぶ。
- 反射性尿失禁…脊髄損傷などにより，尿意をまったく感じないにもかかわらず反射的に尿が漏れる。
- 完全尿失禁…骨盤外傷や尿道括約筋の損傷による。膀胱に尿がたまらないまま尿道よりだらだら漏れる。

【機能性尿失禁】
- ADL障害，認知症のためトイレの場所がわからず，廊下の隅や浴室などで放尿する。
- 精神安定剤，鎮痛薬の服用で一過性に失禁が出現することもある。
- せん妄，意識障害，全身状態の増悪でも失禁が発生する引き金となる。

尿失禁の分類

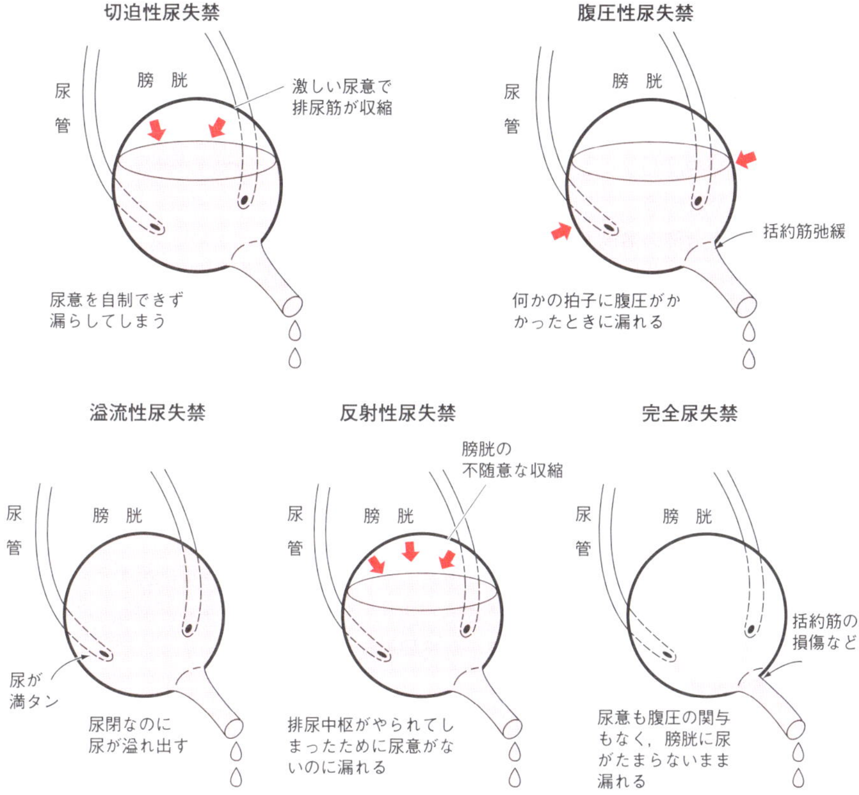

切迫性尿失禁
- 膀胱
- 尿管
- 激しい尿意で排尿筋が収縮
- 尿意を自制できず漏らしてしまう

腹圧性尿失禁
- 膀胱
- 尿管
- 括約筋弛緩
- 何かの拍子に腹圧がかかったときに漏れる

溢流性尿失禁
- 膀胱
- 尿管
- 尿が満タン
- 尿閉なのに尿が溢れ出す

反射性尿失禁
- 膀胱
- 尿管
- 膀胱の不随意な収縮
- 排尿中枢がやられてしまったために尿意がないのに漏れる

完全尿失禁
- 膀胱
- 尿管
- 括約筋の損傷など
- 尿意も腹圧の関与もなく，膀胱に尿がたまらないまま漏れる

尿失禁のアセスメント

尿失禁は，尿失禁の様相，尿意の有無などから上記のようにいくつかのタイプに分類される。重症度は，失禁回数や失禁量で判定されるが，認知症がなければQOL質問表を利用してもよい。原疾患，薬剤や嗜好品による影響を考慮し，尿失禁の鑑別診断には残尿測定が必須で，これには簡便な超音波膀胱内尿量測定装置が有用である。

尿失禁を有する高齢者への援助

1）排尿の自立に向けて排尿誘導と排尿介助を行う。
- 頻尿，便秘，薬剤の服用など，尿失禁の因果関係を適切に把握して対応する。
- 障害に合わせて適切な排尿環境（トイレ・便器の選択）を準備する。
- 長期臥床により失禁を誘発している場合，車いすでトイレに誘導するか，ベ

ッドサイドに簡易便器（ポータブルトイレ）を用意して，排尿の誘導・介助を行う．
- 可能な限りADLの拡大をはかるため，排尿の自立を促す．
- 排尿に関係する筋肉の運動（お尻を挙上させる運動，努責，排尿を途中で止める方法など）を行う．
- 無気力やぼんやりと過ごすことのないように声かけを行い，排泄行為への自発性を高める．

2）陰部，殿部の清潔を保持する．
- 高齢者の特性から尿失禁により皮膚炎・褥瘡・尿路感染などを引き起こす可能性が高いため，失禁のたびに清拭，陰部の洗浄を行ってよく乾燥させ，清潔な下着を着用する．

3）障害に合わせて排泄用具の工夫をする．
- 尿意があり，トイレに行くまでに失禁する場合は，トイレと病室の位置を近くするか，ベッドサイドにポータブルトイレを設置するなどの工夫をする．
- 収尿器は障害の状態（上肢障害の有無，失禁の時間帯，失禁が持続的か間欠的か）に合わせ選択する．
- オムツはその弊害を考慮して，最終手段とし，清潔，乾燥に努める．
- 尿道留置カテーテルは，全身状態が悪化しているとき，褥瘡が悪化しているときのみ使用し，症状が改善したら早期に抜去する．

4）寝衣や寝具を工夫する．
- 着脱しやすい寝衣にし，寝具は通気性のよい防水シーツを使用し，腰部を中心に敷く．

病室でのポータブルトイレの設置

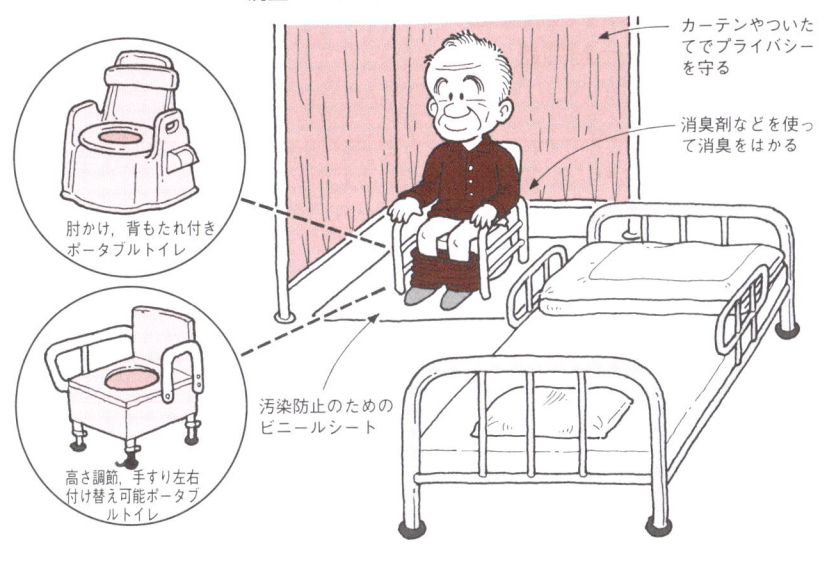

- 肘かけ，背もたれ付きポータブルトイレ
- 高さ調節，手すり左右付け替え可能ポータブルトイレ
- カーテンやついたてでプライバシーを守る
- 消臭剤などを使って消臭をはかる
- 汚染防止のためのビニールシート

収尿器

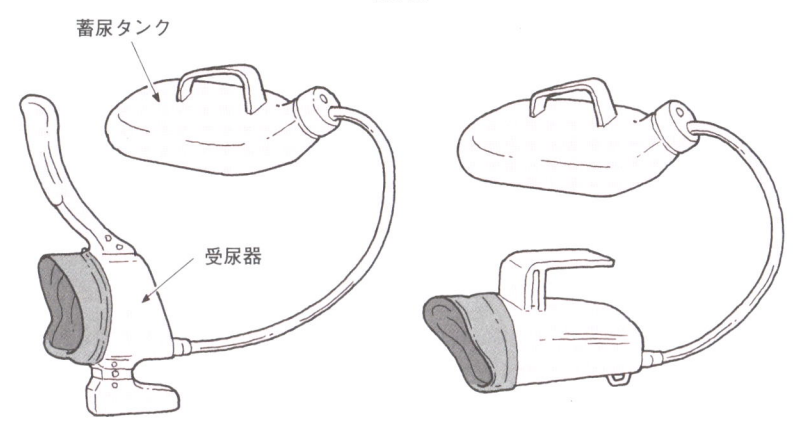

- 蓄尿タンク
- 受尿器

女性用装着型収尿器　　男性用装着型収尿器

高齢者に特有な症候・疾患・障害と看護

尿失禁　147

尿失禁 ― 一般問題【既出問題チェック】

☑ 高齢者の尿失禁の特徴で**誤っている**のはどれか。90-A111
1 尿意を感じてから排尿までの時間が短くなる。
2 自尊感情と密接に関係する。
3 反射性尿失禁が多い。
4 日常生活動作（ADL）の低下に関係する。

● 解答・解説
1 ○高齢者は一般的に頻尿傾向となる。
2 ○尿失禁体験は自尊心を傷つけるため，それとなく処理する。
3 ×反射性尿失禁とは脊髄損傷などにより尿意がないまま，反射的に尿が漏れること。高齢者では切迫性あるいは腹圧性尿失禁が多い。
4 ○尿失禁の頻度とADLとは逆相関し，ADL低下例では機能性尿失禁が多い。

☑ 高齢者の尿失禁で正しいのはどれか。92-A109
1 溢流性尿失禁では水分摂取量を増やす必要がある。
2 切迫性尿失禁では骨盤底筋体操が有効である。
3 腹圧性尿失禁では自己導尿が必要である。
4 機能性尿失禁ではトイレへの誘導が有効である。

● 解答・解説
1 ×膀胱内に多量の尿が溜まり，残尿が漏れてくる失禁なので水分摂取量を増やすと失禁を助長させることになる。
2 ×薬物療法が有効。骨盤底筋体操は無効。
3 ×骨盤底筋のゆるみによっておきるので骨盤底筋体操が有効である。
4 ○認知症などによりトイレにたどり着けず失禁するもので，早めのトイレ誘導が有効。

☑ 機能性尿失禁のある女性高齢者への援助で適切なのはどれか。96-A111
① 間欠的導尿を行う。
② 定期的にトイレに誘導する。
③ 日中の水分摂取を制限する。
④ きつめのガードルの着用を勧める。

● 解答・解説

① ×排尿機能に異常はないため不要である。間欠的導尿は，溢流性尿失禁のある患者への援助である。
② ○機能性尿失禁とは，膀胱や尿道など排尿機能には異常がないが，ADL障害や認知症により排尿行動が適切にとれないために，トイレや尿器での排尿ができず尿が漏れる状態である。そのため，排尿行動の援助が必要である。
③ ×高齢者は身体に占める水分量が少なく，また腎機能の低下から腎機能の再吸収力が低いため脱水になりやすい。水分摂取の制限は危険である。
④ ×排泄行為が容易に行えるよう，着脱しやすい衣類を選ぶことが必要である。

☑ 75歳の女性。パーキンソン病と診断され，レボドパ〈L-dopa〉と抗コリン薬とが投与されている。最近，尿意はあるが尿が出にくく，気が付くと尿が漏れているという。
対応で正しいのはどれか。**2つ選べ**。99-A86
① 残尿量を調べる。
② 定期的な排尿誘導を行う。
③ 骨盤底筋運動の指導をする。
④ 抗コリン薬の服薬状況を確認する。
⑤ 2,000ml/日以上の水分摂取を勧める。

● 解答・解説

キーワードは，①パーキンソン病の高齢女性，②抗コリン薬，③尿意・尿閉・尿失禁の3点である。問題となる「尿失禁」のタイプは溢流性尿失禁で，膀胱に尿が溜まって「尿意」を感じるが排尿しようとしても出にくく，このような「尿閉」も膀胱が尿で充満した際には内圧で尿が漏れてしまうというものである。男性であれば尿道の閉塞機転を伴う前立腺疾患を鑑別すべきであるが，女性であるのでパーキンソン病に対する「抗コリン薬の副作用」が最も考えられる。

① ○尿閉の有無は排尿後の残尿量を調べれば明らかになる。腹壁より超音波検査で簡単に計測できる。

2 ×機能性尿失禁であれば定期的な排尿誘導で尿失禁の頻度を減らすことができる。
3 ×腹圧性尿失禁であれば骨盤底筋の筋力強化訓練が有効である。
4 ○抗コリン薬は排尿反射を抑制するため，その因果関係を明らかにするため服薬状況を確認する。
5 ×尿が出にくいからといって，2,000mℓ/日以上の水分摂取を勧めることは無謀である。

🗹 失禁患者の病衣として適切なのはどれか。**2つ選べ**。85-A50
1 上下別々になった型
2 吸湿性が良い素材
3 糊が効いたもの
4 気密性が良い素材

● 解答・解説
1 ○上下別々な方が着脱しやすいため。
2 ○吸湿性が良いと失禁してもすぐには湿っぽくならない。
3 ×
4 × 通気性が悪く肌ざわりも悪い。

🗹 尿失禁のある患者の看護で**適切でない**のはどれか。83-A38
1 一定時間ごとに自然排尿を試みる。
2 褥瘡の発生とは無関係である。
3 局所の清潔と乾燥とに心掛ける。
4 常時失禁する場合はオムツを使用する。

● 解答・解説
1 ○早目に対応し，習慣づける誘導，排尿の努力は必要。
2 ×高齢者の特性から尿失禁により，皮膚炎・褥瘡・尿路感染を引きおこす可能性が高い。
3 ○上記と同じ理由で清潔と乾燥に心がける。
4 ○ただし，清潔に心がけ，患者の自立を損なわないよう留意する。

状況設定問題

　83歳の女性。1か月前に脳梗塞を発症し入院した。現在の日常生活動作（ADL）は，ベッドから車椅子に移乗が可能であり，簡単な会話はできる。3日前に膀胱内留置カテーテルを抜去した後，尿失禁があったため紙おむつを使用した。排尿パターンを観察したところ，6時，9時，12時，15時，18時，21時および24時前後に約120g/回の尿失禁がみられた。尿意はあり失禁したのも分かっていた。咳込んだ時に約20gの尿失禁が観察された。1日飲水量は平均800mlであった。不眠を訴えたが，そのまま様子をみていた。

☑ アセスメントで**適切でない**のはどれか。94-P55
1 反射性尿失禁
2 機能性尿失禁
3 腹圧性尿失禁
4 尿路感染の疑い

☑ 排尿の援助で最も適切なのはどれか。94-P56
5 膀胱内留置カテーテルを挿入する。
6 装着型集尿器を装着する。
7 3時間ごとに間欠的自己導尿を行う。
8 排尿パターンに沿ってトイレに誘導する。

☑ 「眠れなくてつらい」と訴え，ニトラゼパム（ベンゾジアゼピン系睡眠薬）の内服が開始された。
　看護で適切なのはどれか。94-P57
9 長時間作用型の睡眠薬と説明する。
10 尿閉に注意する。
11 ふらつきによる転倒や転落に注意する。
12 グレープフルーツの摂取を禁止する。

● 解答・解説

1 ×反射性尿失禁は，尿意を感じないまま排尿筋過反射もしくは尿道の不随意弛緩によって起きる尿漏れで，神経疾患の患者にみられる。この事例は尿意を感じているので除外できる。

2 ○機能性尿失禁とは認知症状態などのようにトイレの場所を間違えたり，伝達手段が障害され，尿意を伝えられなかったり，衣服の着脱が間に合わないで失敗する。患者はADLの低下があることからアセスメントとして考えられる。

3 ○「咳とともに20gの失禁」が腹圧性尿失禁に該当する。

4 ○膀胱内留置カテーテルは，尿路感染症の局所因子になるため，これをアセスメントすること自体は適切である。

5 ×尿意があり，膀胱への蓄尿が可能なので膀胱内留置カテーテルの対象にはならない。膀胱内留置カテーテルを挿入することで，かえって機能の低下を来すことにもなる。

6 ×女性が装着型集尿器を活用するのは難しい。移乗可能な時期なので，失禁パンツなどの使用が望ましい。

7 ×水分摂取量と排泄量から，蓄尿，尿意とも正常であり，残尿も考えられないので，自己導尿の適応ではない。

8 ○排尿パターンは3時間おきに120g/回の蓄尿が可能であることから排尿パターンにあわせて事前にトイレに誘導することで習慣化されると考えられる。

9 ×ニトラゼパムは，ネルボン®やベンザリン®という商品名の中間型の催眠・鎮静薬である。

10 ×副作用としては，薬物依存，精神神経症状，肝障害，呼吸器障害，循環器障害，消化器症状や過敏症状があるが，尿閉の副作用はない。

11 ○薬物の影響が翌朝以降に及ぶと，眠気，注意力や反射運動能力の低下が起こるため，ふらつきや転倒に注意する必要がある。

12 ×カルシウム拮抗薬はグレープフルーツジュースで服薬すると作用が強まる。ベンゾジアゼピン系の場合は飲酒や他の薬剤との併用で作用が強化することがあるが，グレープフルーツの作用は認められていない。

6. 便秘・下痢

学習の要点は

便秘と下痢は，不快感を伴うため，高齢者の生活に悪影響を及ぼします。また，いずれも食生活との関連が強いため，正常な排便が阻害されると大きなストレスになってきます。

高齢者の便秘・下痢の病態と要因

【便秘の病態と要因】
1) 老化に伴って身体機能が低下する。
   - 老化とともに腸蠕動運動が減弱し，便秘になりやすい。さらに直腸の知覚能力が鈍化して排便反射が減弱あるいは消失する。このような便秘を弛緩性便秘という。稀に腸蠕動運動が亢進し，兎糞状の痙攣性便秘がみられることがある。
2) 日常生活の過ごし方の中に便秘になる誘因や助長因子が存在している。
   - 食欲不振や家族への気兼ねから食べ物，水分の摂取量が低下する。
   - 歯周病や歯牙の欠損により咀しゃく力が低下し，柔らかい食べ物に偏る。
   - 運動機能が低下し，トイレに行くのが面倒になって便意を抑制する。
   - 服薬の種類や量が多くなり，副作用として便秘を起こしやすい。特に抗コリン薬・モルヒネ・麻酔薬など。
   - 脱水やうつ病，寝たきりの高齢者は便秘になりやすい。
   - 子宮筋腫，卵巣嚢腫，結腸癌，直腸癌，大腸の炎症性瘢痕により腸の通過障害から便秘を起こしやすい。痔疾患も疼痛から排便を抑制し，便秘になりやすい。

【下痢の病態と要因】
- 老化とともに腸粘膜が萎縮し，蠕動運動が減弱するために水分を十分に吸収できない。また，消化液の分泌不足により胃内容物が消化不十分のまま腸へ送られ下痢を起こす。

- 腹部への寒冷刺激や下剤・浣腸の乱用により腸蠕動運動が亢進する。
- 服薬量が多く，薬物の副作用により下痢を起こす。下痢を起こしやすい薬剤は抗腫瘍薬，抗生物質など。

便秘・下痢のアセスメント

便秘は，便の性状，排便習慣あるいは最終の排便，便秘傾向の発症時期，腹痛・腹部膨満感の有無，現在治療中の疾患，服薬内容などとともに生活活動レベルを詳しく聞く。下痢については，便の性状，回数，発症時期や経緯，随伴症状の有無などを詳しく聴取する。

便秘・下痢の予防と援助

【便秘の予防と援助】
1) 排泄状態を把握する。
   - 便の状態（回数，性状，量など），排便動作の状態，便秘に伴う苦痛の有無と程度，排便習慣，水分・食事量，身体活動状況，原因疾患との関係，治療内容など，身体面・生活面から注意深く観察する。
2) 腸管の蠕動を促す。
   - 生活に変化をもたせ，行動範囲を広げるよう，散歩やラジオ体操を行う。
   - 清拭，入浴を意図的に行い，長期臥床者に対しては体位変換を頻回に行う。
   - 腹部マッサージや温罨法を行って血液循環を良好にし腸蠕動の亢進をはかる。
3) 自然排便に役立つ排便の環境を整える。
   - トイレでの排泄を心がけ，精神的な緊張を取り除く。
   - 規則的な排便習慣をつけるため，便意を我慢しないように，起床時または，朝食後に必ずトイレで排便を試みる。
4) 適切な食事，水分摂取を勧める。
   - 水分は1日1,500〜2,000mlとれるように工夫する。水分の不足は便を硬くする。
   - 食事は繊維質に富んだ野菜や芋類，豆類，果物を多くとれるようにする。
5) 便秘に伴う身体的，精神的苦痛を緩和する。
   - 腹部の不快感やイライラが増強しないよう，散歩などで気分転換を行う。
   - 肛門部の出血や疼痛に対しては，清潔を保ち，軟膏や坐薬を挿入する。
6) 下剤や摘便，浣腸により排便を促す。
   - 3日ほどたっても排便がない場合は下剤を服用させる。ただし，習慣化させないように気をつける。
   - 浣腸や摘便は苦痛のないように実施する。浣腸の場合，急激な排便によりシ

ョックを起こす危険性があるので十分注意する。

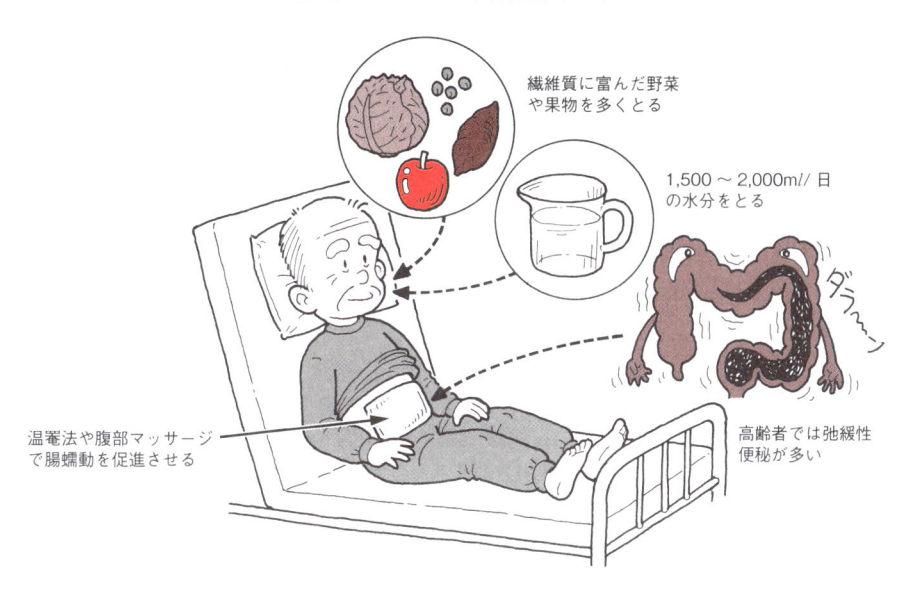

繊維質に富んだ野菜や果物を多くとる

1,500～2,000ml/日の水分をとる

温罨法や腹部マッサージで腸蠕動を促進させる

高齢者では弛緩性便秘が多い

【下痢の予防と援助】
- 下痢が頻回の場合，ポータブルトイレや便器をすぐに使えるよう準備する。状態に応じて紙おむつも併用する。
- 排便のあとは肛門周囲を温湯で清拭し，肛門周囲の皮膚を保護するためにオリーブ油やワセリン軟膏を塗布する。
- 下痢による脱水や電解質のアンバランスを予防するため，経口摂取が可能な場合，湯冷ましやスポーツドリンクなどを補充する。経口摂取ができない場合は輸液を施行し，水分出納を十分に観察する。
- 消化吸収のよい食事（重湯，かゆ，ヨーグルト，プリン，半熟卵など）を摂取させる。
- 服薬による影響を観察し，薬剤によるコントロールが適切に行われるよう，医師に処方内容を検討してもらう。

既出問題チェック 便秘・下痢 一般問題

☑ 高齢者の便秘の原因として**考えにくい**のはどれか。 89-A110
1 運動不足
2 直腸内圧の閾値の低下
3 腹筋の緊張低下
4 食事量の減少

● 解答・解説
1 ○運動機能が低下し，トイレに行くのが面倒になり便意を抑制する。
2 ×老化とともに腸蠕動の低下，腸筋力の低下から便秘となりやすい。さらに直腸の知覚能力が鈍化して，つまり直腸内圧の閾値が上昇して排便反射が減弱または消失する。
3 ○便秘の防止として腹筋の強化が必要。
4 ○便秘の防止として繊維食，飲水を指導する。

☑ 寝たきりの高齢者。常に少量の水様便に硬便が混じっているため，おむつを使用している。発熱や嘔吐，皮膚の乾燥はない。
適切なのはどれか。 93-A108
1 繊維質の少ない食事にする。
2 水分を控える。
3 宿便の有無を確認する。
4 安静にする。

● 解答・解説
1 ×水様便に硬便が混入するような例では，新旧の便すなわち長期間大腸に停滞している便（宿便）とこれを排出しようとして送り込まれた便の存在が示唆される。繊維質の少ない食事ではさらに便秘となりやすい。
2 ×水分の制限は硬便ばかりでなく，脱水症を来す。
3 ○宿便の有無を指診で確かめ，あれば摘便する。
4 ×安静にすれば腸蠕動運動は低下し，宿便は改善されない。

7. 睡眠障害

学習の要点は

高齢者は不眠に陥ることが多いものです。睡眠障害とその原因を把握したうえで睡眠を促す援助方法を考えてみましょう。

高齢者の睡眠の特徴と睡眠障害の病態と要因

　睡眠は外部環境に適応し，生きていくために備えられた適応行動であり，生命活動を維持していくうえで不可欠な生命現象である。すなわち，睡眠の働きには，「心身の疲労回復，エネルギーの節約」，「内分泌機能の促進」，「免疫機能の向上」などがある。高齢者では，この睡眠が障害されやすい要因が多く存在している。

　まず，加齢に伴う変化として，①睡眠時間の減少，②レム睡眠の減少，③浅い睡眠が特徴で，このため就床から入眠までの時間が延長し（入眠障害），中途覚醒，早朝覚醒も多い（第3章・身体的機能の変化p.39参照）。睡眠障害の要因として，環境変化，疼痛や瘙痒感，呼吸困難，頻尿などの身体症状，認知症やうつ，不安などの精神症状が原因のことも少なくない。その結果，昼寝の増加，昼夜逆転，注意力・集中力の低下がみられる。

睡眠障害のアセスメント

　睡眠障害の有無，程度を満足度とともに聴取する。それには，①夜はよく休めるかどうか（就床時刻，就眠時刻），②眠るのに睡眠薬が要るかどうか，③夜中，目が覚めるかどうか（回数），④朝早く目を覚ますかどうか（起床時刻）などを尋ねる。睡眠障害があれば，その要因を精査する。

- 環境因子……室温・湿度・照明・換気・音・寝衣・寝具・寝室などの環境変化
- 身体的因子…①疾患の症状から起こる身体的苦痛
　　　　　　　　疼痛，瘙痒感，動悸，呼吸困難，発熱，咳，レストレスレッグス（むずむず脚）症候群，REM関連睡眠行動異常（RBD），

睡眠時無呼吸症候群（SAS）
②治療処置による強制された体位
同一体位，拘束された体位
③老年期の生理的老化現象
夜間頻尿，四肢冷感，皮膚乾燥による瘙痒感
- 精神的因子…役割の変化，老いを自覚した情動の不安定，病気，生活，家族，経済などの不安と心配

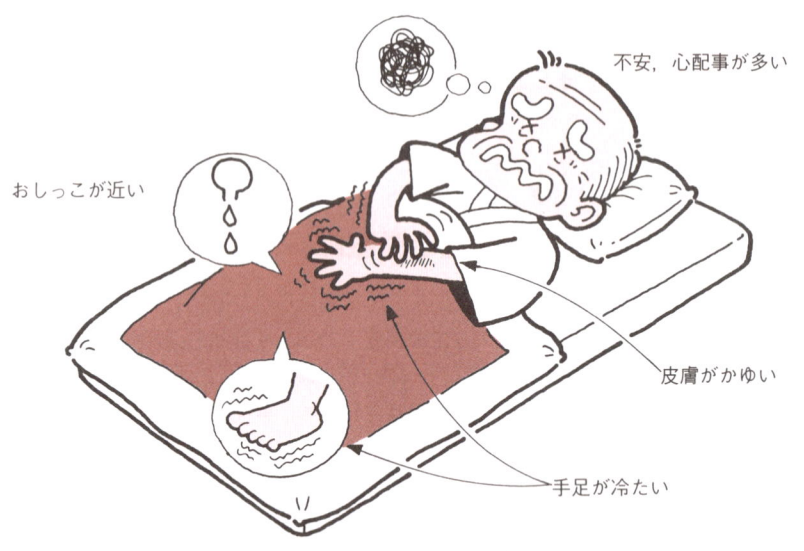

不安，心配事が多い
おしっこが近い
皮膚がかゆい
手足が冷たい

高齢者は若年者に比べて睡眠が障害されやすい

睡眠障害を有する高齢者への援助

【睡眠における基本と援助】
1）睡眠環境を整える。
- 個人の特性に合わせ室温，湿度は寝具，衣類，加湿器などを利用し調節する。
- 危険防止のためにも明るさは周囲の状況がわかる程度に保ち，間接照明を使う。
- 排泄物の臭気，病室のよどんだ空気は消臭剤や換気により除去する。
- ベッドの高さ，枕の硬さ，掛け物の重さなど高齢者の機能や好みに応じ選択する。寝衣は身体をきつく拘束しないものを選び，吸湿性，保温性に優れたものにする。

2）睡眠のための習慣づけを工夫する。
- 生活習慣の不適応に対する援助として，家庭における就寝前の習慣（飲酒，

読書など）を導入したり，日中の過ごし方を工夫する。
3）身体的苦痛を除去する。
- 疼痛，発熱，咳嗽の治療とともに対症療法を行う。
- 同一体位，拘束された肢位による苦痛に対し，体位変換，安楽物品により苦痛を軽減する。
- 夜間の頻尿に対して，保温に努める。脱水予防も考慮し，水分は1日1,500m*l*を保つ。午前中に水分摂取を多くする工夫をする。
- 四肢の冷感に対しては，入浴，足浴，湯タンポなどを使用し，靴下やマッサージなどで保温に努める。
4）心理的ストレスを軽減する。
- 環境や生活の変化，検査，治療，処置などのストレスに対し同室者や医療関係者との良好な人間関係を保持する。さらに高齢者の理解度や状況に合わせ，ペースを調整していく。
- 高齢者を子供扱いせず，言葉，態度に気をつける。
- 病気のこと，家族，経済上の不安に対して訴えをよく聴き，医療ソーシャルワーカー（MSW：medical social worker）と連携し対処する。

【不眠時における援助】
　上記の内容と多少重複するが，ここでは高齢者が不眠に陥った際の具体的な方策を挙げておこう。
1）不眠の訴えを共感をもって聴く。
- 高齢者は看護者の否定的な対応により，不眠に固執して新しい不安や，かたくなな態度が生じやすくなる。看護者は，不眠による苦痛をよく理解し，共感的な態度で接することが大切である。
2）個人の生活のリズムを把握して生活スケジュールを計画する。
- 夜の睡眠と昼寝，運動と食事の関わりを総合して，睡眠を1日の生活リズムとしてとらえる。
3）軽い運動を導入する。
- 身体的障害がなければ，日中に軽い運動を取り入れる。
4）昼寝の回数を少なくして短くする。
- 加齢に伴って個々に多様性を示すが，夜間の不眠を回避するために，食後などに話し相手になったり，何かをする習慣をもたせる。
5）夜間の頻尿による不眠を防止するため，水分摂取の方法を検討する。
- 夜間の頻尿に対しては保温に努めるとともに，水分を制限することで脱水を起こす危険性も考慮して，1日1,500m*l*の飲水を保ち，午前中に多く飲水することを指導する。

6）刺激物は摂取しない。
- 夕食前後に刺激の強い飲み物（濃いお茶・コーヒー・紅茶など）を飲まないようにする。

7）就寝前に入浴あるいは足浴を行い排尿後に床に入る。
- 入浴による効果（血液循環を良好に保つ，軽い疲労，身体の清潔により気持ち良く眠れるなど）を考慮する。
- 冬場は足が冷えて不眠になりやすいので足浴を行う。

8）快適な温度・湿度を保つ。
- 寝室や寝具の温度，湿度を調節して生活環境を整える。

9）高齢者の生活習慣に合わせ，安全な睡眠環境を整える。
- ベッドを低くしたり，ベッドからの転落を防止するためにもベッド柵を用いる。
- マットレスの固さや掛け物が不眠につながる場合は，本人の生活環境に合わせて調節する。
- 安眠への工夫として間接照明を上手に使い，周囲の状況がわかる程度に保っておく。

10）睡眠薬服用時の作用，副作用について観察する。
- 高齢者は排泄作用の低下から薬剤が体内に蓄積されやすいので，副作用が現れやすい。意識障害，ふらつき，脱力感，めまい，朝の目覚めの悪さなどを観察し，転倒などによる事故を防止する。

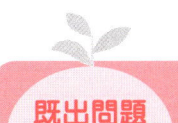

既出問題チェック 睡眠障害
一般問題

☑ 老人の睡眠の特徴で**誤っている**のはどれか。85-A112
1 入眠障害
2 長い深睡眠期
3 中途覚醒
4 早朝覚醒

● 解答・解説
1 ○就床から入眠までに時間がかかる。老年者に多い。
2 ×老年者では睡眠が浅く，特にレム睡眠が減少する。
3 ○睡眠が浅いために，中途覚醒が多い。
4 ○睡眠時間が短く，睡眠が浅いために，早朝覚醒が多い。

☑ 高齢の患者が夜，「眠れない」と2日続けて訴えてきた。
この患者にかける言葉として適切なのはどれか。**2つ選べ**。90-A107
1 「お話を伺いましょうか」
2 「寝る前に足をお湯で温めましょうか」
3 「睡眠薬を出してもらいましょうか」
4 「昼間，寝ないようにしましょう」

● 解答・解説
1 ○高齢者は，症状だけでなく，家族関係，経済面など，生活そのものの不安や心配が不眠につながるため，話を聴くことが大切。
2 ○足浴は血行を良くし，快適な気分にするとともに精神安定につながり，快眠効果が得られる。
3 ×内服による副作用でふらつき，転倒などの事故につながりやすい。安易に服用しない。
4 ×生活のリズム調整は必要だが，夜間の対応としては不十分である。

☑ 75歳の女性。専業主婦。身体に障害はなく特に疾患はない。健康診査で生活状況を尋ねられ，「体調は良いけれど眠れないことだけが悩みです。夜，布団に入ってもなかなか眠れないし，明け方に目が覚めてそのまま眠れない日も多いです。眠る時間が年々短くなっているように感じます」と語った。
指導内容で適切なのはどれか。99-P59
1 午前中に太陽の光を浴びる。
2 熟眠感を得るため飲酒をする。
3 就寝直前に熱めのお湯で入浴する。
4 朝，起床が困難な場合そのまま寝ていてよい。

● 解答・解説

1 ○生物はリズムをとる体内時計を保有しており，人の睡眠・覚醒リズムは，①視交叉上核リズム（視床下部），②メラトニンリズム（網膜－松果体リズム，光－メラトニン分泌），③個人の意思や④生活様式などで影響されることが分かっている。このうちメラトニンは松果体から分泌される物質で，網膜に当たる光を遮断すると分泌されて自然の睡眠を誘う。通常，昼夜のメリハリをつける一助となる。午前中に太陽の光を浴びればメラトニン分泌が抑制され，その分，就床時のメラトニン分泌は高まる。
2 ×生活習慣の不適応による睡眠障害ではないので，就寝前の飲酒習慣は勧められない。
3 ×冷え性からの睡眠障害ではないので就寝直前の入浴は意味がない。
4 ×うつ病に伴う睡眠障害ではないので規則正しい生活を送らせることが重要である。

8. 視覚障害

学習の要点は

高齢者では、老化とともに調節力が低下し、視力低下、暗順応の延長もみられます。それらはADLや楽しみごとに大きく影響することを知ったうえで看護に当たりましょう。

高齢者の視覚障害の病態と要因

- 調節力の低下は老視と言われ、水晶体の硬化と毛様体筋の生理的緊張減少によって生じる。
- 視力低下は加齢（老人性）白内障、緑内障、加齢黄斑変性、糖尿病および高血圧性網膜症、脳血管障害、側頭動脈炎によって起こる。

視覚障害の程度と生活への影響のアセスメント

- 高齢者は、視覚障害の程度の違いはあっても失明するのではという不安、恐れ、焦燥感が激しく、心理的に動揺する。
- 食事、排泄、清潔、歩行、移動などADLに制限や支障が生じ、絶望感を抱く。
- 視覚によるコミュニケーションが障害される。

視覚障害に対する援助

1） 障害の程度と生活への影響を把握する。
   - 視覚障害の程度、日常生活動作の自立度、視覚障害によって起こる生活の問題などを十分把握し、援助内容を明確にする。
2） 生活環境を整え事故を防止する。
   - ベッドの高さは腰かけて足が直接床につく高さ以下（45〜50cm程度）とし、転落を防止するため、ベッド柵を使用する。また、ストッパーは必ずかける。
   - 照明の位置や角度、照度を調節する。
   - 活字は大きく記入し、部屋の照明は十分な明るさを保つよう心がけ、段差のある所や危険物などは色を変えて表示する。

3）日常生活動作の自立を助ける。
- 移動時は，1つの動作を確認しながらできるようにゆっくりと行う。その際，周囲の物に手で触れて安全を確認しながら行うとよい。
- 排泄，洗面，入浴，更衣などは余裕をもってゆっくり介助または誘導し，不安や恐怖心をもたせないように安全に行う。
- 視覚障害が強度な場合は1人での入浴は避ける。
- 食事は献立や材料，内容を説明し，介助が必要な場合は，食器の位置を教えスプーンやフォークなどの自助具を利用させて，自立に向けて援助する。
- 生活のリズムを整え，ストレスをためないようにする。

4）精神的な安定をはかれるように援助する。
- 家族の温かい理解と協力は不可欠で，家族とのコンタクトを十分にとるようアドバイスする。
- 患者の感情や苦悩の過程を知り，訴えを聴く。

5）老視に対しては老眼鏡による矯正をはかる。
- 近方が見えにくくなった場合，視力検査を行い，老視と判明したら老眼鏡を使用して，日常生活に不自由のない状況とする。
- 年齢とともに視力の低下と調節力の低下がみられるため，定期的な視力検査を行う。また，眼鏡は壊れたり，しまい忘れたりしないようにチェーンを付けて首にかけておく。
- 眼鏡のレンズは常に清潔が保てるようきれいに拭いておく。

6）加齢白内障は手術療法を考える。
- 加齢白内障は加齢に伴って水晶体が混濁するもので，透光性が低下する。視力が0.3〜0.5になると日常生活に支障を来すので，手術の適応となる。

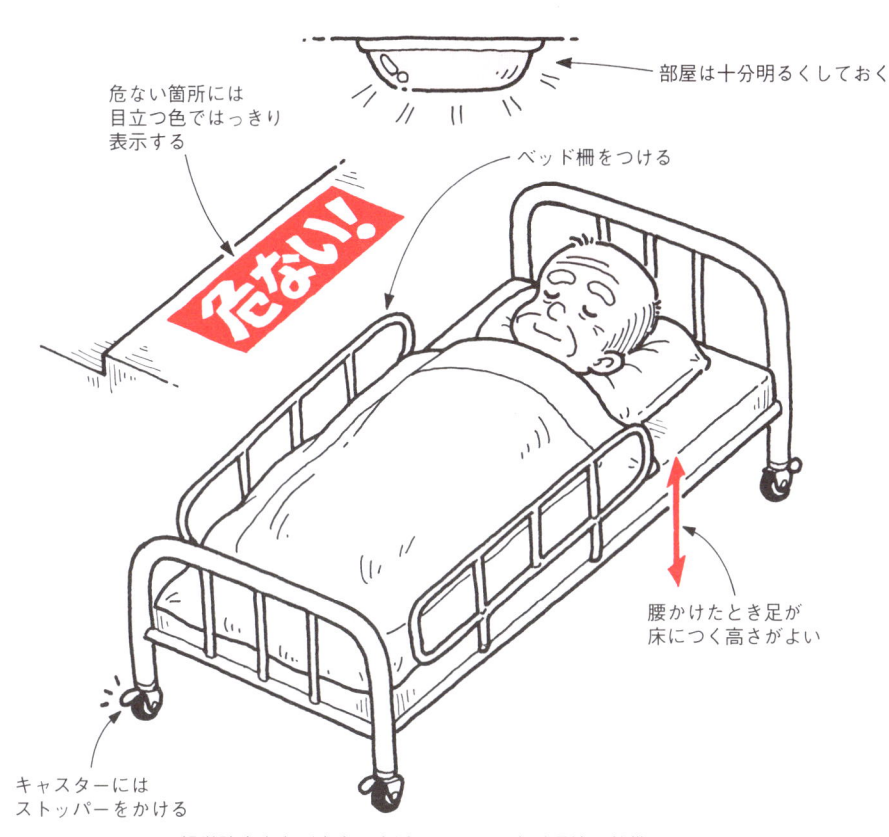

- 部屋は十分明るくしておく
- 危ない箇所には目立つ色ではっきり表示する
- ベッド柵をつける
- 腰かけたとき足が床につく高さがよい
- キャスターにはストッパーをかける

視覚障害患者が安全に生活できるよう生活環境を整備する

高齢者に特有な症候・疾患・障害と看護

既出問題チェック 視覚障害 一般問題

☑ 加齢による視覚障害とその原因との組合せで正しいのはどれか。90-A109
1 老　視―――――水晶体の弾力低下
2 縮　瞳―――――瞳孔括約筋の筋力低下
3 白内障―――――硝子体の混濁
4 上方視障害―――下直筋の筋力低下

● 解答・解説
1 ○水晶体は近くのものを見るとき水晶体の厚みが増して見えるようになるが，老視は水晶体の弾力低下によって生じる。
2 ×瞳孔括約筋は縮瞳させる筋であり，加齢によって起きる縮瞳は瞳孔散大筋の筋力低下によって起きる。
3 ×白内障は硝子体ではなく水晶体の混濁によって起きる。
4 ×下直筋は下方視をさせる筋で，上方視障害は上直筋・下斜筋の障害で起きる。

☑ 高齢者の視覚変化の特徴と対処方法との組合せで適切なのはどれか。93-A107
1 暗順応の低下―――夜間は廊下の足元を明るくする。
2 色覚の低下――――表示は青や緑色にする。
3 視野の狭窄――――眼球運動訓練を勧める。
4 近くの物が不鮮明―凹レンズで調節する。

● 解答・解説
1 ○外界の明るさの変化に応じた瞳孔径の調節反応が遅いため，突然の暗がりで足元が見えず，転倒事故を起こすことがある。
2 ×色覚が低下しても，赤色系の色は最もよく識別できる。
3 ×視野が狭窄した場合，周囲への注意は必要であるが，眼球運動の訓練は役立たない。
4 ×近くを見るには水晶体の厚みを増す必要があるが，高齢者ではこれが弱いため，凸レンズで矯正する。

9. 加齢白内障

学習の要点は

白内障は老年者に必発し，視力障害はADL，QOLを低下させます。長期間の視力障害は廃用性変化を増悪させることを念頭に入れながら，症状・治療・看護などについて学習しましょう。

加齢白内障の病態と要因

水晶体に混濁を生じた状態を白内障という。水晶体は元来透明であるが，水晶体嚢の膜異常，皮膚や核の代謝異常などによってクリスタリン凝集が生じ，不溶性蛋白質が増えるために起こるといわれている。加齢白内障は70～80歳代で必発し，視力低下を来す。

混濁の部位によって，核性白内障（核の硬化が進行），皮質性白内障（核の周囲が濁る），後嚢下白内障（後面が濁る）に，また混濁の程度によって，初発，未熟，成熟，過熟（皮質が溶解，萎縮）の4期に分けられる。糖尿病が白内障を促進する。

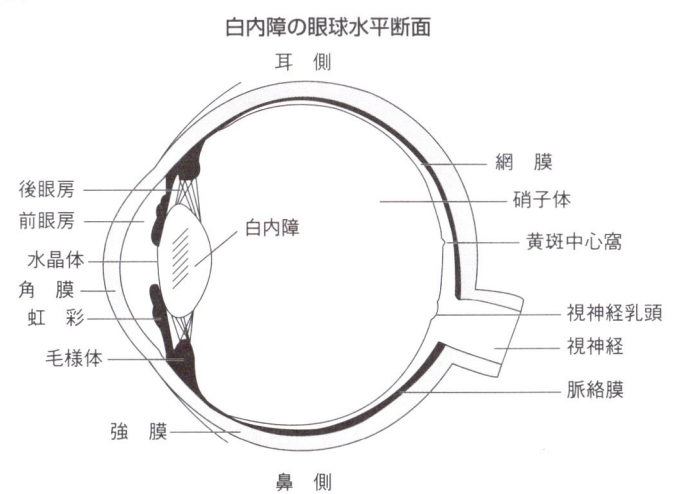

白内障の眼球水平断面

高齢者に特有な症候・疾患・障害と看護

加齢白内障 167

加齢白内障の症状

視力低下。混濁の部位や程度によって視力低下は異なり，入射光が混濁によって散乱すると，まぶしさ，かすみを訴えることもある。核性白内障では，核の硬化が進むと屈折率が強くなり，近視化して老眼症状が軽くなったように自覚することもある。進行度には個人差，左右差がある。

加齢白内障の治療と援助

軽度の皮質性白内障には点眼が用いられる。症状が進行し，患者が不便を感じた場合に手術を行う。手術では水晶体の混濁部分を超音波チップなどを用いて除去後，眼内レンズを入れる。

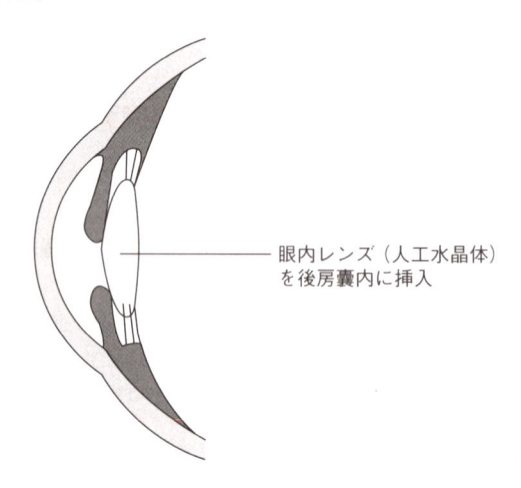

眼内レンズ（人工水晶体）を後房囊内に挿入

点眼薬を使用する際には適切な点眼方法を指導する。視力低下により日常生活動作が制限されることに対しては，その不安を取り除き，視力が回復するまで保護的に接することが大切となる。特に声かけやトイレ歩行時などの誘導を行う。

既出問題チェック 加齢白内障
一般問題

□ 加齢白内障の自覚症状として正しいのはどれか。**2つ選べ**。88-A116
1. 羞　明
2. 霧　視
3. 眼　痛
4. 暖色系の識別力の低下

● 解答・解説
1. ○入射光が散乱してまぶしさを訴える。
2. ○同様にかすみを訴えることもある。
3. ×緑内障（眼圧の上昇）でみられる。
4. ×色覚には異常を認めない。

□ 術後の看護について正しいのはどれか。**2つ選べ**。86-A113
1. 術後は1週間ベッド上安静が必要である。
2. 頭部の振動を避ける。
3. 基礎疾患に留意する。
4. 患眼を圧迫固定する。

● 解答・解説
1. ×部分麻酔の場合は術後の安静の必要はなく、全身麻酔の場合でも術後数時間の安静でよい。
2. ○眼内レンズの脱臼を防止する。
3. ○基礎疾患（糖尿病など）にも注意する。
4. ×眼圧が上昇するようなことは行ってはいけない。

☑ 加齢白内障による水晶体摘出術後の観察で重要なのはどれか。96-A108
1 流　涙
2 かゆみ
3 飛蚊症
4 視野異常

● 解答・解説

1 ×流涙がみられる場合，縫合糸などによる刺激が原因の場合が多く，それほど心配はないことが多い。
2 ×かゆみは特に問題とならない。
3 ×術後に飛蚊症を訴えることがあるが，手術により視界が明瞭になったため，術前より存在した硝子体混濁が認識しやすくなったことが原因である場合がほとんど。
4 ○まれに網膜中心動脈閉塞症を併発し，視野異常を来すことがあり重要である。

一問一答（○，×を答えよ）

☑ 1 老人の視力障害の原因は白内障が多い。78-P33, 83-A121
☑ 2 白内障は硝子体の混濁を来す。90-A109
☑ 3 水晶体混濁の初期から自覚症状がある。85-A117
☑ 4 白内障の手術は混濁した水晶体の除去が目的である。84-A67
☑ 5 白内障の手術は局所麻酔下に行われることが多い。84-A67
☑ 6 眼内レンズは視力回復に有効である。84-A67
☑ 7 水晶体の摘出後は凸レンズが必要である。85-A117
☑ 8 術後の眼痛は出血が考えられる。85-A117
☑ 9 後発白内障は水晶体嚢内摘出術で生じやすい。85-A117

● 解答・解説

1 ○加齢白内障は70〜80歳代で必発する。
2 ×水晶体（レンズ）の混濁。
3 ×混濁の部位や程度で視力低下は異なり，初期には無症状である。
4 ○混濁した水晶体を除去し透光性を改善する。
5 ○手術は局麻下で行われ，日帰り手術も可能である。
6 ○眼内レンズ（人工水晶体）を挿入し，視力を回復させる。
7 ○水晶体の代用に凸レンズを用いる。
8 ×術後の眼痛は感染が考えられる。
9 ×水晶体吸引術で生じやすい。手術の際に残しておいた水晶体の後嚢が濁ってくるために起こる。

状況設定問題

85歳の女性。数年前に白内障と診断された。視力障害が強くなり転倒や衝突が多くなったため、片眼（右眼）の手術予定で入院した。軽度認知症で短期記憶障害がある。

◻ 確認すべき眼症状はどれか。**2つ選べ**。99-A106
1. 眼痛
2. 霧視
3. 羞明
4. 飛蚊症
5. 周辺視野欠損

◻ 超音波乳化吸引術・眼内レンズ挿入術の術後1日。仰臥位で右眼に抗菌薬の点眼をしようとすると、その度に「何をするのよ、怖い」と叫び、払いのける。点眼時の対応で最も適切なのはどれか。99-A107
6. 「何が怖いか教えてください」
7. 「目薬が嫌でしたらやめましょう」
8. 「部屋を暗くして休んでから目薬をしますね」
9. 「体の向きを横にして目薬を入れましょうか」

◻ 順調に経過し、術後3日で退院することとなった。退院時の家族への説明で適切なのはどれか。99-A108
10. 便秘予防に努める。
11. なるべく自分で点眼する。
12. 退院翌日からシャワーで洗髪できる。
13. 視力が改善したので転倒の危険性は少ない。

● 解答・解説

1　×眼痛は主に麦粒腫，結膜炎，角膜潰瘍，ぶどう膜炎などにみられる。
2　○霧視は霧の中にいるようにかすんで見えることである。水晶体の混濁はレンズが「にごる」状態である。曇りガラス越しの見え方と同じで，かすんで見える。
3　○羞明も白内障による特徴的な視力障害の一つである。水晶体の混濁が後嚢下に生じると，それが乱反射を起こして光を異常にまぶしく感じる。
4　×飛蚊症は硝子体の中の濁りによって起こる。硝子体内の混濁も動くため視野の中を蚊が飛び回るように見える。
5　×視野欠損の原因は主に網膜から視中枢に至る範囲である。網膜剝離や緑内障でみられる。
6　○高齢の軽度認知症患者であり，否定せず，何が怖いのか相手の認識を理解し，ペースに合わせて対応する。患者が安心できる環境づくりが大切である。
7　×抗菌薬を点眼する目的は創感染を予防するためなので，点眼は指示通り行う。
8　×患者は軽度認知症であり，生活のリズムを崩すと失見当識が悪化することがある。術後1日は安静の必要性はなく部屋を暗くして休む必要はない。
9　×点眼液は眼瞼結膜より吸収され作用する。薬液を正しく眼瞼結膜に点眼するためには座位または仰臥位が適切である。
10　○便秘による排便時の力みは眼圧を上昇させることがある。便秘予防に努めるように指導する。
11　×軽度認知症の患者であり短期記憶障害があるため，指示された回数や量を正しく守ることは困難と思われる。家族に協力してもらい管理するように指導する。
12　△術眼に水がかかると感染する可能性があるため，目にシャンプーが入らないように指導する必要はある。施設によっては退院翌日（術後4日目）には，シャワーでの洗髪を許可されている。日帰り手術が行われている現在，施設によっては早期に許可されていることを考えると誤りとも正解とも言えない。
13　×白内障の原因は加齢によるものであり，左眼も白内障の可能性が考えられる。また，加齢に伴う暗順応の低下も考えられるため転倒の危険性は少ないとは言えない。

10. 聴覚障害

学習の要点は

高齢者の難聴は内耳，聴覚伝導路，聴覚中枢の老化によって起こります。感音性難聴が主体であり，高音域が障害されることを知っておきましょう。

高齢者の聴覚障害の病態と要因

- 高齢者は高音領域での難聴が顕著となる。しかし聴覚障害は個人差が大きい。
- 難聴の高齢者は周囲の人から話しかけられることも少なく，孤立して孤独になりやすい。また，猜疑心や妄想を引き起こすきっかけにもなる。
- 有効な治療方法はないが，補聴器により難聴を補うことができる。
- 耳垢塞栓で難聴になっていることも多い。

聴覚障害の程度と生活への影響のアセスメント

- 会話，電話，玄関のベル音，テレビ，生活音などが聞こえにくくなり，日常生活に不便を感じる。
- 対人関係や社会生活の範囲が限定され，狭い人間関係の中でうつになることもある。
- 聴覚による情報がとれないことから不安や恐怖感，無気力，イライラ感，孤独感が増し，疑い深くなる。

聴覚障害患者とその家族への援助

1) 障害の程度と生活への影響を把握する。
   - 難聴の程度，難聴によって起こる生活の支障や不安，ストレス，孤独感などを十分把握し，援助内容を明確にする。
2) 円滑にコミュニケーションが行えるように努める。
   - 会話はゆっくりと誠意をもって聴き，対話の時間を長くもつ。
   - 話すときは向かい合って表情や口唇の動きが相手にわかりやすいように配慮

し，ゆっくり明瞭に話す。
- 理解度に応じて文字，絵，点字，手話，指文字などを利用する。
3）補聴器の正しい使い方を指導し，装着を助ける。
- 補聴器を使っても十分に聞こえなかったり，背景音も増幅し雑音も多いため，慣れて上手に使えるまで根気よく指導する。会話補助装置を使ってもよい。
4）精神面でのフォローと生活や社会行動の範囲を狭めない。
- 日常生活用具（光や振動で知らせるチャイム，目覚時計，聴覚障害者用電話など）を活用する。

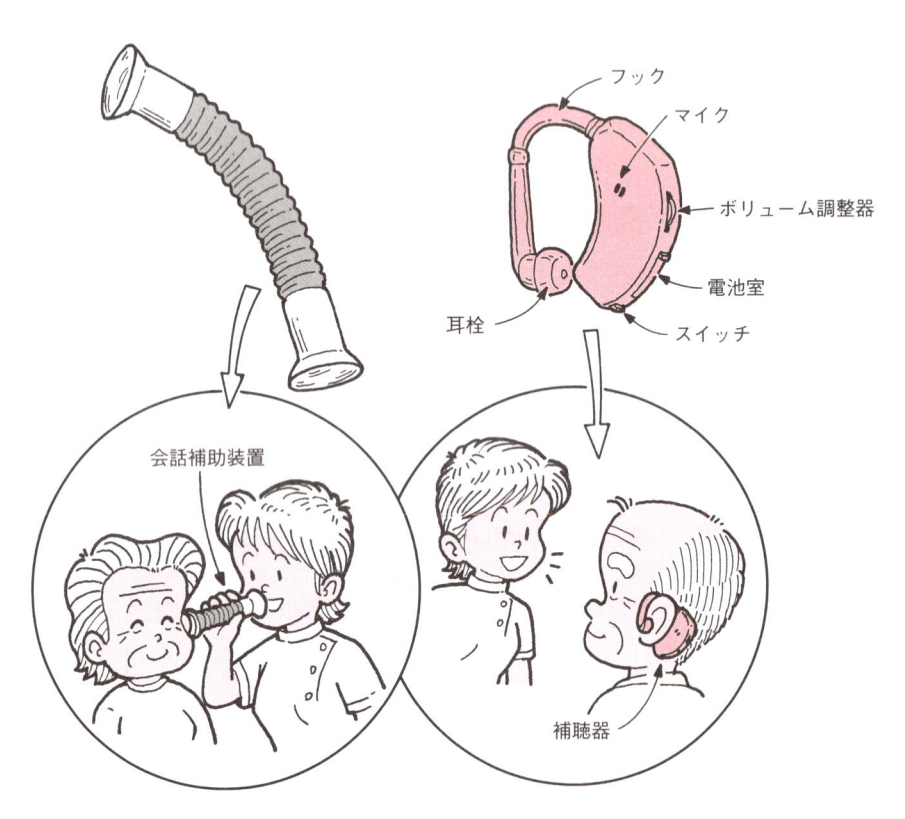

聴覚障害者に対しては，ゆっくりと明瞭に話しかける。補聴器を装着してもらったり，会話補助装置を使用するのもコミュニケーションの一つの方法である

聴覚障害

既出問題チェック 一般問題

☑ 補聴器を使用し始めた難聴の高齢者への援助で適切なのはどれか。96-A110
1 使用は短時間から始める。
2 最大の音量から慣らす。
3 騒音の多い場所で使用する。
4 補聴器の近くで大きな声で話す。

● 解答・解説

1 ○使用して慣れるまで1年くらいは期間を要する。最初は短時間から始めて1日に30分から1時間くらいずつ使用時間を増やしていく。
2 ×音量は上げすぎないようにする。補聴器は聞きたい音だけ増幅されるのではなく、周囲の雑音まで一緒に拡大するため、語音の明瞭さには限界がある。
3 ×騒音の多い駅や電車の中、または反響の多い病院や駅の待合室では使用しない。
4 ×補聴器はマイクで音を集め、それを電気信号に変えてアンプで増幅してスピーカーで音を出すという仕組みである。大きい声で話す必要はないし、危険である。

11. 老人性難聴

> **学習の要点は**
>
> 老人性難聴はコミュニケーションを阻害し，ADL，QOLを低下させます。しかし難聴があってもコミュニケーションをとることは可能であることをここで学びましょう。

老人性難聴の病態と要因

　老人性難聴の障害部位にはコルチ器，血管条，蝸牛神経およびその中枢路，蝸牛伝音系がある。

　耳の解剖は複雑で，また詳しく覚える必要はないので，ここでは簡単な耳の構造だけを図示しておく。老人性難聴は一般に，下図の内耳と呼ばれる部分から中枢が障害されて感音性難聴を来したものである。一方，外耳や中耳の伝音系障害によって生じる難聴を伝音性難聴という。

　老人性難聴の原因は明らかではないが，糖尿病，高脂血症，動脈硬化があると難聴は進行しやすいともいわれる。また，加齢以外にも糖尿病性，薬剤性難聴などがある。

　難聴の程度は，①多人数での会合での話が聞き取りにくい，②数人での会話が難しい，③1対1での話が不自由，の順に障害は強い。

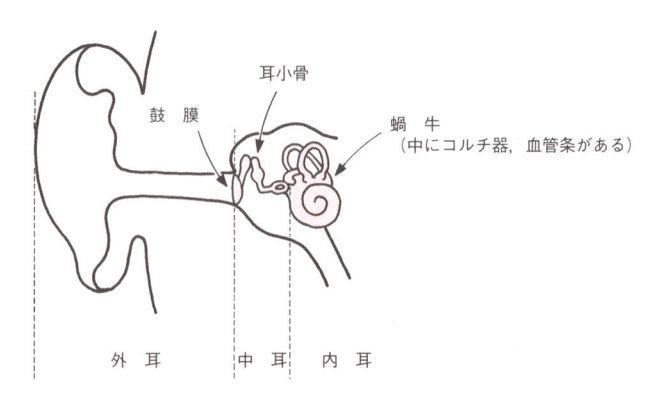

老人性難聴の症状

高音域が障害された難聴。言葉の聞き取り能力が低下することも特徴で，他人が話すスピードについていけず，言葉の理解が困難になる。

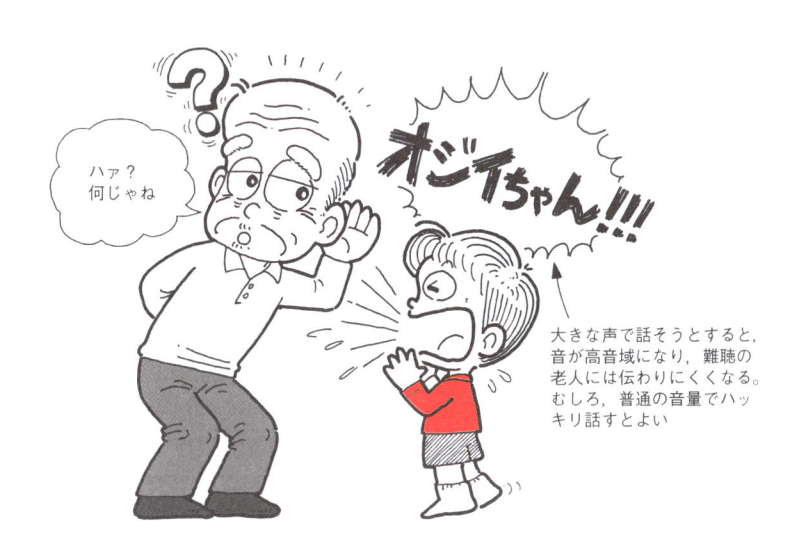

大きな声で話そうとすると，音が高音域になり，難聴の老人には伝わりにくくなる。むしろ，普通の音量でハッキリ話すとよい

老人性難聴の治療と援助

治療法はないが，難聴を補うには補聴器を使用する。補聴器には挿耳型（耳の穴に入れ込む），耳かけ型（耳介にかける），箱型（補聴器の本体が身体の外に出る）がある。しかし，いずれも補聴器で音は大きくなるが，老人性難聴では語音の弁別が不良で，雑音ばかりが大きくなると訴える人も多い。また，内耳障害に特徴的な補充現象のために，小さい音は分からないが，音が大きくなると不快に響くこともある。

老人性難聴の患者は高音域が聞き取りにくいため，簡単な文章を低い声でゆっくりと，口の動きや身振り手振りが見える位置で話をする。筆談では時間をかけてコミュニケーションをとり，患者の訴えをよく聞くことが大切。

既出問題チェック 老人性難聴
一般問題

☑ 難聴の高齢者によくみられる行動はどれか。**2つ選べ。** 91-A104
1. 同じことを何回も繰り返して言う。
2. 質問と答えのつじつまが合わない。
3. 視野に入らない所からの質問に答えない。
4. 同室者との人間関係が円滑にいかない。

● 解答・解説
1. ×認知症でみられる。記銘力の低下による。
2. ○難聴のため誤って理解してしまう。
3. ○視野に質問する人が入っていないと自分に話しかけられたことを認識できない。
4. ×難聴患者でも非言語的な方法により良好な人間関係を保てる。

☑ 老人性難聴がある高齢者に対して，語句を区切ってゆっくりと話しかける主な理由はどれか。90-A108
1. 耳鳴を伴う。
2. 高音域が障害されている。
3. 音の分別能力が低下している。
4. 感音性の難聴である。

● 解答・解説
1. ×
2. ×
3. ○
4. ×

難聴患者は語音の分別能力が低下し，普通に話すと聞き間違えることが多くなる。そのため語句を区切ってゆっくりと話しかけるのが望ましい。

☑ 高齢者の補聴器の使用で適切なのはどれか。89-A96
1 全音域の音を平均的に拡大する。
2 伝音の機能を補う。
3 内耳の障害には無効である。
4 装用の訓練をする必要はない。

● 解答・解説

1 ×高音域の音を拡大する。
2 ○補聴器は音を増幅し，伝音の機能を補う。
3 ×伝音の機能を補って感音性難聴が改善されるため，高齢者の補聴器使用は有効である。
4 ×補聴器の使用で雑音（騒音）を耳ざわりに感じることがあるため，装用の訓練は必要。

一問一答（老人性難聴の看護について○，×を答えよ）

☑1 高い声で話しかける。84-A41, 87-A115, 89-A108
☑2 大声で理解するまで話す。89-A108
☑3 表情がわかるよう正面を向いて話す。89-A108
☑4 手話でコミュニケーションを図る。87-A115
☑5 補聴器を自発的に使うように働きかける。87-A115

● 解答・解説

1 ×高音域は聞きづらい。低くはっきり話す。
2 ×身振り，手振りを加え非言語的な手法も交えてコミュニケーションをとる。
3 ○唇の動きも大切。
4 ×手話は特別な訓練・学習を必要とするので，看護者・患者がマスターしていない場合は無理である。
5 ○補聴器を利用する。

12. 言語障害

学習の要点は

言語障害に対する言語訓練は専門性を要するため，主に言語聴覚士が行っています。しかし，患者さんに常に接しているのは看護師なので，看護的援助の一つとして学んでおく必要があります。

言語障害の特徴

　高齢者にみられる言語障害のほとんどは，脳血管障害，脳腫瘍，脳変性疾患などで生じ，神経筋系の疾患により発語・発声に関与する器官が障害されて起こる**麻痺性構音障害**と，大脳の損傷による（言語活動の）高次機能の障害から起こる**失語症**とがある。

言語障害に対する援助

【麻痺性構音障害に対する援助】
- 会話時は明瞭な発語を促し，ゆっくりと大きく口を動かすように指導する。
- 発語が不可能な場合は絵カードや文字を活用する。
- 五十音表を活用し，指でさしながら意思を伝えるよう指導する。

【失語症に対する援助】
1）言語機能の障害を分類し，適切なアプローチを行う。
　　以下のタイプに応じて，話す・書く・聞く・読むといった言語訓練を言語聴覚士を中心に実施する。
- ブローカ失語（運動性失語）
  話す，書くなどの表出面の障害が主体
- ウェルニッケ失語（感覚性失語）
  聞く，読むなどの理解面の障害が主体。ときにはわけのわからない言葉をさかんに言う（ジャーゴン）。
- 健忘失語（失名詞失語）
  話し方はなめらかで文法も正しいが，**言葉（名称）を忘れる**。途中でつかえ，

表現がまわりくどい。
　・全失語
　　まったく話せず，理解力もほとんどない。
2）生活の範囲を広げ会話の機会を作る。
　・言語障害者は精神活動の低下を伴う場合がある。このようなときは，日常生活の自立をはかり，生活空間を拡大させ会話の場を増やすことで精神活動を活発にさせることができる。
3）コミュニケーションチャンネル（身振り，ジェスチャー，文字，絵，実物など）を探し，意思の疎通を可能にする。
　・相手のペースに合わせ，使い慣れた言葉や表現を用いる。
　・話すことを強制したり，誤りを訂正しない。

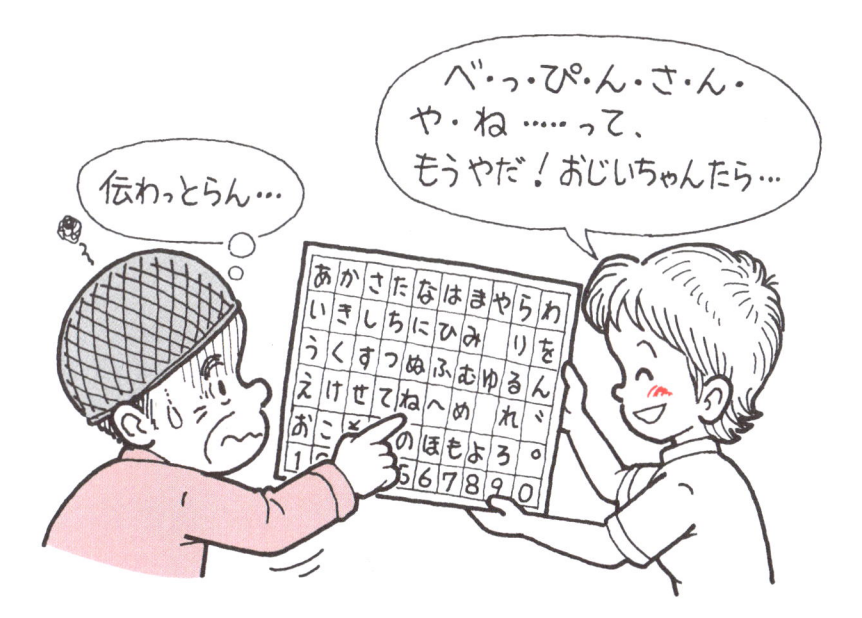

言語障害
一般問題

既出問題チェック

☑ 麻痺性構音障害の患者への対応で**誤っている**のはどれか。 90-A101
1 パ行が不明瞭な場合は舌の運動訓練を強化する。
2 速く話す場合は指を折って話の速度を調整する。
3 たまった唾液を飲み込んでから話すよう伝える。
4 文節や句で区切って話してもらう。

● 解答・解説
1 ×パ行は口唇で発音される。
2 ○はっきりと話す意識が必要である。
3 ○唾液は発音を阻害する。
4 ○そうすることで、よりはっきりと聞こえるようになる。

一問一答（○，×を答えよ）

☑ 1 言語障害のある老人患者には短い言葉でゆっくり話しかける。 83-A122
☑ 2 ブローカ失語の患者に対しては「はい」「いいえ」で答えられる質問をする。 94-A111

● 解答・解説
1 ○難聴，言語障害による言語の理解が困難なため，短い，平易な言葉を使う。
2 ○言語理解は可能だが，言葉が出にくくなっている状態なので，はい，いいえで答えられる質問にするとコミュニケーションがとりやすい。

状況設定問題

　82歳の男性。3か月前に脳梗塞で倒れ病院に入院したが，内科的治療により病状が安定したため介護老人保健施設へ移った。右片麻痺が残り，車椅子への移乗に介助を要する。話しかける内容についてはほぼ理解しているが，物の名前が出てこなかったり，ハサミを「ハスイ」と言ったりする。

◻ 患者の言語障害で正しいのはどれか。89-P25
1 感覚性失語
2 運動性失語
3 痙性構音障害
4 球麻痺

◻ 患者との意志の疎通を図るために**適切でない**のはどれか。89-P26
5 はい，いいえで答えられる質問にする。
6 実物を見せて選んでもらう。
7 物の正しい名前を繰り返し教える。
8 患者の使い慣れた言葉を用いる。

◻ ベッドから車椅子への移乗動作の自立に向けた援助で**適切でない**のはどれか。89-P27
9 右側臥位から起き上がるよう指導する。
10 ブレーキをかけ忘れないよう習慣化を図る。
11 右前腕を体の正面に保持するよう指導する。
12 手すりにつかまり，立ち座り動作を繰り返し練習する。

● 解答・解説

1 ×ウェルニッケ失語は聞く，読むなどの理解面の障害が主体。ときにはわけのわからない言葉をさかんに言う。
2 ○ブローカタイプの失語は話す，書くなどの障害で，これに該当。
3 ×物の名前が出てくるが，発音が悪い。
4 ×ろれつが回らず，嚥下も悪い。
5 ○単純なほうが意志の疎通がはかれる。
6 ○発語が不可能な場合，絵カードや文字を活用していく。
7 ×正しい名前を教えても意志の疎通ははかれないし，誤りを訂正してはいけない。
8 ○日常の慣れた言葉のほうが理解しやすい。
9 ×麻痺側を下にすると肩関節が亜脱臼する危険がある。健側である左側臥位から起きあがるよう指導する。
10 ○ブレーキのかけ忘れは事故のもと。
11 ○麻痺によりバランスがとれないため体の正面で保持（三角布）することで全体のバランスがとれる。
12 ○安全を確かめ，起居動作を訓練させる。

13. 廃用症候群と褥瘡

学習の要点は

第3章でも少し触れましたが，廃用症候群の病態とその予防について勉強しましょう。また，寝たきりから褥瘡を生じることも多く，医療現場ではその予防と処置がきわめて重要になりますので，ここで取り上げます。

高齢者の廃用症候群の病態と要因

寝たきりなどで身体を長期間動かさないでいると，人間が本来もっている機能が退行性変化を来し，その機能が減弱していくことを廃用症候群という。筋萎縮，関節拘縮，骨萎縮，心肺機能の低下，褥瘡などの身体的変化だけでなく，うつ，認知症などの精神機能の低下もみられる（第3章p.33の表1参照）。

廃用症候群予防のための援助

廃用症候群を防ぐために重要なことは，できるだけ寝た状態を存続させないようにすることである。たとえば，次のようなことを取り入れる。
- 座ったり立ったりして同じ姿勢を続けないようにする。
- ベッドから動くことができなくても，ベッド上で上肢や下肢を動かすなどの運動を行う。
- 歩行が困難な人でも，昼間はできるだけ臥床を避け，座位を保つ。
- 人との関わりが薄れると精神機能の低下を来すので，言葉をよくかけ，面会を多くする。

褥瘡の病態と好発部位

高齢者は脳卒中などで寝たきりに陥りやすく，さらに全身状態の悪化も伴って，褥瘡が発生しやすい状態にある。

褥瘡が発生すると難治となり，苦痛を伴うだけでなく創部からの感染による敗血症を引き起こし，死の転帰をとることさえある。

褥瘡の好発部位

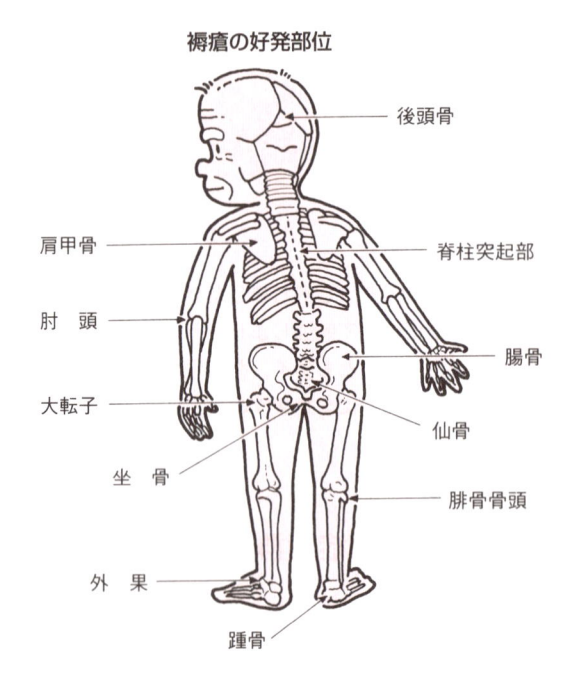

- 後頭骨
- 肩甲骨
- 脊柱突起部
- 肘頭
- 腸骨
- 大転子
- 仙骨
- 坐骨
- 腓骨骨頭
- 外果
- 踵骨

褥瘡の予防と援助

褥瘡に対する予防方法はリスクファクターをケアによって取り除くことが重要。その予知にブレーデンスケール（p.110参照）が有用で，点数が低いほど褥瘡発生の危険性が高い。

1）除圧対策
- 体圧を25～32mmHgレベル以下に抑える目的で体位変換をスケジュール化し，臥位を避けて坐位を保持する。
- 除圧用具として全身用のウォーターベッド，マット，エアマットなどがある。局所用としては発泡スチロールマットやムートン，枕などを効果的に使用する。踵部の保護にはヒールパッドを使用する。

2）湿潤対策
- 失禁によって殿部は褥瘡の好発部位となるため，排尿のチェック，オムツ交換を頻回に行い皮膚の乾燥に心がける。
- 失禁用シーツは通気性のよい材質のものを使用する。

3）スキンケアの励行
- 入浴，清拭は感染の予防，血液循環の促進に役立つので，病状の許す限り積極的に行う。特に好発部位はマッサージを励行し，発赤が強い場合は周囲の

みとして皮膚を傷つけないようにマッサージクリーム，オリーブ油などを使いながら行う。

4）**摩擦，ずれの防止**
- リネンのしわにより，菲薄化した皮膚は褥瘡が発生しやすいので，リネンを交換する際はしわがないように注意し，寝衣は背中に縫い目のないものを選択する。また，ギャッジベッドや車椅子で坐位をとるときは腰部に起こるずれを防止する。

5）**栄養状態の改善を行う。**
- 栄養状態が悪いと褥瘡を来しやすく，またすでに生じている褥瘡を助長させる。もともと，高齢者は食欲が低下していることが多く，まして寝たきり状態であれば通常の食生活を維持するのは難しい。このようなときは，少量でも必要な栄養が摂取できるよう，栄養価の高い高蛋白・高エネルギー食の献立にする。また，上手に咀しゃくできない人や嚥下障害のある人に対しては，それぞれ食べやすくなるように細かく刻んだり，トロミをつけたりして工夫する。

高齢者に特有な症候・疾患・障害と看護

既出問題チェック 廃用症候群と褥瘡
一般問題

☑ 褥瘡が生じやすい部位で正しいのはどれか。89-A54
1 仰臥位時の腓骨外果部
2 側臥位時の腓骨骨頭部
3 ファウラー位時の上腕骨大結節
4 坐位時の大腿骨大転子部

● 解答・解説
1 ×踵部（かかと）に生じやすい。
2 ○突出し、皮下組織が薄いため。
3 ×仙骨部が圧迫され、上肢は無関係。
4 ×坐骨部が圧迫される。

☑ 仙骨部に褥瘡を形成した老人の看護として適切なのはどれか。**2つ選べ**。87-A114
1 2時間以内を目安に体位変換をする。
2 膀胱内留置カテーテルを挿入する。
3 発赤のみの場合は観察にとどめる。
4 栄養摂取状況を評価する。

● 解答・解説
1 ○褥瘡の直接的原因は長時間にわたり同一部位に圧が加わり血行障害を起こすことなので、2時間以内の体位変換が原則。
2 ×第一選択ではない。清潔を保つ工夫を。
3 ×血行障害が起きているので、除圧に努めたり保温し血行を良くするなどの工夫が必要。
4 ○低栄養は治療を遅らせるばかりでなく、抵抗力の低下に伴い感染を起こしやすくするので評価が必要。

☑ 仙骨部にできた褥瘡ケアで適切なのはどれか。92-A115
1 円座の使用
2 発赤部のマッサージ
3 褥瘡部の日光消毒
4 体圧分散寝具の使用

● 解答・解説

1 ×円座を使用すると円座内にうっ血を来し,褥瘡を悪化させることがあるので仙骨部の褥瘡には円座は使用しない。
2 ×皮下組織の損傷と炎症を進行させてしまうので発赤部のマッサージはしてはいけない。
3 ×褥瘡の治癒には適度の浸潤環境が必要なため,日光消毒による乾燥は避けなければならない。
4 ○体圧分散寝具の使用は仙骨部の圧迫を軽減するため,褥瘡のケアとして適切である。

状況設定問題

　Aさん，92歳の男性。身長178cm，体重50kg。1年前から寝たきり状態で，82歳の妻と長男夫婦と同居している。食事はむせがあるが全介助で摂取できる。排泄は尿便意ともになく，おむつを使用している。介護は妻が1人で行っている。最近急に活気がなくなり，食事量が減少し，下痢が続いたため入院した。

入院時，体温37.6℃，脈拍数70/分。白血球9,200/μl。尿混濁が認められ尿臭が強い。水様便が5回/日。活気がなく食事は1/3程度しか食べていない。この時点で必要とされるのはどれか。 96-P61

1 輸液
2 経管栄養
3 膀胱洗浄
4 膀胱留置カテーテルの挿入

入院時の観察で両踵部に1.5cm大の浅い潰瘍を認めた。
アセスメントで最も重要なのはどれか。 96-P62

5 睡眠状況
6 水分摂取量
7 全身の皮膚状態
8 下肢の関節可動域

食事摂取量が増加し，踵部は表皮剥離の状態である。症状も改善し退院が予定されている。
褥瘡の悪化を防ぐための妻への指導で最も適切なのはどれか。 96-P63

9 日光浴を勧める。
10 踵部に円座をあてる。
11 エアーマットを使用する。
12 踵部のマッサージをする。

● 解答・解説

1 ○食事量の減少と一日5回の下痢が持続し，体温の上昇や濃縮尿が認められるため，脱水症・電解質バランス異常を起こしている可能性が高い。したがって，早急に輸液による水分と電解質の補正を行う必要がある。
2 ×むせはあるが誤嚥しているという判断材料はなく，経口から食事摂取できるので経管栄養の必要はない。
3 ×尿混濁が認められても，現時点では排尿があるので，この時点で行われる処置ではない。
4 ×水分バランスの確認や尿失禁によるおむつ内の湿潤を防ぐために膀胱留置カテーテルの挿入は必要だが，この時点では脱水改善に必要な「輸液の開始」を優先すべきである。
5 ×睡眠状況＝睡眠時間が長いことで，同一体位による長時間の圧迫が褥瘡を悪化させるという考え方よりも，むしろ本人の体動あるいは体位変換の状況をアセスメントすることが重要である。
6 ×水分摂取量は，皮膚の発汗または乾燥，浮腫などとの関連をアセスメントする上で必要だが，現実に身体上の変化として起こりうる問題＝皮膚の状態の判断が優先される。
7 ○褥瘡発生要因が多いことから両踵部の潰瘍は褥瘡と判断できるので，他の褥瘡好発部位も含め全身の皮膚の状態を観察し，悪化防止あるいは予防のためのアセスメントが最も重要である。
8 ×下肢の関節可動域は本人の体動に影響し，自己で除圧する能力がどの程度あるかをアセスメントする情報にはなるが，2と同様に，現実に身体上の変化として起こりうる問題の判断が優先される。
9 ×日光浴は，紫外線の殺菌作用や赤外線の温熱効果による血液循環の促進などの目的で行う方法と考えられるが，高齢者の妻が寝たきりの患者を日光浴させることによる身体的負担が大きすぎる。
10 ×踵部の褥瘡は入院時よりも改善していると判断できるが，それ以外にも褥瘡を発生しやすい要因は常に存在しているので，踵部だけのケアポイントを指導するのは適切ではない。
11 ○Aさんの場合，褥瘡発生要因が多く全身の褥瘡予防が重要である。したがって，エアーマットはその効果が期待でき，設置は長男夫婦に依頼しその後の管理も含めて考えても，妻の身体的な負担は少ないので適切な指導と言える。
12 ×マッサージは皮膚に問題のない部分に実施されるべき行為である。潰瘍形成だけでなく軽度の発赤や表皮剥離部分をマッサージした場合，再生中の皮膚がダメージを受け，壊死に陥る範囲が拡大する危険性がある。

14. 骨粗鬆症

> **学習の要点は**
>
> 骨粗鬆症は老年者に特有の疾患といえます。特に女性によくみられ，骨量の低下によって起こり，骨折，寝たきりの原因となることは知っておく必要があります。

高齢者の骨粗鬆症の病態と要因

　骨粗鬆症は骨量の低下と骨組織の微小構造の破綻によって小さな孔があたかも軽石のように多数あき，骨強度が低下したために骨折危険率が増大する疾患である（下図参照）。

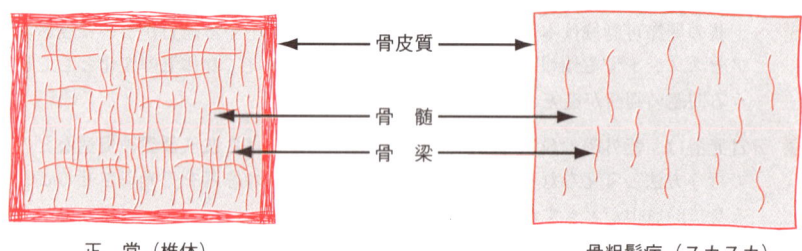

正　常（椎体）　　　　　　　　　骨粗鬆症（スカスカ）

骨皮質　骨髄　骨梁

赤い部分の総和が骨量に相当。骨粗鬆症では骨皮質が薄くなり，骨梁はまばらとなり，骨折しやすくなる。骨量つまり骨の絶対量は減少し，従って，この図では単位面積当たりの骨量（骨密度）も減少している。

　骨粗鬆症は単一の疾患でなく，①原発性骨粗鬆症と②二次性骨粗鬆症とに分けられる。①のうち成長期以降にみられるものが圧倒的に多く，これを総称して退行期骨粗鬆症という。退行期骨粗鬆症はさらに閉経後骨粗鬆症と老人性骨粗鬆症とに分けられる。一方，二次性骨粗鬆症を来す原因としては各種内分泌疾患，胃切除，ステロイド製剤の服用など多数のものが知られている。

　退行期の骨量は，成長期に得た骨量とそれ以降の骨量減少速度ならびに年齢に依存するが，卵巣機能の廃絶によるエストロゲンの欠落が骨量減少速度を加速す

る。この骨量減少が生理的範囲を超えたものが閉経後骨粗鬆症である。

老人性骨粗鬆症は女性ではエストロゲン欠落による変化が落ち着いた60～65歳以降によくみられる。また男性でも70歳以降に骨粗鬆症の合併症（骨折）罹患率が増加する。老年者の骨代謝は骨形成と同時に骨吸収も低下しており，低骨代謝の状態で骨量の減少が進む。

●― 骨粗鬆症の症状と生活への影響のアセスメント ―●

骨粗鬆症の症状は骨折が生じるまで無症状のことが多く，あっても腰痛などを訴える程度である。脊椎エックス線の側面像で圧迫骨折を認め，骨粗鬆症に気付かれることもある。骨折は大腿骨頸部骨折，椎体圧迫骨折が多い。

したがって，診断は二次性骨粗鬆症を除外し，腰椎エックス線像による骨萎縮度判定，胸腰椎エックス線像による骨折判定や骨量測定〔二重エックス線吸収測定法（DXA法）で骨密度（骨塩量値）をみる〕で，正常，骨量減少，骨粗鬆症と判別する。骨量測定は腰椎正面の測定が標準的で，椎体骨折があれば低骨量（骨密度値が若年成人平均値の80％未満）で，椎体骨折がなければ骨萎縮度2度以上で低骨量（骨密度値が若年成人平均値の70％未満）のものを原発性骨粗鬆症と診断する。

骨強度の低下によって転倒や些細な外力で骨折するため，特に転倒リスクの高い高齢者には転倒予防を徹底すべきである（第6章・転倒p.94を参照）。

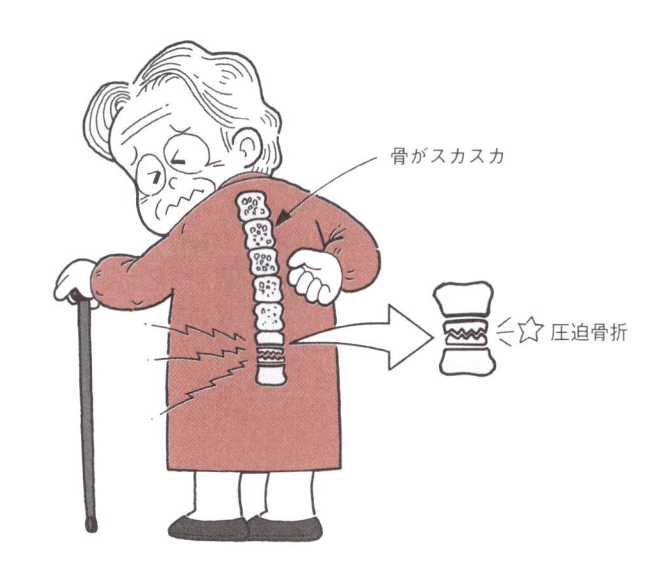

骨粗鬆症予防のための援助

骨粗鬆症発症の原因として性ホルモンの変化に加え，カルシウム摂取不足と運動不足があげられている。したがって，予防のためには，①カルシウム含量の多い食事を摂取する，②腸管からのカルシウム吸収を促進するためのビタミンDを摂取する，③運動したり骨に荷重のかかるような生活を送る，の3点を日常生活上で指導する。具体的にビタミンDを増やすには日光浴と背の青い魚・椎茸の摂取などを勧める。

骨粗鬆症の治療と援助

薬物治療としてカルシウム剤，エストロゲン製剤，蛋白同化ステロイド製剤，カルシトニン製剤，活性型ビタミンD_3製剤，イプリフラボン製剤，ビタミンK_2製剤，ビスホスホネート製剤を用いる。

また，骨折防止が重要で，転倒しないように環境を整備する。

低骨量の危険因子として，①高齢，②女性，③家族歴，④小体格，やせと低栄養，⑤運動不足（不動性），⑥喫煙や過度のアルコール，⑦カルシウム摂取不足，ビタミンD不足，ビタミンK不足，⑧卵巣機能不全，⑨無出産歴，⑩副腎皮質ステロイド薬の服用，⑪胃切除例，⑫諸種疾患合併例（甲状腺機能亢進症，糖尿病，腎不全，肝不全など）が知られている。

また，骨折の危険因子として，(1)低骨量，(2)過去の骨折歴，(3)高齢，(4)やせ，(5)高身長，(6)認知症や脳神経疾患の合併，(7)運動機能障害や視力障害の合併，(8)睡眠薬や血圧降下薬の服用，(9)骨吸収マーカーの高値が知られている。

予防は低骨量や骨折の危険因子を明らかにし，予防可能な事柄については早めに対策をたてる。また適度の運動とバランスのよい食事を心がける。

運動療法：歩行が勧められる。

物理療法：鎮痛薬の使用を最小限にとどめる。

大腿骨頸部骨折の予防：転倒機会の減少（体幹バランス・歩行能力の改善，杖・運動靴の使用）や衝撃緩和の工夫（殿部プロテクターの使用）を心がける。食事療法では骨量維持（蛋白質，カルシウム，マグネシウム，ビタミン類）と適正な体重をはかる。

骨粗鬆症

一般問題

☑ 骨粗鬆症の治療薬で**ない**のはどれか。86-A117
1 カルシトニン
2 ビタミンD
3 カルシウム拮抗薬
4 エストロゲン

● 解答・解説
1 ○カルシトニン製剤を筋注する。
2 ○活性型ビタミンD_3製剤を内服する。
3 ×これは降圧薬である。
4 ○エストロゲン製剤を筋注あるいは内服する。

☑ 骨粗鬆症の高齢女性に対する日常生活の指導で正しいのはどれか。90-A114, 94-A116
1 ビタミンCを多く含んだ食事を摂る。
2 前屈姿勢で行動する。
3 柔らかいベッドで寝る。
4 筋力を増強する運動をする。

● 解答・解説
1 ×ビタミンD, ビタミンKが有用。
2 ×脊柱の変形を助長する。
3 ×柔らかいものでは姿勢の保持に筋の疲労をもたらす。
4 ○運動により骨・筋肉の廃用性変化を改善する。

☑ 骨粗鬆症による慢性腰痛の看護で適切なのはどれか。**2つ選べ**。88-A118
1 臥床時もコルセットの着用を勧める。
2 前屈動作は避ける。
3 局所に温罨法を行う。
4 鎮痛薬服用時は消化管出血に注意する。

● 解答・解説

1 ×コルセットは立位時に必要。
2 ×関節可動域内の運動は必要。
3 ○骨粗鬆症，脊柱変形による腰筋痛に対して温熱療法は有用。
4 ○鎮痛薬は消化性潰瘍を誘発し，しばしば消化管出血の原因となる。

一問一答（○，×を答えよ）

☑ 1 骨粗鬆症は60歳代の男性に多くみられる。81-A24, 82-A24
☑ 2 骨粗鬆症では骨量が病的に減少する。83-A56
☑ 3 脊椎が硬化し椎間板に突起がみられる。84-A39
☑ 4 骨粗鬆症になると大腿骨頸部が骨折しやすい。84-A39
☑ 5 骨粗鬆症は骨吸収が骨形成を上回ることにより起こる。84-A39
☑ 6 長期の安静臥床による骨粗鬆症は重力との関連が考えられる。87-A37
☑ 7 運動不足や筋力低下も骨粗鬆症の原因となる。81-A24
☑ 8 副腎皮質ホルモンの長期投与で起こる。92-A112
☑ 9 骨粗鬆症は椎体の圧迫骨折として症状を現すことが多い。82-A119
☑ 10 骨粗鬆症では脊椎骨の圧迫骨折により腰痛を起こす。81-A24
☑ 11 手関節の骨折が起きやすい。92-A112
☑ 12 血清カルシウム値は高値を示す。92-A112
☑ 13 カルシウム摂取量が不足しないように牛乳を勧める。82-A24
☑ 14 骨折を予防するため関節可動域訓練はできるだけ避ける。82-A24
☑ 15 柔らかいクッションやマットレスを用いる。82-A24
☑ 16 壮年期の十分なカルシウム摂取が予防になる。84-A39
☑ 17 運動が予防効果を示す。89-A17

● 解答・解説

1 ×閉経後の女性に多い。
2 ○骨粗鬆症では骨量（骨の絶対量）が減少。
3 ×これは変形性脊椎症の所見。
4 ○大腿骨頸部骨折，椎体圧迫骨折が多い。
5 ○骨量の低下を招く。
6 ○荷重は骨粗鬆症の予防に重要。
7 ○運動不足（不動性）は骨量低下の危険因子。筋の収縮で生じた骨への圧縮力は骨の増生を高めるため，筋力低下も骨粗鬆症を促進する。
8 ○副腎皮質ホルモンの長期投与は二次性骨粗鬆症を引き起こす。
9 ○尻もち程度でも圧迫骨折を起こす。
10 ○特に急性期に腰痛を訴える。
11 ○骨粗鬆症では脊椎の圧迫骨折，大腿骨頸部骨折のほかにも手関節（橈骨遠位端）の骨折が多く，転倒した際に手をついて手関節を骨折する。
12 ×血清カルシウム値は正常である。
13 ○牛乳はカルシウムが豊富にある。
14 ×注意して関節可動域をできるだけ確保する。
15 ×柔らかいものでは，姿勢の保持に筋の疲労をもたらす。
16 ○カルシウムの摂取量改善が予防になる。
17 ○運動により骨量，骨密度は増加する。

状況設定問題

　65歳の女性。身長157cm、体重56kg。長女夫婦と2人の孫と2階家屋一戸建てに住んでいる。本人の部屋は2階にある。長女夫婦が共働きのため、孫の幼稚園の送迎や世話などで毎日忙しく過ごしている。1か月前の市の健康診査で骨密度の検査を受けたところ精査を勧められ、近医で骨粗鬆症と診断され、ビスホスホネート製剤の内服を開始した。

▱ 骨粗鬆症のタイプで最も考えられるのはどれか。98-P100
1 特発性
2 閉経後
3 廃用性
4 栄養性

▱ 転倒予防のための環境調整で優先度が高いのはどれか。98-P101
5 玄関の段差にスロープをつける。
6 廊下の中央に厚いじゅうたんを敷く。
7 トイレと風呂場に手すりを設置する。
8 階段と廊下に夜間の足元照明を設置する。

▱ 骨折リスクを低減するための生活指導で適切なのはどれか。98-P102
9 幼稚園の送迎を控える。
10 服薬を確実に継続する。
11 毎日の縄跳びを始める。
12 体幹の回旋運動を積極的に行う。
13 ビタミンAを多く含む食品を積極的に摂取する。

● 解答・解説

1 ×特発性骨粗鬆症は，妊娠・授乳期の女性に生じる。
2 ○閉経後骨粗鬆症は，閉経期後の女性に生じる。更年期におけるエストロゲン分泌量の低下が原因である。
3 ×関節リウマチ患者の全身性疼痛による廃用性骨粗鬆症が多くみられる。
4 ×栄養性骨粗鬆症は，壊血病や蛋白質欠乏などが原因で起こる。
5 ×膝の痛みや歩行に問題を抱えて車椅子を使用しているわけではないので，段差にスロープを付ける必要性は低い。
6 ×廊下に厚いじゅうたんを敷くと，つまずく原因を作ることになり転倒のリスクを高めてしまう。
7 ×手すりがあれば危険を回避することができる。しかし，状況設定から判断すると，トイレでの立ち上がり動作や浴槽に入る際に足を上げる動作など身体機能上の問題あるとは考えにくいので優先度は低い。
8 ○高齢者に限らず，夜間見えにくい場所での状況判断は難しい。暗がりの廊下で物につまずいたり，階段を踏み外したりする危険性は十分に考えられる。
9 ×孫の幼稚園の送迎は，本人にとって生活の一部となっており生きがいにも値する行動であり，この行動が制限されると，家族内の役割遂行における意欲の喪失につながる。
10 ○食事療法や運動療法だけでは骨折リスクを十分に低下させることは困難であり，必要に応じて薬物療法を行わなければならない。ビスホスホネート製剤は破骨細胞の活動を阻害し骨の吸収を防ぐ作用があり，骨の脆弱症を特徴とする骨粗鬆症の予防と治療に用いられる。したがって継続的な内服の指導が必要である。
11 ×下肢の筋力低下が認められるわけではないので，転倒予防の視点からのアプローチは妥当とは言えない。また，跳ねる運動は骨に刺激を与え強度を高めると言われているが，年齢から判断し無理な負荷をかけることで逆に脆弱性骨折を起こす可能性がある。
12 ×体幹の回旋運動は，安定した歩行や移乗動作，スムーズな起き上がりや寝返り動作の獲得が目的である。状況設定から判断し，現段階ではこうした運動療法を指導する必要性はない。
13 ×骨の強化に必要なカルシウムの吸収を高める栄養素はビタミンDである。

15.うつ病

学習の要点は

うつ状態にある老年者は多く，接し方によって病状や経過は大きく変わるので老年期うつ病をよく理解しておく必要があります。国試でも病態と看護について問われることが多いようです。

高齢者のうつ病の特徴と要因

　老年期には健康問題や生きがい，人間関係，経済状態，社会的役割の喪失などの要因でうつ的気分に陥りやすい。このため①うつ病，②気分変調性障害，③器質性うつ病性障害，④抑うつ気分を伴う適応障害，がみられる。

　うつ病の病前性格は完全主義的で，ものごとに熱中する執着気質が多い。

　気分変調性障害では軽度の抑うつ気分（食欲減退，睡眠障害，気力低下など）が2年以上に渡って持続する。

　器質性うつ病性障害はアルツハイマー病や脳血管障害に随伴するが，これらの症状に対する反応で生じたものではない。

　適応障害は様々な環境変化（ストレス）によって生じた抑うつ状態で，ストレスが終息後，6か月以上続くことはない。

　老年期うつ病の診断は，背景，精神面，行動面，身体面の臨床症状を聴取して総合的に診断される。発症の因子を表8に示す。

　老年期うつ病では，行動面での抑制が少なく，不安，焦燥，苦悶感が前面に出やすい（表9参照）。自分からは抑うつ感を訴えずに，元気で振る舞ってみせることもあり，発見が遅れる。精神面での訴えが少なく，身体症状のみを訴える仮面うつ病も多い。症状はあっても，夕方より朝方に強い。また，うつ状態は長期化し，再発もしやすい。

表8 老年期うつ病の発症に関する因子

身体的因子	1. 脳の加齢に伴う変化	脳酸素消費量の低下,脳代謝率の低下,脳血流量の減少,脳神経細胞の減少など
	2. 脳以外の身体各機能の加齢に伴う変化	・感覚機能の低下：視力の低下,聴力の低下など ・運動機能の低下：反射機能の低下,自発運動機能の低下など ・自律神経機能の低下：心肺機能の低下,消化機能の低下,腎機能の低下,性機能の低下など ・内分泌機能の低下：閉経など ・その他：皮膚の萎縮,脱毛など
	3. 慢性疾患の罹患	高血圧,動脈硬化症,糖尿病,腎疾患,心疾患,神経痛,肝機能障害,アルコール依存症,前立腺肥大症,悪性新生物など
社会的・環境的因子		・定年退職による社会的役割の喪失や経済的困難 ・子供の自立や配偶者との死別による愛情対象の喪失 ・主婦権をめぐる嫁との対立といった家庭内の葛藤 ・配偶者の病気の看病などによる疲労
心理的因子		感情の硬直化,自己中心化,疑い深い,心気的,頑固,偏屈,活動性減退

表9 老年期うつ病と一般のうつ病の症状の比較

	老人のうつ病		一般のうつ病
精神運動抑制	＋	＜	⧺
不安、焦燥、苦悶	⧺	＞	＋
抑うつ感の訴え	±	＜	⧺
心気的訴え	⧺	＞	⧺
一時的な知的衰え	⧺	＞	⧺
妄想の出現	＋	＞	±
意識混濁、せん妄	±	＞	－

(清水 信,西川嘉伸：老人性精神障害の特徴と対策(3)ウツ病.臨床科学,20:1479-1485,1984より)

●── うつ病の症状と生活への影響のアセスメント ──●

　頭痛，頭重，易疲労感，ふらつき，胃腸障害，動悸，睡眠障害などの不定愁訴を頑固に訴える。妄想を伴うこともあり，集中困難，思考制止のために記憶の誤りや判断の遅滞がみられ，認知症と誤認されることがある（仮性認知症）。心気的訴えが強い者では自殺企図がみられる。

　以上のように，高齢者のうつ病では精神面よりも身体的症状を訴えることが多く，また高齢になるに従って感情の起伏が乏しくなりがちなこともあり，その変化を見逃しやすいと言われている。不眠，いらいら感，食欲不振など生活面でも影響を及ぼすことが多いため，高齢者のうつ病対策とうつ病患者への支援は，大変重要になってくる。

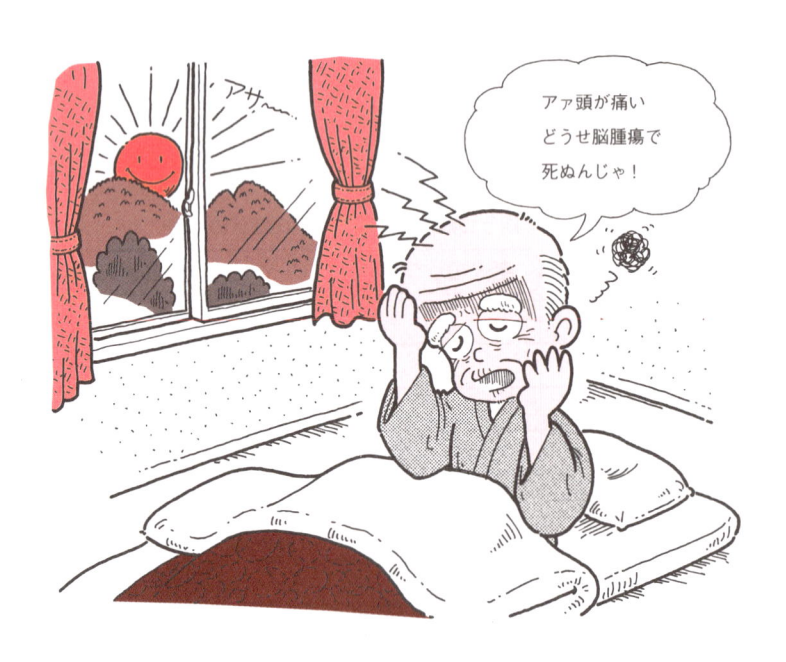

うつ病の治療と援助

　うつ病の治療は抗うつ薬による薬物療法が中心になる。現在，副作用の少ないSSRI（選択的セロトニン再取り込み阻害薬），SNRI（セロトニン-ノルアドレナリン再取り込み阻害薬）が用いられる。不安，焦燥，緊張の強い例では，抗不安薬を併用する。睡眠薬を眠前に投与することもある。妄想，自殺企図のみられる例では抗精神病薬（ハロペリドール）を併用する。

　看護師がうつ病の高齢者と接する際は，自殺企図のある者に対する厳重な監視・観察が必要である。また，身体疾患を合併していることもあり，健康の管理には十分注意する。激励は避け，共感をもって接する。

既出問題チェック うつ病 一般問題

☑ 高齢者のうつ病の特徴はどれか。99-P60
1 認知機能への影響はない。
2 不安を訴えることはまれである。
3 悲哀感を強く訴えることが多い。
4 身体の不調を強く訴えることが多い。

● 解答・解説
1 ×うつ病は感情の障害であるが,認知機能に影響し,認知症と間違われることがある(仮性認知症)。
2 ×選択肢4に類似する内容で,健康に関する不安感を訴える高齢者は多い。
3 ×悲哀感を強く訴え,中には自殺を企図する者もいるが,多くはなく,大抵は不安,焦燥,苦悶感を前面に出す者である。
4 ○食欲がない,息切れがする,手がしびれるなどの不定愁訴で身体の不調を強く訴えることが多い。

☑ 一人暮らしの高齢者。老人クラブの班長として活発に活動をしていたが,辞めたあと急に閉じこもりがちとなった。
今後の観察で最も優先度が高いのはどれか。95-A104
1 排泄機能
2 言語機能
3 感覚機能
4 精神機能

● 解答・解説
1 ×排泄機能に関して注意をはらう必要はない。
2 ×発語は減るが,言語機能自体は障害されない。
3 ×感覚機能に関しても特に観察の必要はない。
4 ○高齢者のうつ病は積極性の低下から認知症と間違われることがある。うつ状態の観察を中心とした精神機能の観察が最も大切。

☑ 三環系抗うつ薬を内服している80歳の女性が「朝から何度もトイレに行っているが，半日以上，尿が出ない」と訴えてきた。
優先される対応はどれか。91-A116
1 下腹部痛の有無を確認する。
2 恥骨上縁部を触診する。
3 腹部を聴診する。
4 水分の摂取状況を確認する。

● 解答・解説

1 ×症状より尿閉が考えられるので，緊満した膀胱を確かめるのが第一である。
2 ○三環系抗うつ薬では尿閉が生じやすい。尿閉に伴う膀胱緊満は恥骨上縁部触診で判明。
3 ×排尿障害に対して腸の蠕動音を聴診しても意味はない。
4 ×尿閉と無尿とは異なる。

一問一答（○，×を答えよ）

☑ 1 老人は新しい環境に適応しにくく，うつ状態，精神活動の停滞などが起こることがある。81-A22
☑ 2 躁状態とうつ状態が交互に出現する。84-A40
☑ 3 精神症状は夕方よりも朝方の方が強い。84-A40
☑ 4 反応性に起こることが多い。84-A40
☑ 5 焦燥感が特徴である。87-A116
☑ 6 意識混濁が特徴である。87-A116
☑ 7 作話が特徴である。87-A116
☑ 8 身体的な症状を訴える。84-A40

● 解答・解説

1 ○適応障害は様々な環境変化によって抑うつ状態が生じたもの。
2 ×躁状態は少ない。
3 ○心気的訴えは朝方よりみられる。
4 ○老年期には健康問題や人間関係，経済状態などの要因でうつ的気分に陥りやすい。
5 ○焦燥，不安，苦悶感が前面に出やすい。
6 ×意識混濁はない。
7 ×自分からは抑うつ感を訴えずに，元気で振る舞ってみせるが，作話はない。
8 ○老年期うつ病は身体症状を頑固に訴え，仮面うつ病の形をとる。

状況設定問題

　73歳の女性。半年前に夫と死別し一人暮らし。一人娘は結婚し近くに住んでいる。最近，全身倦怠感や食欲不振，腰痛など体調不良の訴えがあり，心配した娘夫婦と一緒に受診したが，高血圧症を指摘された他に異常は認められなかった。その後も症状は改善せず，頭重感や便秘などが出現し，日中もボーッとして過ごすことが多くなった。また，「朝早くに目が覚め，その後眠れないのでつらい。胸がどきどきするし，息苦しくてなにもできない。娘に心配をかけて申し訳ない」などの訴えが続くため入院した。

◢ 入院時のアセスメントで正しいのはどれか。93-P55
1 慢性退行状態である。
2 夜間せん妄がある。
3 錯乱状態である。
4 自律神経失調症状がある。

◢ 抗うつ薬による治療が開始された。
副作用の観察で最も優先されるのはどれか。93-P56
5 体動時のふらつき
6 体重減少
7 胃部不快感
8 けいれん

◢ 午前4時ごろ覚醒し，病室から出て歩き回る様子がみられた。
このときの対応で適切なのはどれか。93-P57
9 就寝時間を遅くするように勧める。
10 睡眠薬の使用を医師と相談する。
11 ナースステーションで話を聴く。
12 病院の中庭の散歩を勧める。

● 解答・解説

1 ×子供のような言動をとることをいう。
2 ×せん妄とは意識混濁に精神的な興奮が加わった状態で，幻覚，妄想が次々現れ，大声をあげたり暴れたりする。夜間に起こるのを夜間せん妄と呼ぶ。
3 ×錯乱状態とは軽度の意識状態の低下により何となくぼんやりしている状態。
4 ○自律神経失調症状は循環器系，消化管系，呼吸器系など多彩な症状を示す。
5 ○めまいやふらつき，起立性低血圧を生じることがあり，転倒の原因となる。
6 ×むしろ体重が増加することがある。
7 ×消化器症状は認められるが症状は軽い。
8 ×てんかん患者は抗うつ薬でけいれんを起こすことがあるが，この患者は違う。

9 ×就寝を遅くすると生活リズムを崩す。
10 ×睡眠薬は不安感を改善させず，根本的な解決にならない。また，抗うつ薬との併用で相互作用を増強させることがある。
11 ○患者は訴えを話すことで不安感が軽減し，よく眠れるようになることがある。
12 ×早朝の散歩などは生活のリズムを壊し，不眠を増長させる。

16. せん妄

学習の要点は

せん妄は認知症の患者さんでもよく現れる症状のひとつです。意識混濁に活発な精神運動興奮が加わったものですが，基礎となる身体疾患，環境要因，薬物の影響などによって生じます。

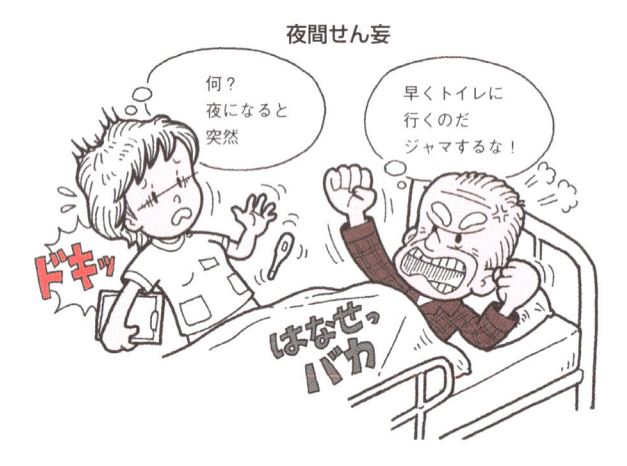

夜間せん妄

（何？夜になると突然）

（早くトイレに行くのだジャマするな！）

はなせっバカ

高齢者のせん妄の病態と要因

せん妄は意識障害のひとつで，入院中の高齢者では夜間せん妄がよくみられる。その症状は，夕暮れまで何ともなかった高齢者が夜になって不安や興奮とともに落ち着きがなくなるというもので，別人のように振る舞う。すなわち，せん妄は意識混濁のために注意力散漫がみられ，これに幻覚（見えないものが見えるといった幻視）や妄想（言っても訂正がきかない誤った考え），徘徊，暴言などの精神症状，問題行動が加わったものである。しかし，夜間に大騒ぎをしても翌朝には回復している場合が多く，本人に記憶はない。脳機能予備能の低下が基礎にあり，睡眠障害（睡眠-覚醒リズム障害），環境変化（入院による不安感），脱水症，薬剤（睡眠薬など），基礎疾患（中枢神経疾患，有痛性疾患など）などが誘因となる。

せん妄のアセスメント

　せん妄は認知症でなく，そのアセスメントは言動・経過をきめ細かく観察するところから始まる。すなわち，意識レベル（JCS；Japan Coma Scale，表10），意味不明の発話や精神症状（幻覚・妄想，不安，易刺激性，攻撃性，異常な行動など）の有無からせん妄か否かを判断し，誘因とともに重症度から患者自身や周囲の者への危険性を評価する。症状は動揺するため，経時的に観察が必要である。

表10　意識レベル3-3-9度方式の分類（JCS）

Ⅲ　刺激に対して覚醒しない状態
- 300.　痛み刺激に反応しない。
- 200.　痛み刺激に対して手足を動かしたり顔をしかめたりする。
- 100.　痛み刺激に対して払いのける運動をする。

Ⅱ　刺激がなくなると眠り込む状態
- 30.　痛み刺激を加えつつ呼びかけを繰り返すとかろうじて目をあける。
- 20.　大きな声または揺さぶれば目をあける。簡単な命令に応じる。
- 10.　呼びかけで容易に目をあける。合目的的な運動を行い，言葉も出るがまちがいが多い。

Ⅰ　刺激がなくても覚醒している状態
- 3.　自分の名前，生年月日が言えない。
- 2.　見当識障害がある。
- 1.　清明とはいえない。いまひとつはっきりしない。
- 0.　清明である。

せん妄予防のための援助

　誘因の排除に心がけるべきで，睡眠-覚醒リズム障害に対しては昼夜のメリハリをつける。特に昼間の照明は明るく，夜は薄暗がり（不安回避のため）とする。環境変化に対しては患者名での親しみある声掛け，慣れ親しんだ物の配置などの他，家族にも協力をお願いする。検査・処置・治療に際しては人権擁護を基本として本人本位の対応が必要で，高齢者に日頃から不安感を与えないよう配慮する。脱水症には水分補給が十分であることを確認し，処方された薬剤（睡眠薬など）にも注意する。また，有痛性疾患には十分な鎮痛を図る必要がある。

せん妄発生時の治療と援助

　せん妄への対応は，その異常言動を制止しようとしても逆効果で，せん妄が不安から生じていることをよく理解して対応する。基本は安心感を与えることで，例えば，できるだけ明るい部屋で話を聞こうとしたり，受け入れて気の済むようにさせる環境を整えたり，余裕があればお茶でも振る舞って気分転換を図るようにするなどで，比較的症状が落ち着くことがある。しかし，危険性が高い場合には抗精神病薬などによる治療が必要となるため，医師に連絡する。

17. アルツハイマー型認知症

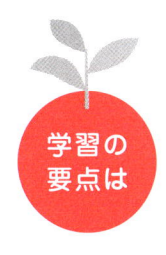

学習の要点は　老年期認知症の代表的疾患にアルツハイマー型認知症があります。本疾患は看護・介護の面でも多くの問題を抱えていることから、本疾患を十分理解する必要があります。

アルツハイマー型認知症の病態と要因

　認知症は知的機能（記憶に基づく適切な認識力・思考力・判断力）が低下した状態のことで高齢者に多い。原因疾患としてはアルツハイマー型認知症，血管性認知症の他，レビー小体病，プリオン病，甲状腺機能低下症，ビタミンB欠乏症，慢性硬膜下血腫，正常圧水頭症などが知られている。

　アルツハイマー型認知症は，以前は，65歳未満の初老期に発症するものをアルツハイマー病，65歳以降に発症するものをアルツハイマー型老年認知症と分けていた。しかし，両者とも同じ病理所見を示すことが分かったため，現在では2つをまとめてアルツハイマー型認知症またはアルツハイマー病として扱っている。そして，その亜型として65歳以前に発症する早発型と65歳以降に発症する晩発型に分けるのが一般的である。

　アルツハイマー型認知症は，大脳皮質における神経細胞の脱落，老人斑（アミロイドが主体）および神経原線維変化が特徴である。これらの変化は海馬を中心とした大脳辺縁系や頭頂葉―後頭葉―側頭葉の移行部に強い。大脳辺縁系は記憶や情緒に関与し，移行部は認知機能に携わる。また，これらの部位ではアセチルコリンが著明に減少している。

　遺伝素因によってアミロイドがシナプス内に蓄積されて発症するが，これに生活習慣（病）が拍車をかける。

　症状は，知的機能の低下が，徐々に進行する（図7）。記憶力の低下（物忘れ）が初めに気づかれるが，特に記銘力の低下が目立つ。今聞いたことを思い出すことができず最近の出来事についての記憶が困難となる（エピソード記憶の障害）。

　記憶以外の知的機能も障害され，時間・場所の見当識障害や日常生活・職業に

高齢者に特有な症候・疾患・障害と看護

アルツハイマー型認知症　211

おける思考力・判断力低下もみられる。このため，日常生活に支障を来し，介助を必要とする状態に至る。
　さらに，意欲，感情，行動の面で異常を伴い，意欲の低下，抑うつ気分，無関心，妄想（物盗られ妄想）多幸，徘徊，攻撃的態度などが出没する。

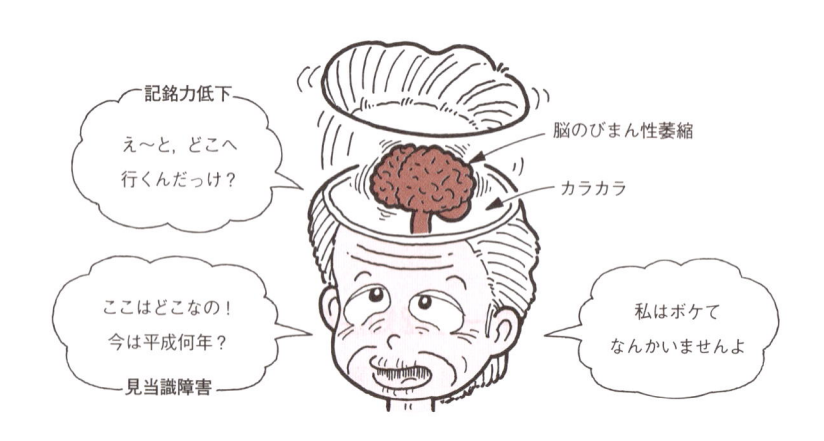

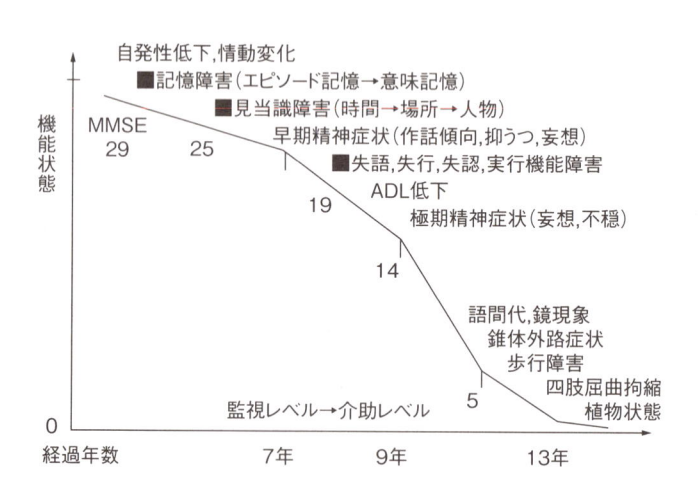

図7　アルツハイマー病の進行様式と症状

機能状態（知的機能，日常生活動作能力；ADL）は経過とともに低下する。
記憶もエピソード記憶（直前の食事内容や出来事など）が初めに障害される。

認知機能の評価方法

簡易知能診査スケール（MMSEなど，p.82の表4参照）でスクリーニングし，日常生活動作能力を評価する。画像は認知症を来すほかの疾患を鑑別するのに用いられる。

診断は詳細な病歴と神経学的所見および画像所見でなされる。なお，症状がせん妄，うつと似ているが，病態・治療法が異なるため，その鑑別が重要である（表11，12）。

表11　せん妄と認知症の相違

	せん妄	認知症
発症	急性（夜間が多い）	緩徐
持続	多くは1週間前後	進行性
経過	動揺性	日内変動（－）
覚醒水準	低下／精神運動過剰	正常
注意力	欠落，動揺性	保持
睡眠	昼夜逆転	正常
行動・気分	落ちつき・まとまりなし	感情鈍麻
知覚	錯覚，夜間に著明	正常
思考	まとまりなし，妄想	貧困
記憶	記憶錯誤	そのものの障害

表12　認知症とうつ（仮性認知症）の相違

	認知症	うつ（仮性認知症）
病前性格	一定せず	抑うつ・憂うつ
病状の訴え方	知能障害の否認	記憶障害についてくどく訴える
外見・行動	表情に乏しい 無関心，多幸的	不安・心配そうな表情
感情	浅薄，時に抑うつ的	抑うつ的，心気的
質問への応答の仕方	はぐらかす，保続傾向，ニアミス応答が多い	応答が遅い わかりませんを連発
経過		抗うつ剤で軽快

高齢者に特有な症候・疾患・障害と看護

アルツハイマー型認知症

認知症高齢者に対する基本的姿勢とコミュニケーション方法

　症状・重症度の異なる認知症高齢者を看る際の基本は，①人権の擁護，②自尊心の尊重，③本人本位の視点である。知的機能が低下するにつれて，自立した人並みの生活を送ることができなくなるため，ADL支援は不可欠となる。失敗体験やそれに伴う不安も増えてくるが，叱りつけたり，頭ごなしに否定したり，高圧的な態度を示したりすると，自尊心を傷つける結果となり，認知症の行動と精神症状（BPSDと呼ばれる問題行動，迷惑行為などの周辺症状）が助長される。日頃より患者に接し，本人の自立度，体調，情緒，意向などを理解・把握し，個別の看護を通して馴染みの関係を構築しておく。

周辺症状と生活への影響のアセスメント

　認知症の周辺症状としてせん妄，幻覚・妄想，不安，易刺激性，攻撃性，うつなどの精神症状，徘徊，抵抗，異食，過食，弄便（大便をこねたり，塗りつけたりする行為）などの異常行動などがある。これらはストレスや順応不全から生じる一過性の症状で，そのストレスとなる要因を探求するとともに，周辺症状は結果として患者の生活機能を奪うばかりか，家族や介護者を困惑させ介護の破綻を招く。早急にBPSDを評価し，介護者には介護負担感をZarit介護負担尺度で評価する必要がある。

アルツハイマー型認知症の治療と援助

　アルツハイマー型認知症の治療には薬物療法と非薬物的アプローチがある。薬物療法では，不足したアセチルコリンを増やす目的で抗コリンエステラーゼ阻害薬が早期より使用される。しかし，患者本人が服薬管理に支障を来している点で支援が必要となる。

　看護では，情緒の安定化をはかるのが基本。

　認知症患者は記憶障害，見当識障害などの知能低下に伴い，今までできた作業を遂行することが困難となり，失敗が目立ってくる。特に，複雑な作業ほど，また体力の低下した高齢者ほど失敗しやすくなる。このため失敗を恐れて行動が減り，また周囲に失敗を指摘されれば，自尊心は傷つく。

　日頃の不安・不満は居心地を悪くし，やがて情緒の不安定に連動していく。その結果，様々な精神症状，問題行動，迷惑行為が出没する。したがって，認知症高齢者の看護は，情緒の不安定の原因を追及するところから始まる。

　日常生活での援助は失敗の少ない，単純な日課を考えるよう，家族に指導する。入院中は，環境の変化に順応できず，情緒不安定となるが，日中は折にふれて声をかけ，環境を整え，居心地よく過ごせるよう援助する。夜間は部屋を薄暗がり

にして，不安の軽減をはかるなどの配慮が必要である。

　自己の健康管理ができないため，健康状態（元気，食欲，脱水など）の観察を十分に行う。

認知症の療法的アプローチ

　認知症では一人ひとりの病状に合わせて生活面および精神面でケアしていくことも治療の大切な要素である。また，精神面からの積極的な非薬物的アプローチとして作業療法（家事・家庭内役割作業，手工芸・工作），レクリエーション療法，園芸療法，演芸療法，社会心理療法，ダンス，散歩，各種体操（ラジオ体操，リズム体操，民謡体操，ストレッチ体操），音楽療法、回想法，リアリティー・オリエンテーション，アニマルアシスト・セラピーなどがあり，一定の効果を上げている。

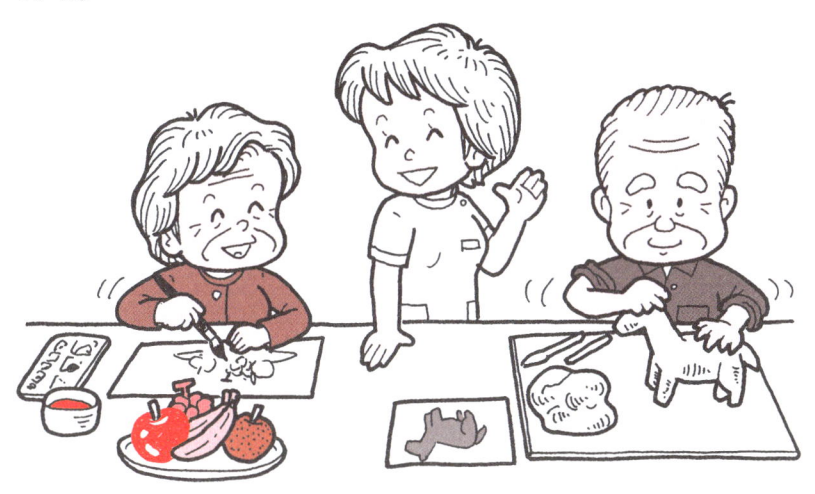

認知症高齢者の家族への支援とサポートシステム

　認知症患者への理解を深める指導（個別指導，介護者教室など）とともに介護力，介護負担感を評価し，高齢者の医療福祉制度の利用を勧める。介護保険制度のある我が国では地域包括支援センター（ケアマネジャー）を軸に，デイサービス，ショートステイなどの居宅サービス，グループホームなどの居宅介護支援，介護老人福祉施設などの施設サービスがある。また，認知症高齢者が安心して暮らせる町づくりとして，地域ごとに在宅認知症高齢者ケアネットワーク（多職種，行政，NPOなど）が構築されている。

高齢者に特有な症候・疾患・障害と看護

アルツハイマー型認知症　215

認知症高齢者の権利擁護のための社会的支援・制度

　判断能力の失われた認知症高齢者では購買，財産管理などの法律行為の契約，医療での同意など，自己決定能力が問題となる。これを支援し，弱者を保護しようとするものが成年後見制度で，これには法定後見制度と任意後見制度の2つがある。法定後見は，法定された申立人によって家庭裁判所へ申し立てが行われると，判断能力に応じて補助人・保佐人・後見人が選任される。任意後見は判断能力が低下する前に契約によって後見人を選任しておくというもので，本制度の利用によって，患者自身の意思を最大限に尊重しながら病状に合わせた生活支援が行われる。

アルツハイマー型認知症

既出問題チェック 一般問題

☑ アルツハイマー病に特徴的な記憶障害はどれか。**2つ選べ。** 90-A113
1 食事をしたことを忘れる。
2 友人の顔は浮かぶが，名前は出てこない。
3 約束の時間と場所を思い出せない。
4 初めてのように繰り返し同じことを尋ねる。

● 解答・解説
1 ○エピソード記憶の障害。
2 ×認知症であれば，友人の顔も浮かばない。
3 ×アルツハイマー病であれば，約束そのものを思い出せない。
4 ○記銘力が障害される。

☑ 腹痛を訴えて入院した認知症高齢者。消灯後に自分の荷物を持ってナースステーションに来た。看護師に「出口はどこ」と聞いてくる。
対応で適切なのはどれか。 97-P26
1 「ここは病院ですよ」
2 「部屋に戻って寝ましょう」
3 「今日はここに泊まるのですよ」
4 「行きたいところがあるのですね」

● 解答・解説
1 ×なじみのない環境に不安感を抱いている患者に，現在の場所を告げることは患者の不安感の助長につながる。
2 ×無理に部屋に戻しても，患者は混乱するばかりである。
3 ×消灯後の静まり返った病室に不安を感じている患者に対しては不適切である。
4 ○患者の意思を確認し尊重する態度であり，コミュニケーションをすることで落ち着くことが考えられる。

高齢者に特有な症候・疾患・障害と看護

◢ 認知症患者とのコミュニケーションで**適切**なのはどれか。96-A112
1 母親が幼児と接するように話す。
2 作話があるときは内容を訂正する。
3 興奮状態の時は安全を確認して一旦席をはずす。
4 同じ内容を繰り返す場合は会話をすぐに打ち切る。

● 解答・解説

1 ×母親が幼児に接するような対応は患者の自尊心を傷つけることになり，望ましくない。
2 ×受容的に聴き，相手の認識に合わせる必要がある。また，作話がどんな時に起こるか，その内容はどのようなことかなどに注意し，その背景を理解することも重要である。
3 ○興奮状態の認知症患者には，安全を確保し，情緒が安定できるように対応することが必要である。同席し，過度に説明や説得を行う対応は焦りや不安を強めてしまう場合が多い。
4 ×認知症患者は，短期記憶障害により自分が話したこと自体の記憶がない。話を打ち切る対応は，認知症患者にケア提供者との関係上の不安を募らせる。

◢ 認知症のある老人の現実感覚を促す援助で**適切でない**のはどれか。88-A111
1 部屋の模様替えをする。
2 カレンダーを置く。
3 家族の写真を置く。
4 季節の花を飾る。

● 解答・解説

1 ×馴染んだ環境を変えることは，患者を混乱させることにもなる。
2 ○日月の現実感覚を促す。
3 ○馴染みのものを置き，残存する記憶を賦活させる。
4 ○季節感を与える。

☑ 言語的コミュニケーションがとれず，1日中徘徊しているアルツハイマー病の患者。残歯が上下で10本ある。
口腔ケアで最も適切なのはどれか。90-A105
1 食事後，口をすすいでもらう。
2 スポンジブラシを手渡す。
3 スポンジブラシを渡し，終わるまで見守る。
4 看護師がスポンジブラシを用いて行う。

● 解答・解説
1 ×口をすすぐだけでは口腔ケアは十分でない。
2 ×道具の使用が困難でうまく使えない。
3 ○うまく実行されていることを確かめ，必要なときには，アドバイスを与える。
4 ×自立支援が基本。

☑ 認知症が進行中の76歳の男性。預金通帳の管理は唯一の肉親である甥が行っているが，勝手に預金を使っている様子である。
ケアカンファレンスへの提案として適切なのはどれか。**2つ選べ**。99-A83
1 成年後見制度の利用
2 ホームヘルパーによる通帳管理
3 訪問看護ステーションでの通帳管理
4 訪問看護師による甥の預金使用状況の監視
5 社会福祉協議会の金銭管理サービスの利用

● 解答・解説
1 ○成年後見制度には任意後見制度と法定後見制度があり，財産の相続や土地の売買など重要な法律行為を後見人に代用してもらうことである。
2 ×訪問介護（ホームヘルパー）の業務には財産管理は含まれない。身体介護と生活援助である（介護予防サービスでは区分が一本化）。
3 ×訪問看護ステーションは，訪問事業者が訪問看護サービスを行う事業所のことであり，財産管理は通常含まれない。
4 ×訪問看護師は在宅療養者の家庭を訪問して看護を行う。多くの倫理的課題を抱えて対応しているが，財産管理は含まれない。
5 ○利用者本人に代わって，預貯金の出し入れ，公共料金・家賃の支払い，福祉サービスなどの利用料支払い，年金手当てなどの受領確認の金銭管理サービスを利用することが可能である。

一問一答（○, ×を答えよ）

- [ ] 1 晩発型アルツハイマー病は60歳以上の年齢にみられる。80-A55
- [ ] 2 アルツハイマー病は女性に好発する。80-A55, 85-A120
- [ ] 3 アルツハイマー病は60歳未満の発症はない。89-A112
- [ ] 4 アルツハイマー病は進行性に悪化する。89-A112
- [ ] 5 アルツハイマー病は進行が緩徐である。85-A120
- [ ] 6 アルツハイマー病では大脳に高度の萎縮がみられる。83-A20, 87-A16
- [ ] 7 アルツハイマー病は脳の限局性萎縮がみられる。82-A10
- [ ] 8 アルツハイマー病は，まだら認知症がみられる。83-A89, 85-A120, 89-A112
- [ ] 9 アルツハイマー病は，早期から人格が変化する。82-A10, 85-A120
- [ ] 10 老年期認知症では，運動機能は早期に低下する。83-A55
- [ ] 11 アルツハイマー病では，多幸症がみられる。82-A10
- [ ] 12 アルツハイマー病では，失見当識がみられる。82-A10
- [ ] 13 アルツハイマー病は片麻痺を伴う。89-A112
- [ ] 14 老年期認知症の初期には物忘れを悩むことがない。83-A89

● 解答・解説

1 ×65歳以上の高齢にみられる。
2 ○アルツハイマー病は女性に多く，血管性認知症は男性に多い。
3 ×65歳までに発症したものは早発型アルツハイマー病（アルツハイマー型認知症）と呼ばれる。
4 ○ ⎱ アルツハイマー病の特徴。
5 ○ ⎰
6 ○進行すれば萎縮が明らかとなる。
7 ×萎縮はびまん性である。
8 ×まだら認知症は血管性認知症の特徴。
9 ×これはピック病（前頭・側頭型認知症）の特徴。
10 ×運動機能は保たれているのが特徴。
11 ○空虚で理由もないのに楽天的な状態で，認知症や酩酊などでみられる。
12 ○初めに時間の見当識が障害される。
13 ×運動障害はない。
14 ×初期には物忘れを悩むが，進行すれば病識もなくなる。

状況設定問題

　Aさん，78歳の女性。3年前，夫が他界した後アルツハイマー病を発症し，同居家族だけでは介護が困難となり，介護老人保健施設に入所してきた。自分の部屋が分からず廊下を歩いている。食事は配膳しても箸を取らずに眺めている。午前中に家族に伴われ入所してきたことも覚えていない。職員がお茶を勧めると表情はこわばり緊張しているが「ありがとう。あなたもいかが」と話している。

☑ この時点で最も維持されているのはどれか。96-P55
1 記　憶
2 見当識
3 情緒・感情
4 食　欲

☑ 入所後3日，自分の部屋が分からず廊下の徘徊は続いている。食事中でも無言で立ち上がり歩きだしてしまう。
　　Aさんへの対応で適切なのはどれか。96-P56
5 徘徊を制止する。
6 そのまま様子をみる。
7 屋外での散歩を促す。
8 特定の看護師が食事に付き添う。

☑ 落ち着いて座っていられるようになり，作業療法にも参加できるようになった。しかし，折り紙を口に入れたり，のりをなめたりする異食行動がみられる。最も適切な対応はどれか。96-P57
9 異食する理由を確認する。
10 参加時はマスクを着用させる。
11 異食しそうな時は，腕をつかんで制止する。
12 使い終わった物品は手の届かない所に片付ける。

● 解答・解説

1 × 「午前中に入所したことを覚えていない」ことから，短期記憶の障害と考えられる。
2 × 「自分の部屋が分からない」ことから，場所の見当識がないと予測される。
3 ○ 「職員がお茶をすすめると表情はこわばり緊張しているが『ありがとう。あなたもいかが』と話す」ことから緊張や不安を感じ，相手を気遣う精神機能が維持されていることが分かる。
4 × 「食事は配膳しても箸を取らずに眺めている」の記述からは食欲があるという判断はできない。食事を積極的に摂取する行動や空腹を訴える言葉など，食欲を示す記載はない。
5 × 行動を制止することはAさんの不安を一層駆り立てる結果となる。
6 × そのまま様子をみるのみでは，Aさんがどうしたいのかが把握されない。
7 × Aさんが席を立ったのは屋外での散歩をしたかったからかどうかは明らかではない。何をしたいため，どんな理由で席を立ったのかを把握する必要がある。
8 ○ なじみの関係を作ることは認知症高齢者の不安を解決する。このことによってAさんの情緒的安定が期待でき，立ち上がる，歩き回るなどの行動は少なくなると予測される。
9 × 認知症患者の異食行動は，食べ物と他のものを区別できないために起こる。
10 × マスクの着用がAさんにとって受け入れられる行動とは限らない。
11 × 「腕をつかんで制止する」ことは行動の抑制であり，充分な説明と同意が得られずにこれが行われたならば，Aさんの不安を増強させ自尊感情をも傷つける。
12 ○ 食べ物であるか否かの判断ができない認知症高齢者の安全を確保するために，必要な対応である。

18. 血管性認知症

学習の要点は

前項のアルツハイマー型認知症との比較で，病態や症状を覚えておきましょう。脳の障害部位に関しては国試的にはざっとみておくだけでOKだと思います。

血管性認知症の病態と要因

脳血管障害が原因となった認知症で，知的機能を営む部位に障害が生じた場合にみられる。知的機能は，①上行性脳幹網様体賦活系，②大脳辺縁系，③新皮質連合野で営まれる。

上行性脳幹網様体賦活系は脳幹にあって意識，睡眠・覚醒，注意，意欲に関与し，これらの障害で嗜眠（ねむけ，うとうと状態），集中力低下，無為（意欲減退，無関心）を来す。大脳辺縁系には記憶の回路があり，この障害で記憶障害が出現する。また，新皮質連合野は広範で，頭頂葉，後頭葉，側頭葉連合野および前頭葉連合野からなる。頭頂葉（体性知覚），後頭葉（視覚），側頭葉（聴覚）の各連合野からの情報は頭頂─後頭─側頭葉移行部に集合し，認知機能を営んでいる。一方，前頭葉連合野にはこれらのすべての線維が集まって思考，判断，意思決定を行い，この障害は認知，思考，判断力の低下を招く。

障害は梗塞，出血で生じるが，なかでも多発性脳梗塞は多発性の病変により，ビンスワンガー病は大脳半球皮質下の広範な虚血によって前頭葉連合野への線維が遮断され，認知症や錐体路・錐体外路症状が出現する。

血管性認知症は脳血管障害が基礎にあるため，認知症以外に片麻痺などの神経症状がみられる。また，高血圧などの危険因子があり，ほかの動脈硬化性疾患が合併していることが多い。認知症の発症経過は急激あるいは階段状が多い。認知症の症状は日により，あるいは時刻により動揺しやすい。

認知症化への増悪因子として，高血圧，血圧の変動，脱水，廃用性変化，誤嚥性肺炎の合併などが挙げられる。

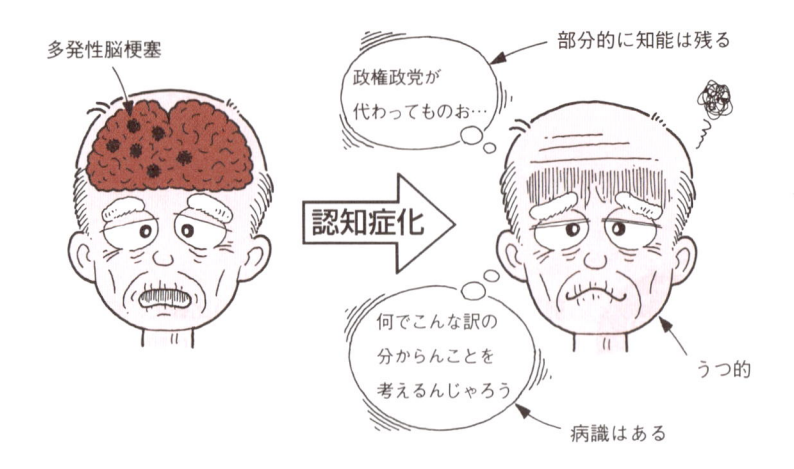

ここで，前項で取り上げたアルツハイマー型認知症と血管性認知症の違いについてみておく（表13）。両者を比較しながら覚えると効果的である。

表13　アルツハイマー型認知症と血管性認知症の比較

	アルツハイマー型認知症	血管性認知症
発症時期	高齢になるにつれて増加	
既往歴		高血圧，糖尿病，心疾患，脳卒中
発症様式・経過	潜行性で常に進行	階段状でかなり急激なことあり
初発症状	〜	初期に頭痛・めまい・しびれ感・不眠・物忘れ，抑うつ気分など
精神症状	●人格の崩壊が病期の進行とともに現れる ●全般的認知症 ●動揺性少なく，漸次進行性 ●病識は欠如 ●多弁，多幸的	●比較的末期まで人格や判断力，常識は保持される ●まだら認知症 ●動揺性 ●病識はある程度保持される ●うつ的
その他 　情動失禁 　仮性球麻痺 　巣症状 　錐体路徴候 　パーキンソニズム	 − − ± − −	 ＋ ＋ ＋ ＋ ＋
CT像	進行して脳萎縮	●多発性梗塞 ●ビンスワンガー型

認知機能の評価方法

　アルツハイマー型認知症と同様に，認知症の有無・程度は簡易知能診査スケール（MMSEなど）と日常生活動作能力の評価で行う。診断は画像に基づく。

血管性認知症の治療と援助

　脳卒中発症時からの積極的なリハビリテーションと再発予防が認知症への進行を予防する。認知症が多少進んでも，廃用性変化の進展予防にリハビリテーションは有効である。

　血管性認知症は，認知症と同時に片麻痺などの運動制限を伴っているため，自発性の減退，うつ気分が目立つ。日中，積極的にリハビリテーションを行い，グループワーク，会話に参加させながら適度な刺激を与えることが大切。食事中の誤嚥，動作中の転倒，脱水症状に注意する。

血管性認知症

既出問題チェック 一般問題

一問一答（〇，×を答えよ）

- [ ] 1 認知症患者の80％は多発性脳梗塞による。82-A85, 83-A68
- [ ] 2 血管性認知症の好発年齢は55歳から65歳であり老年期の認知症よりやや早い。74-P50
- [ ] 3 血管性認知症とアルツハイマー型認知症は著しい全般性脳萎縮を示す点で一致している。74-P50
- [ ] 4 アルツハイマー型認知症の経過が直線的進行性であるのに比べて，血管性認知症の経過は波状的進行性である。74-P50
- [ ] 5 血管性認知症は神経学的症状を伴いやすい。83-A89
- [ ] 6 血管性認知症は夜間せん妄を起こしやすい。81-A101
- [ ] 7 血管性認知症はまだら認知症が現れやすい。74-P50, 84-A19
- [ ] 8 血管性認知症は病識の欠如が現れやすい。74-P50, 84-A19
- [ ] 9 血管性認知症は人格崩壊が現れやすい。84-A19
- [ ] 10 血管性認知症は身体的愁訴が現れやすい。84-A19
- [ ] 11 血管性認知症では情動失禁がしばしばみられる。72-P5

● 解答・解説

1 ×アルツハイマー型認知症が認知症患者の半数以上を占めて多く，次いで血管性認知症の順となる。
2 〇晩発型アルツハイマー病の発症は65歳以上。
3 ×病巣部位を中心に萎縮し，まだら状である。
4 〇症状は脳循環障害の程度によって階段状に進行。
5 〇基盤に脳血管障害がある。
6 〇意識障害（せん妄）は脳循環障害の程度も影響する。
7 〇病巣に対応した症状が現れ，まだら状である。
8 ×病識は保たれることが多い。
9 ×人格は末期まで保たれることが多い。
10 〇うつ傾向になる。
11 〇表情筋の抑制が失われ（多発性の錐体路障害），わずかな刺激で泣き顔，笑い顔になる。

状況設定問題

　64歳の男性。約3年前から頭痛，めまい，物忘れ，難聴を認めて時にささいなことで泣いたり怒ったりするようになった。今年になると雨戸が閉められなくなったが，過去の記憶は比較的に保たれ，人との対応も一応可能であった。夜間に突然「誰かが入って来ている。」と大声で怒鳴り，枕を投げつけるような興奮がみられるようになり家庭での世話が困難なため任意入院となった。入院時，夜間の興奮についての記憶はないが，認知症化と性格変化については自覚があり，元来の人格は比較的に保たれていた。長谷川式簡易知能評価スケールは19点，頭部CTスキャンでは葉性萎縮を認めず，眼底検査はKWⅡb，血圧148/110mmHgであり血管性認知症と診断された。

☑ 正しいのはどれか。**2つ選べ**。80-P23
1 長谷川式簡易知能評価スケールの19点は軽度の認知症に当たる。
2 アルツハイマー型認知症に比べて知能低下の病識がない。
3 眼底検査のKWⅡbでは交叉現象を認めない。
4 頭部CTスキャンはアルツハイマー型認知症との鑑別診断に役立つ。

☑ この患者にみられた症状はどれか。**2つ選べ**。80-P24
5 カタレプシー
6 逆行性健忘
7 感情失禁
8 せん妄

☑ 看護で適切なのはどれか。80-P25
9 興奮の激しい場合には早急に保護室に収容し安全をはかる。
10 難聴があるので高い声で話しかける。
11 血圧は148/110mmHgなので，特に塩分制限は必要ないと説明する。
12 下着には名前を書き他人の物と区別させる。

● 解答・解説

1　○30点満点で20点以下では認知症の疑いが強く，19点は軽度の認知症に該当する。
2　×病識はある。
3　×KW（Keith-Wagener 高血圧重症度分類）は軽度のⅠ群から高度のⅣ群に分けられ，動静脈の交叉現象はⅡ群よりみられる。
4　○血管性認知症では頭部CTスキャンで虚血性病巣がみられる。
5　×カタレプシーは蝋人形のように一定の姿勢を保とうとするものだが，患者にその症状はない。
6　×ある時期より前のことが思い出せない症状はみられない。
7　○ささいなことで泣くことからもわかる。
8　○夜間の興奮状態を指す。
9　×明るい場所で話を聞き，安心感を与える。
10　×老人性難聴は低い声のほうがよく通る。
11　×血圧は高く，塩分は制限する。
12　○所持品には名前を書いて管理させ，ミスやトラブルを防止する。

19. パーキンソン病（パーキンソン症候群）

> **学習の要点は**
>
> 本症は，ドパミンとの関係，特有の症状，パーキンソン症候群と呼ばれる一群の疾患など，ポイントがいくつもあります。どれも大切なので頑張って覚えましょう。

病態と要因

　パーキンソン（Parkinson）病は，錐体外路系の変性疾患である。中脳の黒質などにレビー小体という異常構造物が出現し，①筋固縮，②振戦，③運動減少症，④姿勢反射障害などを示すが，老年者ではこれらの症状がすべて出揃うとは限らない。

　ドパミンを産生する黒質メラニン含有神経細胞にレビー小体が出現し，この細胞が著しく減少するのが最も特徴的な病理学的変化である。このためにドパミン作動性の黒質―線条体ニューロン系でドパミンが減少し，アセチルコリン系が相対的に優位になり，症状が発現すると考えられている。

　パーキンソン病ではないが，これと類似した筋固縮，振戦，運動減少症，姿勢反射異常などを呈する一群の疾患をパーキンソン症候群ないしパーキンソニズムという。脳血管障害でみられれば脳血管性パーキンソニズム，薬剤でみられたものが薬剤性パーキンソニズムである。

症状と生活への影響のアセスメント

　錐体外路症状として，①筋固縮（筋緊張が亢進した状態で，四肢・体幹にみられる），②振戦（主に手指にみられる不随意運動で，粗大で規則的な手指の振戦は丸薬まるめ運動と称される），③運動減少症（自らはほとんど動かず，動いても動作は緩慢。歩行開始時のためらい（すくみ足），小刻み歩行，まばたきの減少，無表情で仮面様，声も単調で小さい），④姿勢反射障害（姿勢は前傾・前屈姿勢で倒れやすく，突進現象を伴う）がみられる。ときに幻覚，妄想，認知症，うつを伴う。

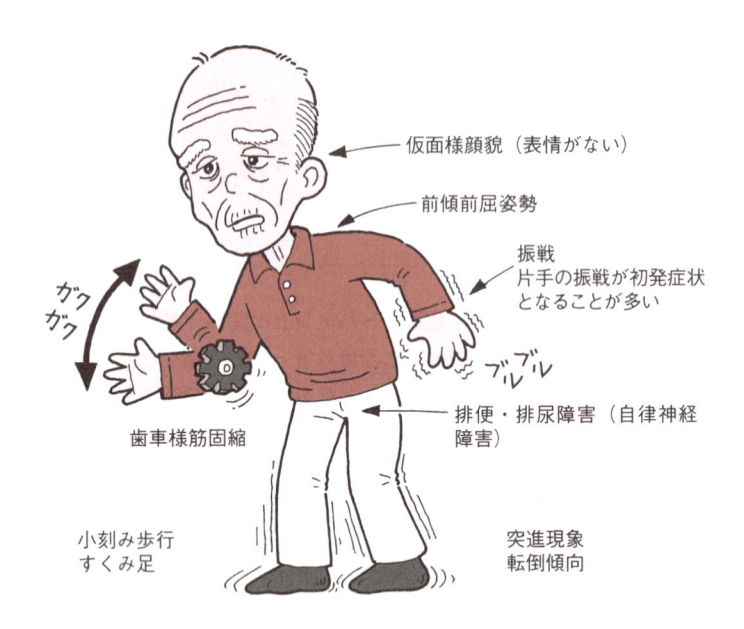

仮面様顔貌（表情がない）
前傾前屈姿勢
振戦
片手の振戦が初発症状となることが多い
ガクガク
歯車様筋固縮
ブルブル
排便・排尿障害（自律神経障害）
小刻み歩行
すくみ足
突進現象
転倒傾向

　パーキンソン病は，重症度によってⅠ度からⅤ度に分類する（表14のヤールの分類）。この重症度分類は生活への影響を評価する際の参考になる。

表14　パーキンソン病の重症度（ヤールの分類）

Ⅰ度
身体の片側だけ振戦や筋固縮を示す。日常生活の介助はほとんど必要ない。
Ⅱ度
身体の両側に振戦，筋固縮，動作緩慢がみられる。姿勢反射障害（前傾・前屈姿勢，突進現象，小刻み歩行など）はみられない。
Ⅲ度
明らかな姿勢反射障害がみられ，方向転換が不安定になる。日常生活には一部介助が必要となる。
Ⅳ度
起立や歩行などの日常生活動作が困難となり，介助が必要となる。
Ⅴ度
自力での日常生活動作はできない。寝たきりまたは車椅子での生活を余儀なくされる。日常生活では全面的な介助が必要となる。

治療と援助

　L-ドパは脳内の不足したドパミンを補充する目的で開発された薬剤で、ドパミンの前駆物質である。抗コリン薬はドパミンとアセチルコリンのバランスをとり、塩酸アマンタジンはドパミンの反応を改善させる。メシル酸ペルゴリド、プラミペキソール、ロピニロールはドパミンと共通の働きを有する。ドロキシドパ製剤は脳内ノルエピネフリン代謝を改善する。その他、セレギリンやゾニサミド、エンタカポンがパーキンソン病治療薬として新たに追加された。薬剤性パーキンソニズムは原因薬剤の減量・中止によって改善する。

　運動が絶対的に不足する一方、突進現象による転倒や誤嚥による肺炎が多く、これらの合併症には十分注意する。また服薬も複雑なため、生活指導や服薬指導を十分に行う。

既出問題チェック パーキンソン病（パーキンソン症候群）
一般問題

> ☑ パーキンソン病患者の看護で**適切でない**のはどれか。 88-A117
> 1 抑うつ状態のアセスメントは仮面様顔貌を目安にする。
> 2 リハビリテーションにリズム体操を取り入れる。
> 3 抗コリン薬服用時は尿閉に注意する。
> 4 医療費の公費負担について紹介する。

● 解答・解説
1 ×パーキンソン病では表情がないため，表情で抑うつ状態を判定することはできない。
2 ○一度運動を止めると，開始が難しくなるため，リズムとりの訓練は必要。
3 ○副交感神経の抑制により尿閉，口渇感が出現する。
4 ○パーキンソン病は特定疾患治療研究の対象疾患に該当する。

> ☑ パーキンソン病患者の運動障害のうち，廊下に描いた縞模様などの視覚的な手がかりによって改善するのはどれか。 89-A99
> 1 姿勢反射障害
> 2 すくみ足
> 3 小刻み歩行
> 4 突進歩行

● 解答・解説
1 ×全体的なバランス障害。
2 ○すくみ足では足元に目印を置くと最初の一歩が出やすくなる。
3 ×運動量の減少によるが，ときに縞模様に合わせて歩くことも可能である。
4 ×前傾前屈のため，重心が前方に移動し，突進歩行となる。

📝 パーキンソン病患者の方向転換の指導で適切なのはどれか。90-A10
1 片脚を後に引いて回る。
2 片脚を軸に固定して他脚で回る。
3 脚を交叉させて回る。
4 大きく足踏みをして回る。

● 解答・解説
1 ×動作の順番を覚えるのが困難。
2 ×同じく，動作の順番を覚えるのが難しい。
3 ×これも覚えにくい動作であり，さらにバランスも悪くなるため危険である。
4 ○一定のリズムで方向転換させる。

📝 パーキンソン病患者の歩行介助で正しいのはどれか。91-A97
1 すくみ足のときには，後方から腰に手を当て軽く前方に押す。
2 前方突進歩行のときには，向かい合って手つなぎ歩行をする。
3 小刻み歩行のときには，両手の振りを止める。
4 方向転換をするときには，両肩を支え上半身をねじる。

● 解答・解説
1 ×もともと前方突進現象がみられるため危険な行為である。
2 ○転倒防止にもなり患者も安心して歩行できる。
3 ×両手の振りは通常の歩行に必要。
4 ×下半身の方向転換ができないために上半身をねじると転倒してしまう。

高齢者に特有な症候・疾患・障害と看護

パーキンソン病（パーキンソン症候群） 233

一問一答（○，×を答えよ）

- ☐ 1 パーキンソン病は錐体路系の疾患である。 72-P5, 85-A119
- ☐ 2 パーキンソン病は線条体のドパミンが減少する。 73-P19, 83-A69
- ☐ 3 パーキンソン病は脊髄後索の脱髄が認められる。 83-A20
- ☐ 4 パーキンソン病は黒質の神経細胞が増加する。 82-A11
- ☐ 5 パーキンソン病は羽ばたき振戦がみられる。 84-A24
- ☐ 6 パーキンソン病は歯車様固縮がみられる。 85-A119, 87-A16
- ☐ 7 パーキンソン病は小刻み歩行がみられる。 85-A119
- ☐ 8 パーキンソン病は深部反射と感覚障害，知能の低下が初期からみられる。 76-P46
- ☐ 9 レボドパ（L-ドパ）の長期与薬は薬効の減弱，精神症状の発現などの問題がある。 82-A25
- ☐ 10 薬剤によって同様な症状が起きた場合，症状の進行は急激である。 82-A25

● 解答・解説

1 ×パーキンソン病は錐体外路系の変性疾患。
2 ○黒質-線条体ニューロン系でドパミンが減少する。
3 ×脊髄後索は深部知覚の上行路。
4 ×黒質の変性で，神経細胞は減少する。
5 ×パーキンソン病では手指の規則的な粗大振戦。羽ばたき振戦は肝性脳症でみる。
6 ○筋固縮は歯車様。
7 ○小刻み歩行が特徴的。
8 ×錐体外路症状としての運動障害（筋固縮，振戦，姿勢反射障害など）をみる。
9 ○L-ドパは薬効の減弱とともに増量するが，同時に精神症状が出やすい。
10 ×薬剤性パーキンソニズムの発症までの期間は服薬条件によって，数時間から数か月と様々である。薬剤の中止で改善する。

状況設定問題

　67歳の女性。元教師。夫と二人暮らしであったが3か月前から長男夫婦と同居している。パーキンソン病で5年前からL-ドパを服用している。上下肢の振戦，小刻み歩行および無動は続いていた。3週間前から「夫と嫁は関係がある」，「人が私を埋めるための穴を掘っている」等の妄想が出現し入院した。入院後，薬物の調整とリハビリテーションが行われた。患者は夫の面会日には朝から化粧をして待っているが，夫は「介護に疲れた」と言っている。

◪ 入院時のアセスメントで適切なのはどれか。86-P1
1 パーキンソン病の悪化
2 抗パーキンソン病薬の副作用
3 環境変化による不適応
4 知能の低下

◪ リハビリテーション看護で適切なのはどれか。86-P2
5 主にベッド上での運動を勧める。
6 書字練習は避ける。
7 歩行時，杖の使用を勧める。
8 化粧については無関心を装う。

◪ 被害妄想の言動もみられなくなり，退院の許可が出された。
　家族への指導として適切なのはどれか。86-P3
9 散歩は控えるように助言する。
10 夫と二人で生活するように助言する。
11 間違った言動はそのつど正すように勧める。
12 ショートステイの利用方法を説明する。

● 解答・解説

1 ×妄想は抗パーキンソン病薬の服用中に出やすい。
2 ○副作用が出現すれば減量あるいは他剤への変更を考慮する。
3 ×薬物の調整で改善する。
4 ×記銘力の低下は明らかでない。

5 ○無動があるという点で，ベッド上であっても運動を勧める。
6 ×すべてのADLの維持・拡大を図る。
7 ×同時に上肢と下肢を動かすことは困難なため，杖の使用は控える。
8 ×よいことは褒める。ADLの自立に対する意欲につながり，励みにもなる。

9 ×無動による運動量の低下，廃用性変化の進行を予防するには毎日の散歩は好ましい。
10 ×介護は分担して行わなければ，長続きしない。
11 ×妄想は修正されるものではなく，聞き流すか，話題を変える。
12 ○社会資源を利用する。

20. 感染症

学習の要点は

高齢者は抵抗力が低下しているので感染症にかかりやすい状態にあります。病院では特に院内感染対策が課題になりますので、国試でも「高齢者と感染症」がらみの問題として院内感染がよく出題されます。

高齢者の感染症の病態と要因

　高齢者の感染抵抗性は個体差が大きく，感染症の発症は，①臓器異常，②低栄養，③医療処置に左右される。このうち臓器異常では，嚥下障害，悪性腫瘍，糖尿病，胆石，前立腺疾患，褥瘡などが挙げられ，低栄養に伴う二次性免疫障害は局所感染を重症化させ，敗血症やDICを来すことも稀でない。また，医療処置として行われた静脈留置カテーテル，尿路留置カテーテル，経鼻胃管・胃瘻，胆道ステントなどが感染源となる。さらに，抗菌薬の使用が耐性菌，菌交代症を，抗腫瘍薬が白血球減少症を，ステロイドなどの免疫抑制薬が易感染性を招く。

　感染症は炎症反応を伴うが，高齢者では発熱，局所症状が乏しいことも多い。意識障害，食欲低下，脱水症，ショック，心不全・腎不全などが前面に出ていることもあるので，高齢者をケアする際，注意が必要である。感染症は難治化しやすいために治療経過は長く，再燃・再発も多い。

高齢者の感染抵抗性を低下させる要素

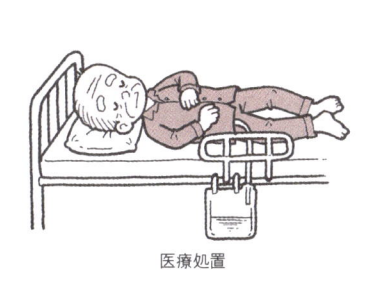

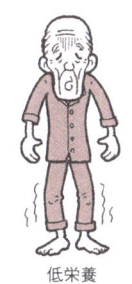

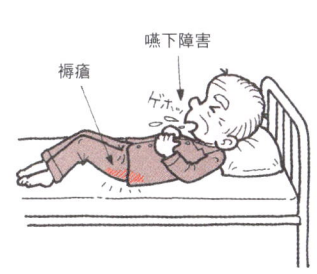

医療処置　　　低栄養　　　臓器異常（褥瘡、嚥下障害）

感染症　237

感染症の罹患予防と感染拡大の防止策

　各種の臓器異常，低栄養，医療処置のある高齢者では細菌感染の機会が高いため，これらに見合った予防対策や拡大防止策，すなわち原疾患の治療，口腔ケア，嚥下訓練，栄養管理，清潔操作，抗菌薬の適正使用などが求められる。

【院内感染とスタンダードプリコーション】

　スタンダードプリコーションは標準感染予防策といい，すべての患者が感染症に罹患しているものと考えて感染防止策を講じることを指す。医療現場では，この基本概念に基づいて院内の感染予防が行われている。
　具体的には，次のような予防策を実施する。

①患者の湿性生体物質（血液，体液，分泌物，排泄物など）で衣類が汚染される可能性があれば，ガウンやプラスチックエプロンを着用する。
②飛沫感染症が起こりうるときにはマスクやゴーグルを着用する。
③湿性生体物質に接触する場合は，手袋を着用し，使用後は手洗いをする。
④湿性生体物質に触れた場合は，手袋の着用の有無に関わらず手洗いをする。

既出問題チェック

感染症
一般問題

> ☑ 高齢者の多い病棟の院内感染防止対策で正しいのはどれか。96-A109
> 1 抗インフルエンザウイルス薬を予防的に投与する。
> 2 メチシリン耐性黄色ブドウ球菌皮膚保菌者は隔離する。
> 3 緑膿菌が検出された褥瘡部のケア時はマスクを着用する。
> 4 ノロウイルス食中毒患者の排泄ケア後は衛生的手洗いを行う。

● 解答・解説

院内感染防止には，米国疾病対策予防センターが1996年に発表したガイドラインを元にしたスタンダードプリコーション（標準予防策）が広く使用されている。これは，すべての患者に適応される標準予防策と感染経路別予防策からなっている。院内感染予防には，各種感染症に対する正しい知識が必要である。

1 ×インフルエンザの予防にはワクチン投与が有効である。抗インフルエンザ薬の予防的投与は，同居人がインフルエンザを発症した場合のハイリスク患者（高齢者など）にのみ考慮される。
2 ×メチシリン耐性黄色ブドウ球菌は治療抵抗性であり，肺炎など臨床症状を有する時には隔離が必要であるが，皮膚保菌者は隔離の必要はない。
3 ×褥瘡部のケア時は手袋をするなど接触感染予防策を取ればよく，マスクの着用は必ずしも必要ではない。
4 ○ノロウイルスは吐しゃ物や便中に多量に存在するため，排泄ケアをした後は衛生的手洗いを行う

21. 肺炎

学習の要点は

肺炎は老年者に多くみられます。特に，誤嚥性肺炎は老年者に特有で，予知・予防ができます。しかし，症状が典型的でなく，発見が遅れることもあるので，このあたりをよく理解しておきましょう。

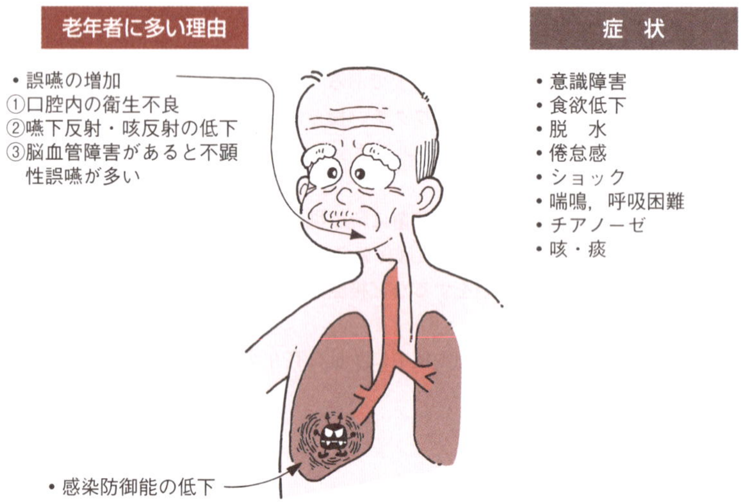

老年者に多い理由

- 誤嚥の増加
  ①口腔内の衛生不良
  ②嚥下反射・咳反射の低下
  ③脳血管障害があると不顕性誤嚥が多い
- 感染防御能の低下

症状

- 意識障害
- 食欲低下
- 脱水
- 倦怠感
- ショック
- 喘鳴，呼吸困難
- チアノーゼ
- 咳・痰

肺炎の病態と要因

肺炎は下気道に細菌などの病原体が侵入して炎症を来したものである。

老年者の肺炎には市中肺炎，院内肺炎，誤嚥性肺炎がある。

肺炎が老年者に多い理由として，感染防御能の低下，誤嚥の増加，が挙げられ，誤嚥の増加は，①口腔内の衛生不良，②嚥下反射，咳反射などの防御機構の低下による。脳血管障害患者では不顕性誤嚥が多い。

誤嚥性肺炎では複合感染（嫌気性菌，グラム陰性桿菌）が多く，市中肺炎ではグラム陽性球菌，院内肺炎ではグラム陰性桿菌を高率に検出する。

呼吸面積の減少に伴い、低酸素血症（PaO₂ 70mmHg以下）、高炭酸ガス血症（PaCO₂ 45mmHg以上）が出現する。

肺炎の症状

食欲低下、倦怠感、意識障害（せん妄）、ショックなどの非特異的症状で発症することが多い。脱水の合併も多く、食欲低下による飲水量の減少、発熱・多呼吸・不感蒸泄の増加が原因となる。高炭酸ガス血症があればチアノーゼがみられる。

肺炎の治療と援助

抗菌薬の選択は初め、経験的治療（empirical therapy）による。呼吸・栄養を含む全身状態の管理も併せて行う。喀痰の培養・感受性の結果で抗菌薬を決定する。誤嚥によるものは、その予防策としてとろみ食や経皮内視鏡的胃瘻造設術（PEG）などの外科的治療を検討する。

初期より呼吸数増加、呼吸パターンに変化があり、喘鳴が聞こえることもある。低酸素血症があれば酸素吸入を行う。喀痰検査は抗菌薬の決定に重要な検査である。採痰は、起床時にうがいをさせ、深呼吸のあとに咳とともに一気に喀出させて採るよう、患者に十分説明する。意識障害のある患者、自分で喀出できない患者では、吸引によって正確に採痰する必要がある。また、経過中、さらなる誤嚥、脱水に注意する。

Pick upコラム

起炎菌別の痰の色と性状

痰の色と性状によって起炎菌が推測されることもある。例えば、緑膿菌感染では緑色、化膿菌による感染では黄色（膿性―粘性膿性の痰）であり、嫌気性菌感染では緑褐色調を呈し、腐敗臭を放つ。痰量は気管支拡張症、びまん性汎細気管支炎、肺胞上皮癌で大量（1日200ml以上）である。

既出問題チェック 肺炎 一般問題

☑ 高齢者に術後肺炎が発症しやすい理由で正しいのはどれか。**2つ選べ。** 90-A116
1 気管支上皮の線毛運動の低下
2 1秒率の低下
3 肺胞膜の透過性の低下
4 口腔内細菌数の増加

● 解答・解説
1 ○線毛運動は低下し，汚染された喀痰の喀出遅延が起こる。
2 ×呼吸困難と関連し閉塞性肺疾患にみられる。
3 ×間質性肺炎に関連する病態である。
4 ○口腔，咽頭を使う機会が少なくなり，細菌数は増加する。その結果，誤嚥性肺炎が起こりやすくなる。そのため口腔ケアは大切である。

☑ 82歳の女性。脳梗塞で寝たきりになりオムツを使用している。介助で半流動食を摂取しているが，時々むせる。訪問時に体温37.8℃，脈拍数84/分，整。血圧140/80mmHg，咳嗽がある。
最も考えられるのはどれか。 90-A70
1 心不全
2 上気道炎
3 肺　炎
4 尿路感染

● 解答・解説
1 ×設問の女性には呼吸困難，浮腫はない。
2 ×咽頭痛はないようである。
3 ○誤嚥がみられ，肺炎の徴候（発熱，咳嗽）がある。
4 ×尿路感染を疑わせる直接的な証拠がない。

一問一答（○, ×を答えよ）

- [ ] 1 壮年期と比べて老年期の肺炎は弱毒菌感染が多い。 87-A113
- [ ] 2 高齢者は誤嚥性肺炎を起こしやすい。 85-A116, 86-A119
- [ ] 3 経管栄養でも嘔吐による嚥下性肺炎を起こす。 87-A10
- [ ] 4 老人の死亡原因として肺炎は老衰より少ない。 82-A23, 86-A116
- [ ] 5 沈下性肺炎は長期臥床患者で起こりやすい。 85-A59
- [ ] 6 急性肺炎の胸痛をやわらげるために患側を下にした側臥位をとらせる。 79-A63

● 解答・解説

1 ○細胞性，液性免疫能が低下しているため，弱毒菌でも感染が起こる。
2 ○高齢者特有の肺炎である。
3 ○胃瘻造設術を奨める根拠にもなっている。
4 ×75歳以上の死亡原因は悪性新生物,心疾患,肺炎,脳血管疾患,老衰の順（平成20年）。高齢になればなるほど肺炎で死亡する例が増える。
5 ○寝たきりでは口腔内の衛生は不良となり，気道内吸引，誤嚥の頻度が増加する。
6 ○胸痛は胸膜の痛みで，呼吸運動で増強するため，呼吸運動を制止する肢位をとる。

状況設定問題

88歳の男性。慢性閉塞性肺疾患〈COPD〉を長年患っている。他に慢性疾患の既往はなく日常生活動作はほぼ自立している。1週間前から息苦しさが増強し、昨日から38.0℃の発熱があって受診した。経皮的動脈血酸素飽和度〈SpO_2〉82%。動脈血ガス分析（room air）：PaO_2 45Torr，$PaCO_2$ 50Torr。胸部エックス線撮影の結果，右肺上葉に陰影を認め肺炎と診断された。

☑ このときの所見でみられる可能性が高いのはどれか。99-P103
1 胸部の打診での過共鳴音
2 吸気と呼気との長さの比がほぼ2：1
3 右胸の下肺野付近の皮膚に皮下気腫
4 胸郭の前後径と左右径との比がほぼ1：2

☑ 入院し，抗菌薬の点滴静脈内注射と酸素投与とが開始された。
今後の発生に最も注意が必要なのはどれか。99-P104
5 腹　水
6 脱水症状
7 高血糖症状
8 CO_2ナルコーシス

☑ その後順調に回復したため退院が決まった。患者はエレベータのない公営住宅の4階に1人で暮らしており，近隣に家事を手伝ってくれる親戚や友人はいない。食事は不規則でインスタント食品ばかりである。
退院指導で入れるべき内容はどれか。**2つ選べ。** 99-P105
9 嚥下訓練
10 水分制限
11 毎日の散歩
12 外出後の手洗い
13 配食サービスの紹介

● 解答・解説

　本例は肺炎を合併した COPD で，肺の過膨張と肺炎によって機能している呼吸面積がさらに狭まり，また，発熱に伴う代謝の亢進によって全身の酸素需要が増大している状態と推測できる。このため動脈血ガスは異常値を示し（基準値：PaO_2 80～100Torr，$PaCO_2$ 35～45Torr），Ⅱ型呼吸不全と呼ばれる低酸素血症，高炭酸ガス血症が存在している。治療は緊迫し，肺炎に対する治療と慎重な呼吸の管理が求められる。

1　○肺は過膨張（含気量が多い）のため，胸部の打診で過共鳴音が聴かれる。
2　×肺の過膨張が気道を閉塞するため吸気の後の呼気が延長し，他方，吸気は換気量が少ないために短くなる。
3　×この場合，気胸ではないので右下肺野付近の皮下気腫はみられない。
4　×肺気腫患者の胸郭はビア樽状と呼ばれるように胸郭の前後径と左右径はほぼ同等となる。
5　×腹腔内に水が溜まる病態にはなく，せいぜい右心不全の一部分症ぐらいである。
6　×点滴を開始した段階で脱水症の可能性は少なくなる。
7　×点滴内に高濃度の糖が含まれていれば別であるが，末梢からは入れられないので高血糖の心配はない。
8　○呼吸不全では酸素投与によるCO_2ナルコーシスが起こりやすいので低濃度から様子を見ながら始めるべきである。
9　×誤嚥の可能性があり，嚥下評価で異常がみられれば嚥下訓練も必要であるが，本例でその記載はない。
10　×心不全を危惧するような所見もなく，水分制限は脱水症の原因となるので本例では危険である。
11　×毎日の散歩はリハビリテーションにはよいが，4階に住んでいるため症状の悪化を招くことがある。
12　○感染防止のため，外出後の手洗いは欠かせない。
13　○栄養管理はこのような食生活の患者にはきわめて重要で，配食サービスを紹介するとよい。

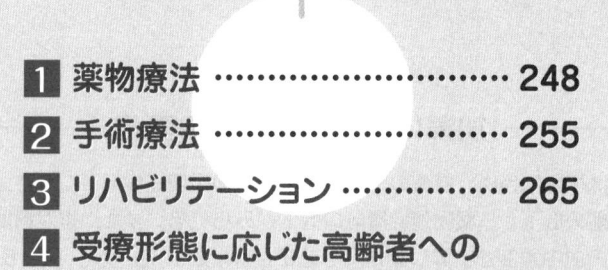

第8章　治療を受ける高齢者への看護

1 薬物療法 ………………… 248
2 手術療法 ………………… 255
3 リハビリテーション ………… 265
4 受療形態に応じた高齢者への
　看護 ……………………… 275

1. 薬物療法

> **学習の要点は**
>
> 高齢者における薬物療法で問題となるのは，副作用，服薬過誤，アドヒアランスの低下といったところです。看護師は，薬物のもつ危険性を常に念頭に置いて高齢者に接するよう注意して下さい。

加齢に伴う薬物動態の変化

　高齢者は加齢に伴い，胃液の分泌量減少，腸の吸収速度低下に続き，肝臓での蛋白合成能の低下から薬物運搬機能の低下がみられる。また，排泄機能の低下により薬物の血中濃度が上昇し副作用を起こしやすい状況にある（表15）。看護者は，薬物動態の変化を十分にアセスメントし適切に対応することが重要である。

表15　加齢に伴う薬物動態の変化（生理的機能の低下）

		加齢による生理的変化	薬理作用への影響
吸　収		消化管運動↓・胃液分泌↓	影響は比較的少ない
代　謝		肝臓血流量↓・組織量↓	肝臓で主として代謝される薬物のクリアランス↓⇒半減期↑
		肝臓ミクロゾームの薬物代謝酵素 酸化：加齢により↓ 抱合：加齢による変化なし	薬物酸化不変または↓ 大きな変化なし
分　布		血中アルブミン↓	蛋白結合率の高い薬物，遊離薬物の濃度の急激な↑
		体内総水分含量↓	水溶性薬物の分布する容積↓ ⇒血中濃度↑と半減期↑
		筋肉量↓⇒体脂肪の比率↑	脂溶性薬物の分布する容積↑ ⇒体内蓄積↑
排　泄		加齢による腎糸球体濾過率↓	腎排泄性薬物のクリアランス↓
相互作用		薬物動態的相互作用	吸収・代謝・分布・排泄のいずれか（肝臓の酵素誘導・阻害など）
		薬力学的相互作用	薬物受容体レベルでの薬理作用に関する相互作用

（亀山正邦監修，三上洋著：高齢者に対する薬の使い方，別冊総合ケア，高齢者の薬：新しい考え方と使い方，p.63〜67，医歯薬出版，1995）

服薬管理とリスクマネジメント

- 高齢者はいくつかの疾患を有し，1人で何種類もの薬剤を服用している（多病多薬）。その結果，解毒作用・排泄作用が低下していることもあり，これらの薬物が体内に蓄積されやすく，副作用も出現しやすい。
- 高齢者は長期間複数の薬剤を服用することが多く，このことが服薬におけるアドヒアランス（処方された薬剤を指示通りに服用すること）を低下させる原因ともなっている。
- 聴力障害や視力障害のために聞き間違えたり，記銘力や理解力の低下から飲み忘れたり，服薬過誤を起こしやすい。
- 高齢者特有の頑固さから，薬に対する固執や服薬拒否を示すことがある。
- 高齢者の薬剤に対する感受性も，薬剤の種類により敏感なものと鈍感なものがある。また，加齢による生理機能の変化から重篤な副作用を起こしやすい。

薬物療法を受ける高齢者への援助

1）与薬時の看護師の役割を厳守し，安全に安心して治療が受けられるようにする。
- 薬物の効果と副作用について理解し，異常の早期発見に努める（図8）。
- 身体的・精神的変化を観察して報告する。
- 薬の正しい飲み方について，患者と家族が安心して説明を受けられるような信頼関係を作る。
- 患者の病態や身体機能，薬に対する考え方などを把握し，患者にあった与薬方法を工夫する。
- 薬物の過剰反応に対する緊急時の対応ができるようにする。

2）経口与薬時には，服薬の指導，服薬の確認，薬包紙の工夫により，間違いのない正しい服用ができるように援助する。
- 視力障害や理解力を加味し，太い字，見やすい色で表示する。
- 高齢者は多剤を併用し服用しているため，薬包紙などに1回分をまとめておく（一包化）などの工夫をして服薬過誤を防止する。
- 散剤は義歯についたり，むせやすいため，服用方法を工夫し，液状や泥状にしたり，オブラートなどに包む。嚥下しにくい場合，ヨーグルトやプリンなどと一緒にまぜる。
- 服薬の自己管理に向けて患者がより安全に確実に薬物療法を受け入れられるよう，服薬の確認を行う。
- 薬物の作用は個人差が大きく，体調によっても左右するので，作用・副作用について観察する。特にふらつき，脱力感，口渇，出血傾向などには早期発見と適切な対処が必要。

ジギタリス剤の副作用
- 消化器症状
  悪心, 嘔吐, 食欲不振
- 循環器症状
  徐脈, 不整脈
- 精神神経症状
  不眠, 頭痛, めまい, 幻覚
- 視力障害
  黄視, 字が読みにくい, 失明

観察の要点
- 消化器症状の有無
- バイタルサインチェック
- 精神神経症状の有無
- 視力障害の有無, 程度
- 食事摂取量
- 尿量, 体重, 浮腫の有無
- 血中カリウム値
- 心電図

降圧薬の副作用
めまい, 動悸, 悪心, 起立性低血圧, 抑うつ, 低カリウム血症

観察の要点
- バイタルサインチェック
- 副作用症状の有無
- 尿量, 血中カリウム値
- 血中ナトリウム値

向精神薬の副作用
- 眠気
- ふらつき
- 平衡障害
- 歩行障害

観察の要点
- 症状の有無
- 患者の言動

図8　薬の副作用と観察の視点

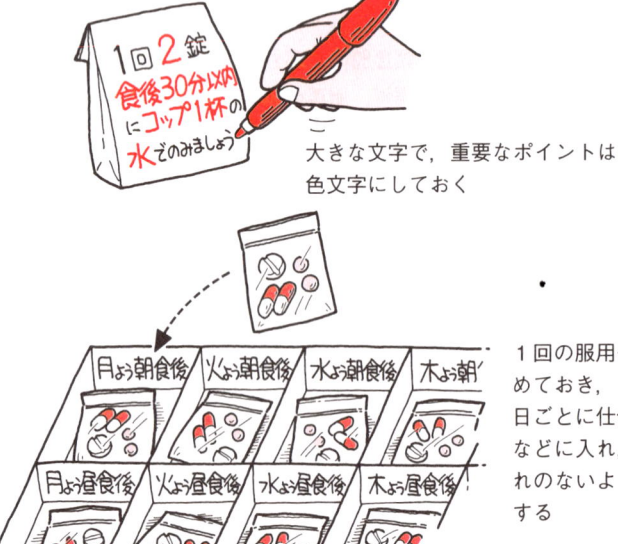

1回2錠
食後30分以内にコップ1杯の水でのみましょう

大きな文字で, 重要なポイントは色文字にしておく

1回の服用分をまとめておき, それを曜日ごとに仕切った箱などに入れ, 飲み忘れのないように工夫する

既出問題チェック 薬物療法
一般問題

☑ 加齢による薬物動態への影響で正しいのはどれか。99-A62
1. 半減期が短縮する。
2. 水溶性薬物の血漿濃度が低下する。
3. 脂溶性薬物が体内に蓄積しやすくなる。
4. 血漿蛋白と結合する薬物は薬効が低下する。

● 解答・解説
1. ×一般に，腎機能低下，薬物相互作用によって代謝，排泄は遅延し，薬物の半減期は延長する。
2. ×体内水分の減少によって水溶性薬物の服用後，急激に血漿濃度が上昇することもある。
3. ○脂肪組織の増加に伴い，脂溶性薬物は体内に蓄積しやすくなる。
4. ×薬物は血漿蛋白と結合するが，加齢とともに蛋白結合率は低下して非結合型が増加するため，作用は増強される。

☑ 加齢による薬物動態の変化で正しいのはどれか。94-A114
1. 水溶性薬物の体内蓄積量は増加する。
2. 薬物の吸収速度は速くなる。
3. 肝臓の代謝機能は上昇する。
4. 薬物の血中半減期は短くなる。

● 解答・解説
1. ○加齢とともに腎機能は低下するため，水溶性薬物の排泄が減少し，体内に貯留する。
2. ×一般に腸管や皮膚からの薬の吸収は加齢により低下しないが，一部の薬剤では吸収速度は遅くなる。
3. ×腎機能・肝機能の低下などにより薬物代謝は遅くなる。
4. ×薬物代謝が遅くなるため，薬物の血中濃度の半減期は長くなる。

◻ 高齢者の薬物投与量の決定要因で最も重要なのはどれか。91-A112
1 心臓の駆出率
2 体表面積
3 クレアチニンクリアランス
4 肺活量

● 解答・解説

1 ×決定要因とはならない。
2 ×体表面積が投与量の決定要因となることもあるが，高齢者の場合，クレアチニンクリアランスのほうがより重要。
3 ○薬物の多くは腎排泄性であるが，高齢者では腎機能が低下し，薬物は蓄積されやすい。
4 ×決定要因とはならない。

◻ 高齢者に投与される薬と副作用の組合せで正しいのはどれか。98-P65
1 β遮断薬　　　　　　　　　　消化性潰瘍
2 抗パーキンソン薬　　　　　　徐　脈
3 非ステロイド性抗炎症薬　　　不随意運動
4 ベンゾジアゼピン系睡眠薬　　筋弛緩作用

● 解答・解説

1 ×β遮断薬の副作用は徐脈，心不全，喘息の誘発であり，心ブロック，気管支喘息のある患者には禁忌となっている。
2 ×抗パーキンソン薬は不随意運動の治療に用いられるが，幻覚，興奮，認知症症状などの副作用がみられる。一方，抗精神病薬（ハロペリドールなど）は副作用として不随意運動などのパーキンソン症状を起こす。
3 ×非ステロイド性抗炎症薬（アスピリンなど）は副作用として消化性潰瘍を起こすため，本薬による脳梗塞予防，腰痛，関節痛，風邪治療の際には注意する必要がある。
4 ○ベンゾジアゼピン系睡眠薬の副作用として睡眠作用，筋弛緩作用があり，ふらつきや転倒，骨折の原因となる。

☑ 高齢者によく使用する薬と有害事象との組合せで適切なのはどれか。96-A107
1 Ca拮抗薬――――尿失禁
2 催眠薬――――ふらつき
3 利尿薬――――視力低下
4 β遮断薬――――錯乱状態

● 解答・解説

1 ×Ca拮抗薬では動悸やほてりを起こすことがあるが，尿失禁は起こさない。
2 ○催眠薬ではふらつきを起こすことがあり，転倒，骨折の原因となるため，注意が必要である。
3 ×利尿薬では低K血症，低Mg血症，高尿酸血症，耐糖能低下（高血糖），光線過敏症などを生じることがあるが，視力低下は起こさない。
4 ×β遮断薬では心不全，徐脈，房室ブロックなどを来すことがある。高度徐脈，房室ブロック，うっ血性心不全，気管支喘息には禁忌である。

☑ 80歳の男性。心不全で利尿薬を服用している。昨日から下痢が4回あり，傾眠状態である。
アセスメントで適切なのはどれか。95-A112
1 起立性低血圧
2 脱　水
3 低アルブミン血症
4 肝機能障害

● 解答・解説

1 ×起立性低血圧は一過性で，傾眠状態に陥ることはない。
2 ○利尿薬の使用に下痢が加わり脱水を起こし，傾眠状態になったものと思われる。
3 ×長期間継続する下痢は栄養障害を引き起こし，低アルブミン血症の原因となるが，昨日からの数回の下痢程度では低アルブミン血症になることはない。
4 ×肝硬変や劇症肝炎などでは高アンモニア血症などによる意識障害を認めることがあるが，この問題の場合，肝機能障害を示唆する記載はなく，意識障害の原因とは考えにくい。

☑ 三環系抗うつ薬を内服している80歳の女性が「朝から何度もトイレに行っているが，半日以上，尿が出ない」と訴えてきた。
優先される対応はどれか。91-A116
1 下腹部痛の有無を確認する。
2 恥骨上縁部を触診する。
3 腹部を聴診する。
4 水分の摂取状況を確認する。

● 解答・解説

1 ×症状より尿閉が考えられるので，緊満した膀胱を確かめるのが第一である。
2 ○三環系抗うつ薬では尿閉が起こりやすい。尿閉に伴う緊満した膀胱は恥骨上縁部の触診でわかる。
3 ×排尿障害に対して腸の蠕動音を聴診しても意味はない。
4 ×尿閉と無尿とは異なる。

☑ 家族と同居し日常生活は自立している高齢者への服薬指導で適切なのはどれか。97-P27
1 「他の病院からお薬をもらう時は医師に相談しましょう」
2 「お薬を飲む方法と時間の管理は家族に任せましょう」
3 「お薬は大切なので引き出しの奥にしまっておきましょう」
4 「お薬を飲んだかどうかわからない時は気付いた時に飲みましょう」

● 解答・解説

1 ○複数の医療機関にかかっていると，重複処方の可能性が高い。医師に相談することは大切である。薬局を一つにし，重複処方や相互作用のチェックなどの情報提供を受けることも必要である。
2 ×有効な薬物療法が継続されるためには，心身の障害があり自己管理が困難な場合を除き，高齢者本人が服薬の目的や内容を理解して，積極的に治療に参加することが大切である。
3 ×高齢者の服薬は日常生活行動の習慣として日課に組み込み，定期的に内服できるように，できるだけ身近な定位置に置くことが望ましい。
4 ×服用を忘れたり飲んだかどうかが不明なときには，服薬過量を予防するため，次の服用時間に，指示された量の服用をするように指導する。

2. 手術療法

学習の要点は

体力を消耗させる手術は、高齢者にとっては特にきついものです。そのため身体的・精神的側面からの注意深い観察とアプローチが必要となってきます。

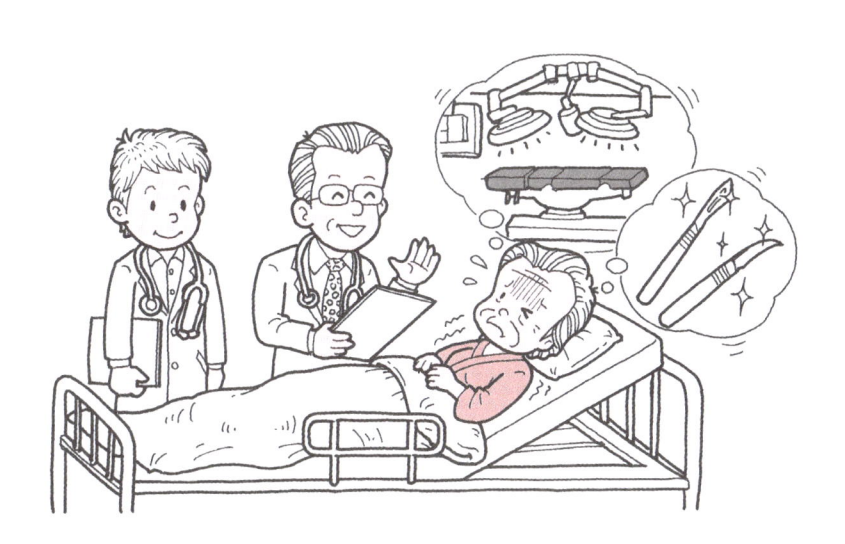

麻酔・手術侵襲が高齢者に与える影響

- 高齢者の疾患で、特に、白内障、各種固形がん、ヘルニア、胆石症などは手術を必要とすることが多い。しかし、高齢者は身体諸機能が低下し複数の疾患を合併していることが多く、術後の回復には時間を要し術後合併症も起こしやすい。
- 術後は麻酔薬の排泄が遅い。手術侵襲・身体機能の低下から呼吸・循環状態の変動を来しやすく、状態が急変しやすいことも特徴である。また、麻酔覚醒後に疼痛を我慢することで呼吸抑制を起こしやすく低換気・無気肺などを発生し

治療を受ける高齢者への看護

手術療法 255

やすいため十分な観察が必要となる。さらに、手術に対する不安も大きいことから手術前後の看護には十分に配慮してケアを行う必要がある。

● 高齢者の手術療法におけるインフォームドコンセントと看護の役割 ●

手術療法を選択する高齢者が増加し、手術が必要な疾患は積極的に手術療法が行われている。しかし、高齢者の特徴として、医師から説明を聞き手術を承諾したように見えても、実際には手術の準備を開始すると不安や拒否、諦めなどの複雑な気持ちを抱いていることが多い。看護者は家族とともに十分なインフォームドコンセントを行う機会を作り、高齢者が安心して手術を受けられるように援助し術前準備を行う。

● 術前準備における高齢者への援助 ●

- 手術を目前にした高齢者は、不安・抑圧・否定・後悔・怒り・拒否・諦め・受容など様々な心理状態にあるため、十分に訴えを傾聴し会話の中から現在の気持ちや不安の感情表出を注意深く観察する。
- 高齢者の心理状態に応じ、再度、医療者からの説明の仕方や説明の場を考慮して、家族とともに安心して手術が受容できるように援助する。
- 患者の身体機能と精神面を詳細に術前アセスメントしてから援助する。
- 身体的準備として無理のない検査計画を立て、観察を徹底し、栄養、既往疾患のコントロールと手術侵襲を最小限に対応できるようコントロールする。
- 術前の処置（除毛、清拭、洗髪、下剤、浣腸、補液など）とともに、手術後の生活を安楽にするため、術後合併症を予防する訓練（含嗽・深呼吸・排痰・床上排泄など）を行う。

● 術中における高齢者への援助 ●

- 周術期患者管理などの進歩によって高齢者の外科手術も比較的安全に行えるようになった。また、内視鏡下手術、ロボット手術、血管内治療などの低侵襲性治療も普及し、高齢者の外科的治療に期待されている。
- 緊急手術は救命のために行われるが、高齢者では予備能低下によって予期せぬ事象が生じやすい。緊急手術では、絞扼性イレウス、消化管穿孔、嵌頓ヘルニアなどの急性腹症や外傷性頭蓋内出血、脳出血、クモ膜下出血、冠動脈疾患、大動脈瘤切迫破裂、大腿骨骨折が多い。
- 加齢による生理学的変化、薬物代謝の変化、高血圧・糖尿病・心肺機能低下などの合併症・電解質・代謝異常が起こりやすい特徴を考慮し、術中の循環動態、意識レベル、疼痛、不安などの観察を十分に行う。
- 全身麻酔下では、特に高齢者は麻酔薬の影響で体温調節中枢が抑制されるため、

末梢血管が拡張し低体温になることが多い。さらに，高齢者は皮下脂肪が少なく，手術部位を開放することで外気に熱が放散され，容易に室温の変化に影響を受けるため十分な室温調節や保温に努め，輸液や輸血などの加温も行う。
- 術中は長時間にわたり体位が固定されるので，患者の体格や栄養状態を確認し，除圧具の使用・ずれの予防・皮膚の湿潤状態を確認し，褥瘡予防などの体位の工夫を行う。
- 術中に良肢位を保てないと，術後の運動神経障害や知覚障害の合併症を起こしやすいため体位の維持を確認する。
- 術中に体位変換を行うことで血圧や肺動脈圧の低下，変動を起こしやすい。看護師はバイタルサイン・呼吸・循環動態の変化をモニタリングし，状態の変化に対して早期に対応できるように努める。
- 白内障手術は局所麻酔下で行われるため，特に高齢者は，手術や環境の変化に対する緊張や不安，麻酔薬注射の疼痛などから安静が保てないことが多い。看護師は手術室入室時から声かけや励まし，スキンシップなどで不安感を取り除き，手術が安全に行われるように援助する。

●── 高齢者に起こりやすい術後合併症の予防と援助 ──●

1）手術後の看護として呼吸，循環，栄養，疼痛の管理を行う。
- 術後8時間は呼吸状態や血圧の変動について注意深く観察する。尿量，排泄量，輸液量などの in-out は体内のバランスを知るために重要となる。
- 疼痛に対しては，我慢してしまうと呼吸抑制を起こしやすく，低換気・無気肺などが生じて呼吸機能が低下するので，積極的に疼痛緩和をはかる。

2）手術後の合併症の予防と早期離床により日常生活の自立の拡大をはかる。
- 術後の合併症としては，特に，肺合併症，術後血栓，不整脈，腎不全，縫合不全，創部離開，術後せん妄などの観察を行い，適切に対処する。
- 肺合併症に対しては，深呼吸や含嗽を指導する。
- 糖尿病を合併している場合は，感染や縫合不全の危険性が高いため，血糖のコントロールや無菌的操作，清潔の保持を心がける。
- 早期離床により術後合併症を予防することができる。それには，段階をおって計画し，患者自身が離床に向けて積極的に行動できるよう援助することが大切となる。

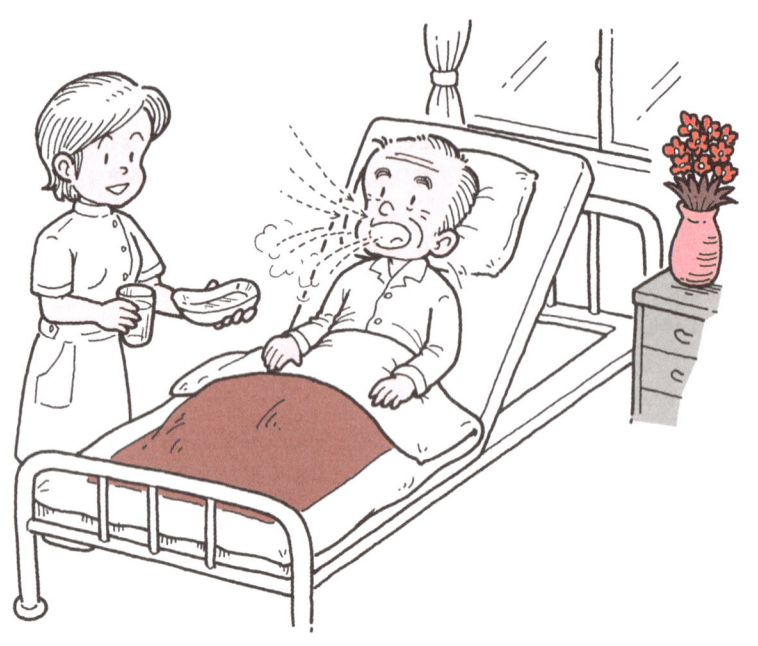

肺合併症の予防に深呼吸や含嗽，口腔ケアを指導する

既出問題チェック　手術療法
一般問題

☑ 全身麻酔下で手術を受ける高齢者への説明内容で，患者に最も理解してほしいのはどれか。91-A113
1. 術前にベッド上排泄の練習をすること。
2. 術前に深呼吸や排痰の練習をすること。
3. 術後に早期に四肢の自動運動を行うこと。
4. 術後に痛みを我慢せずに伝えること。

● 解答・解説
1. ×留置カテーテルを使用。
2. ○呼吸抑制が生じ，喀痰の喀出が困難となる。また，それが肺炎の原因となる。
3. ×必要であるが，術後でよい。
4. ×痛みは訴えられ，容態でわかる。

☑ 高齢者が術後，歩行を開始するときの対応で**適切でない**のはどれか。92-A114
1. 離床開始は抜糸後とする。
2. 眼鏡は術前と同じ定位置に置く。
3. 移動式点滴スタンドはベッドの昇降側に置く。
4. 鎮痛薬の効果を確認する。

● 解答・解説
1. ×離床開始はできるだけ早い時期に行うべきであり，抜糸にこだわることはなく，可能なら抜糸前に開始する。
2. ○眼鏡などの小物は定位置に置くことにより術後の混乱を防ぐことができ，事故の防止につながる。
3. ○移動式点滴スタンドはベッドの昇降側に置き，ベッドから起き上がったときそのまま点滴スタンドを持って歩行できるようにする。
4. ○術後の疼痛は離床の妨げとなるため，痛みを訴えるときは鎮痛剤を積極的に使用するべきである。

治療を受ける高齢者への看護

☑ 術後2日にICUから一般病棟に帰室した78歳の男性。多弁で興奮し，落ち着きがなかった。
看護師の対応で**適切でない**のはどれか。92-A113
1 日中は家族の面会を多くする。
2 チューブ類はしっかりと固定する。
3 ハサミ等の危険物は家族に預ける。
4 夜間は部屋を真っ暗にする。

● 解答・解説

1 ○精神的に不安定な患者は家族の顔を見ると安心して落ち着くことがある。
2 ○せん妄・興奮状態の患者は無意識にチューブ類を引っ張ったりして抜いてしまうことがある。
3 ○チューブ類を切断したり，自分を傷つけたりする可能性があるので家族に預けるなどの処置が必要である。
4 ×夜間部屋を真っ暗にすると視覚による情報がなくなり，患者の不安感が増強し，せん妄を増悪させる。

☑ 高齢者の術後肺合併症の誘因で**誤っている**のはどれか。93-A113
1 麻酔からの覚醒不良
2 喀痰出力の低下
3 換気量の減少
4 咽頭反射の亢進

● 解答・解説

1 ○高齢者では脳機能の低下，薬物の代謝・排泄の遅延によって麻酔からの覚醒不良が生じ，誤嚥も起こりうる。
2 ○疼痛や体力低下によって喀痰出力は低下し，肺炎が起こりやすい。
3 ○元来，呼吸機能が低下しているうえに疼痛や体力低下によって換気量は減少し，低酸素血症，高炭酸ガス血症が起こりやすい。
4 ×咽頭反射はむしろ低下しており，反射の亢進はみられない。

☑ 大腿骨頸部骨折のため人工骨頭置換術を行った。
術後の腓骨神経麻痺予防のための看護で適切なのはどれか。98-A71
1 大腿四頭筋訓練を実施する。
2 患側下肢を外旋位に固定する。
3 下肢を間欠的に圧迫する器具を装着する。
4 患側下肢の母趾と第2趾間のしびれの有無を観察する。

● 解答・解説

1 ×大腿四頭筋訓練を行うことは筋力維持，関節拘縮予防，静脈血栓予防に有用で早期離床につながるが，股関節を膝関節まで固定する必要があるため，訓練を行うことはできない。
2 ×患側下肢は軽度外転，回旋中間位を保持する。内転，内旋位は股関節脱臼の恐れがあり，外旋位では膝部でむしろ腓骨神経を圧迫しかねない。
3 ×下肢を間欠的に圧迫する器具を装着することによって静脈還流を促し，深部静脈血栓症や肺梗塞を予防する。
4 ○腓骨神経麻痺は患側下肢の垂れ足と足背の知覚障害を来すが，足背から母趾と第二趾間にかけての知覚の左右差が腓骨神経麻痺の兆候となる。

☑ 胆石で胆嚢摘出術後2日の78歳の女性。認知症はなかったが，昨夜から面会に来た家族の声かけに反応が鈍かったり，突然興奮して起き上がるなどの行動がみられる。
対応で適切なのはどれか。**2つ選べ。**99-P84
1 家族に面会を控えるよう話す。
2 起き上がらないように拘束する。
3 ドレーン類は直接目にふれないようにする。
4 意識レベルを把握できるよう鎮痛薬は使わない。
5 手術のために入院していることを穏やかに説明する。

● 解答・解説

78歳の高齢者で，急激な環境の変化に適応できない可能性があることや，認知症がない状況下での術後の反応の鈍さや突然の興奮状態などの症状から判断して，術後せん妄が予測される。

1 ×家族との面会時間を多くもつことは，治療環境を家庭的なものとし安心感を与える効果がある。また，家族の付き添いはせん妄の予防効果があるという研究報告もある。

② ×カテーテル類の挿入に伴う心身の抑制状態に加え，身体拘束による行動制限はさらに拘束感を高め，せん妄を助長させる。
③ ○ベッド周囲の医療器具やカテーテル類が与える外界の刺激・拘束感に対して，環境整備による過剰な刺激の回避は，精神的な落ち着きをもたらす。
④ ×興奮などにより，夜間の不眠が継続すると昼夜逆転を招き，さらなるせん妄の悪化が予測される。
⑤ ○せん妄の初期にみられる失見当識に対して，刺激を与えないようにコミュニケーションを多く取り現実を理解させる関わり方は，時間の間隔や早い段階で生活のリズムを取り戻せることにつながる。

状況設定問題

　Aさん，85歳の女性。2か月前から食欲不振と4kgの体重減少があり来院した。胃癌と診断され手術目的で入院した。1人暮らしで日常生活は自立している。身長148cm，体重38kg。中心静脈カテーテルが挿入され，3日後に全身麻酔での手術が予定されている。

▱ Aさんは「点滴の管が心配だから」とトイレ以外は臥床している。体温36.3℃，呼吸数20/分。夜間に時々咳嗽があるが喘鳴はない。
　この時期に最も適切な援助はどれか。96-P58

1 呼吸訓練
2 床上排泄訓練
3 筋力強化運動
4 関節可動域訓練

▱ Aさんは幽門側胃切除術を受けた。中心静脈カテーテルの他に経鼻胃管と膀胱留置カテーテルが挿入されている。術後1日，Aさんは抜いた膀胱留置カテーテルを手に持ってベッドサイドに立っていた。「息子が泣いているから家に帰る」と寝衣を着替えようとしている。
　Aさんの状況はどれか。96-P59

5 心気症
6 感情失禁
7 うつ状態
8 術後せん妄

▱ 順調に経過し，食事は5分粥6回食になった。Aさんは5日後に退院予定だが「病院にいる間はいいけど，これからは食事を作るのが大変そう」と話している。
　退院時の食事指導で適切なのはどれか。96-P60

9 退院直後に1日3回食とする。
10 食事の献立例を一緒に考える。
11 繊維質の多い食品を摂取する。
12 食べる速さは気にしなくてよい。

● 解答・解説

1 ○85歳と高齢で，4kgの体重減少があり，夜間に時々咳嗽があることから，呼吸機能の低下が予想される。術前に呼吸機能が低下していると手術後に喀痰排出がうまくいかず，術後肺炎を併発する恐れがある。術後肺炎の予防として呼吸訓練は大切である。

2 ×最近は手術後の早期離床・早期歩行が基本であるので，床上排泄訓練は必要ではない。

3 ×入院までは日常生活は自立しており，術後も早期離床が行われるため，筋力強化運動は必ずしも必要ではない。

4 ×関節可動域訓練は長期臥床例や整形外科疾患など関節が拘縮して，関節可動域が制限されている人に行われるもので，この場合必要ではない。

5 ×心気症とは神経症性障害の一つの型であり，病気でもないのに自分が病気であると信じて疑わず，不安を感じるものである。現在は，身体表現性障害と呼ばれている。

6 ×わずかの刺激で泣いたり笑ったりするもので，血管性認知症や脳梗塞でみられることが多い。

7 ×うつ状態は気分が沈んで，何もする気がしなくなる状態である。

8 ○せん妄とは軽度から中等度の意識混濁に精神的な興奮が加わった状態で，幻覚や妄想などを伴い，大声をあげたり，暴れたりする。一般的に急激に起こるもので，多くの場合一過性（可逆性）である。高齢者に多く，入院や手術後など環境の変化が誘因になるが，発熱，中毒，代謝障害時などにもみられる。

9 ×幽門側胃切除術により，胃の容量が減少し，一度にとれる食事量は限られるため，少量ずつ何回かに分けて摂取する必要がある。1日3食では回数が少なすぎる。

10 ○患者は慣れない食事を一日に何度も作らなければならず不安を感じているので，献立を一緒に考えることよって安心して退院することができる。また，献立を工夫することによって，ダンピング症候群もある程度防ぐことができる。

11 ×胃の一部が切除されており，消化機能が減弱しているため，繊維質の多い食品を摂取すると下痢を起こすことがある。

12 ×食べる速度が速いと，多量の食物が一度に腸に流れ込み，ダンピング症候群を起こす原因となるため，ゆっくり食べることが大切である。

3. リハビリテーション

学習の要点は

日常生活動作（ADL）が障害されるとQOLの低下にもつながります。ここでは，ADL拡大を目的としたリハビリテーションの特徴と基本的な生活行動におけるリハビリテーションの実際について学んでいきます。

高齢者に対するリハビリテーションの意義と特徴

- 高齢者のリハビリテーションでは，老化による身体機能の低下や筋力の低下，骨の変形，廃用性変化などによるADLの障害を最小限にして，その人らしく生活できるように支援することが重要な課題である。
- 看護者は，高齢者のリハビリテーション開始時に諸機能の低下状況をアセスメントし，急性期から手足の運動，自力での体位変換，座位保持での食事動作などを十分に観察し，段階的にADLを拡大していくように努める。
- 長期臥床の高齢者は褥瘡を発生しやすく，身体機能の低下に伴って感染・疼痛を引き起こすことで，さらに精神活動の低下も招きやすい。そのため，外因性（圧迫・ずり応力・摩擦・湿潤）・内因性（低栄養・失禁・精神状態）危険因子を詳細にアセスメントし，発生要因を早期に除去することが重要となる。
- リハビリテーションは高齢者の自立に向けて廃用症候群を来さないように，多くの専門職が連携して実施することで目的を達成することが可能となる。

リハビリテーションを受ける高齢者の看護

1）歩行動作の障害に対する援助

- 高齢者の歩行訓練を行う場合，筋力の低下や多病多薬による影響，感覚機能の低下，日常生活の中での運動量の低下，全身的な体力低下，歩行による意欲低下など全体をアセスメントして援助していく。
- 高齢者の歩行訓練では生活機能を維持していく目的の場合，訓練室だけでなく生活の中で歩行訓練を行う。例えば，点滴している患者でも点滴スタンドを押しながら散歩することができる。

- 歩行能力に日内変動がある場合，個々により機能の変動パターンが異なるため，転倒を予防するうえでも訓練時間を調節する。
- 歩行バランスの障害があっても下肢の筋力が維持されていると，歩行能力の低下を認識できない場合がある。このような患者には十分注意するように指導しなければならない。
- 歩行補助用具を用いる場合，個々に適した用具を使用する。
- 麻痺による後遺症がある場合，安易な安静は廃用症候群を起こす危険性が大きいため，継続的な歩行訓練を行う。

散歩時の工夫

輸液チューブは衿元や袖口などに通して不用意に引っかけないようにする

点滴スタンドは安定性のあるものにする

歩行補助用具

2）食事動作に対する援助
- 利き手が麻痺などで障害されている場合は，使いやすく工夫されたフォークやスプーンなどの自助具を活用し，利き手変換として作業療法の訓練と合わせ実際の食事に応用していく。
- 片麻痺で麻痺側が廃用手の場合は，利き手の反対の手で食事をしなければならない。このようなときは，食器に滑り止めを使ったり，重みのある深底の器を用いる。
- 食事のセッティングは健側寄りに配置し食べやすく工夫する。
- 体力が低下し，坐位の保持ができない場合は，テーブルの高さを変えたり，坐位をとりやすい工夫をする。

- 認知症がある場合は食べることに集中できる環境を作り，また，食器の色・柄・並べ方などを一定にして，患者が食事という行為を自覚しそれを習慣づけて行えるようにする。

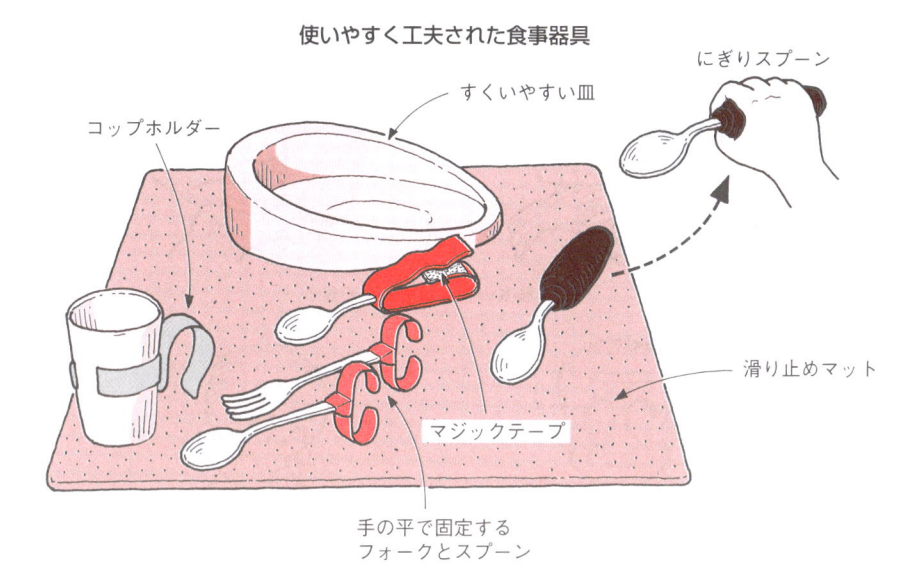

使いやすく工夫された食事器具

（コップホルダー，すくいやすい皿，にぎりスプーン，マジックテープ，手の平で固定するフォークとスプーン，滑り止めマット）

3）更衣動作の障害に対する援助

- 片麻痺の場合は，上肢の着脱の順番は逆になること（着衣は患側から，脱衣は健側から）を理解し，さらに患者の知的能力もアセスメントして行う。
- 上肢の巧緻性が低下している場合は，着脱しやすい衣類を選び，ファスナーや袖の部分にゆとりをもたせる当て布などの改良を加え，自立できるように指導していく。
- つかまらないと立位がとれない患者に対しては，自分でできない動作などの部分的な介助を行う。
- 認知症の場合は，レベルにより更衣動作の障害が異なるため，残存機能をアセスメントして機能を維持する。

片麻痺のある場合の衣服の着脱方法

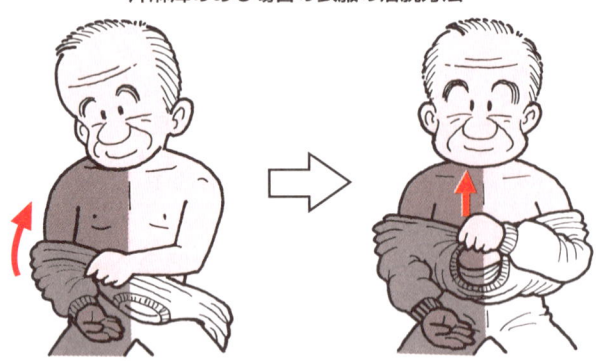

着衣のときは患側から着る

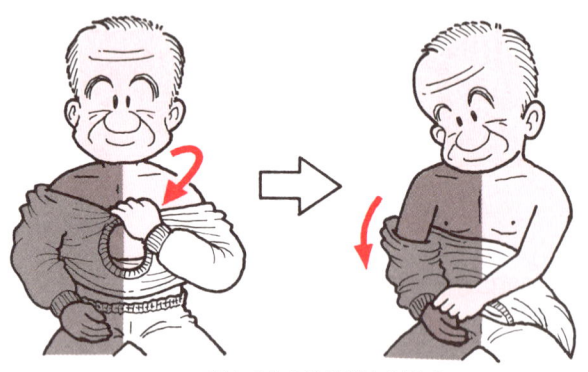

脱衣のときは健側から脱ぐ

4）入浴動作の障害に対する援助
- 片麻痺がある場合は，背部・健側上肢の洗身は残存機能や代償機能のレベルが低いと難しいため，部分的な介助を行う。
- 浴槽内には滑り止めを設け，さらに浴槽の両側に手すりなどを装着することで安全面を考慮する。
- 認知症のある場合は個々の残存機能や問題点を明確にし，できるだけ残存機能を活用して援助する。

5）排泄動作の障害に対する援助
- 移動や衣類の操作，後しまつ，手洗いなどが自立できるように援助する。
- トイレ歩行が可能な場合は，安全・清潔に配慮し，障害のレベルに合わせた排泄方法を指導し，環境を整える。
- トイレ歩行が困難な場合は，障害のレベルに合わせ，適切なポータブルトイレを選択し，安全で立ち上がりやすい状況にしたうえで介助する。

トイレ歩行が可能な場合

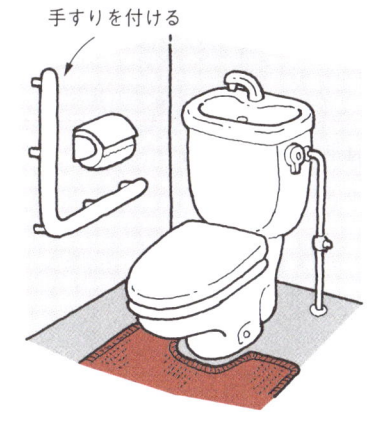

手すりを付ける

トイレ歩行ができる患者には自力で排泄させるが，その際は使いやすさや安全を考慮した環境を整える

トイレ歩行が困難な場合

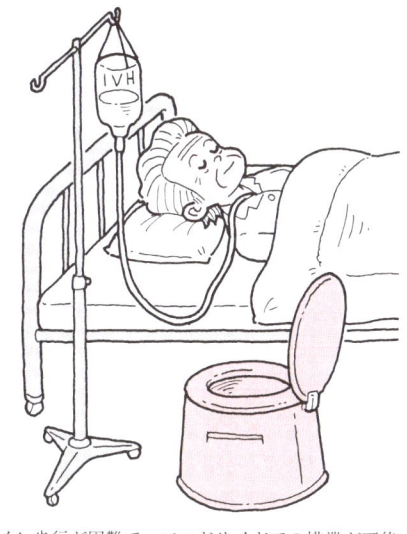

トイレ歩行が困難で，ベッドサイドでの排泄が可能な患者には，ポータブルトイレを準備する。この際，点滴のある側にトイレを置くようにする

既出問題チェック リハビリテーション
一般問題

☑ 長期臥床していた高齢者が端坐位訓練を病棟で開始することになった。初回の訓練の説明で適切なのはどれか。 97-P25
1 「ベッドに浅く腰掛けてください」
2 「顎を上げて座ってください」
3 「両足の裏をしっかり床につけてください」
4 「30分は座っていてください」

● 解答・解説
1 ×ベッドの端に膝関節がくるように腰掛けることが大切である。
2 ×身体の重心が背部に移動し倒れやすい。また気道を伸展する姿勢となり嚥下障害がみられる患者は誤嚥の危険性が高まる。
3 ○高齢者の足が床につく姿勢は安定を維持し筋力がつく。
4 ×端坐位をすすめる際の阻害要因として、"坐位をとっていなかった"ことから生じる起立性循環障害がある。看護師は高齢者の脈拍、血圧、表情を観察し、ときには坐位を中断することも重要である。

☑ 歩行障害のある高齢者のために自宅トイレの扉を改造する。適切なのはどれか。 91-A108
1 カーテン
2 アコーデオン・ドア
3 開き戸
4 引き戸

● 解答・解説
1 ×カーテンは柔らかく不安定なため、開閉時バランスを崩しやすい。
2 ×引き戸に比べ開閉に力が必要であり、さらに、引き戸よりも不安定なためバランスを崩しやすい。
3 ×開き戸は開閉が前後のため、体のバランスを崩しやすい。
4 ○引き戸は開閉が左右であることから身体のバランスは崩れにくく、また、何らかの拍子にバランスを崩してもつかまって支えることが可能。

☑ 嚥下障害のある患者に嚥下反射を起こしやすくするための食事介助で適切なのはどれか。90-A87
1 頸部を前屈位にする。
2 口に運ぶ1回の分量はなるべく少なくする。
3 食物を舌の先端に置く。
4 側臥位のときは舌の麻痺側を下にする。

● 解答・解説

1 ○気管への流出を防止し確実に食道へ嚥下させるためには顎をひかせる頸部前屈位がよい。
2 ×食塊形成に必要な量は与える。分量が少なすぎると咽頭への刺激が不足し、嚥下反射が起こりにくい。
3 ×嚥下反射を起こさせるためにも舌背において咀しゃくさせる。
4 ×口の中に食物が溜まってしまい誤嚥の元になる。

☑ 利き手が廃用手となった片麻痺患者に適切な食事自助具はどれか。90-A100

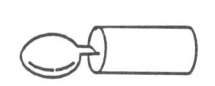

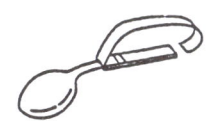

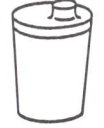

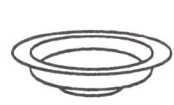

1．コルク柄スプーン　2．カフ付きスプーン　3．こぼれないコップ　4．吸盤付き皿

1 1
2 2
3 3
4 4

● 解答・解説

1 ×
2 ×
3 ×
4 ○

片麻痺により利き手が使えなくなっているので利き手ではない手を使って食事をする必要のある患者である。このような場合、食器などをおさえる動作ができないため吸盤付きの皿を使用することが大切。

☑ 排泄の看護で正しいのはどれか。83-A37
1 床上排泄の患者には定期的に訪室し声を掛ける。
2 糞便の混入した尿では尿量測定ができない。
3 臥床患者には差し込み便器よりオムツの方がよい。
4 排便を促すための水分補給は食後がよい。

● 解答・解説
1 ○排尿誘導をすることで排泄の自立に向けていき，同時に排尿パターンを確認する。
2 ×便と尿の分離が可能であれば，必ずしもできないとは限らない。
3 ×オムツによる弊害を考え，特に長期臥床による失禁を誘発することも多いので差し込み便器とし，徐々に排尿誘導・介助により自立に向けていく。
4 ×食前が腸を刺激する。

☑ 片麻痺の85歳の男性。82歳の妻と自宅で2人暮らし。尿意は伝えられるが，腰を上げることも寝返りもできない。
排尿に適切な用具はどれか。90-A66
1 差し込み便器
2 自動採尿器
3 ポータブルトイレ
4 紙オムツ

● 解答・解説
1 ×男性であり，腰も上げられない。
2 ○障害の状態に合わせ選択することが大切。
3 ×寝返りもできない状態である。
4 ×オムツは尿失禁を促進し，尿失禁により皮膚炎や褥瘡，尿路感染を引き起こす。

状況設定問題

　78歳の女性。身長140cm，体重50kg。5年前から歩行時に右膝内側に痛みがあり，近医を受診し変形性膝関節症と診断された。通院して保存療法を行うことになった。息子夫婦と同居し，2階に自分の和室がある。自室ではベッドを使用し，トイレは和式，食事は息子夫婦と1階の居間でしていた。地区老人会でのゲートボールの練習に週3回通い，甘いものを食べることを何よりの楽しみとしていた。

☑ 保存療法時の生活指導で適切なのはどれか。94-P58
1 疼痛時は冷罨法を勧める。
2 ゲートボールの練習は禁止する。
3 摂取カロリーを増やすよう勧める。
4 大腿四頭筋の等尺運動を勧める。

☑ 痛みが増強し，自宅で終日過ごすことが多くなっていると家族から相談を受けた。
　対応で適切なのはどれか。**2つ選べ**。94-P59
5 手すりの設置を勧める。
6 自室を1階へ移すことを勧める。
7 親しい友人に訪問してもらうように勧める。
8 トイレ歩行以外は動かないように勧める。

☑ 歩行が困難になり，右人工膝関節全置換術を受けた。術後の経過は良好で退院のめどがついたころ，看護師に「退院した後に注意することはありますか」と尋ねた。
　指導で適切なのはどれか。94-P60
9 「外出時，杖は左手で使いましょう。」
10 「正座をするようにしましょう。」
11 「ゲートボールは見学にしましょう。」
12 「重い物を運んでも構いません。」

● 解答・解説

1 ×慢性期の疼痛には患部を温めて血行をよくする温罨法が有効。
2 ×軽い運動は足腰の筋肉を鍛え，患者のADLの改善に有効である。
3 ×変形性膝関節症の患者は，膝に余計な荷重をかけないようにするため，減量が勧められる。身長140cmの人の標準体重は1.4×1.4×22＝43kgで，この患者の50kgはやや肥満傾向であり，摂取カロリーはむしろ減らすべきである。
4 ○等尺運動とは，関節を動かさずに抵抗に逆らって筋力をアップさせるもので，関節障害には最適な訓練の一つである。

5 ×手すりを付けることによって歩行時の膝への負担が軽減され，トイレへの移動など自宅内でのADLは改善させるが，外出への手助けとはなりにくい。
6 ○自室を2階から1階に移すことで階段を使用しなくてすむようになり，外出への障害が取り除かれる。
7 ○友人の訪問は気分転換になるばかりではなく，患者の関心を外に向け，外出への意欲を増すことにもなるため有効である。
8 ×トイレ以外動かないようにしていると，廃用により，下肢筋力低下，関節拘縮が進行し，ADLが低下してしまう。

9 ○患側（右）に荷重がかからないようにするため，杖は健側（左手）で持って，支持基底面を広げた状態で支えるのが正しい。
10 ×正座は膝に重度の負担がかかるので術前，術後にかかわらず避けなければならない。
11 ×杖歩行である点ではゲートボールも見学程度とすべきと考えられるが，膝に負担のかからない運動なら，プレーは可能である。選択肢 9 と 11 で迷うところであるが，杖は健側でつくという原則があり，また最近はできるだけ早く歩行や軽い運動をさせることがリハビリの基本理念になってきているため，本書では 9 を正解とする。
12 ×重い物を持つと膝にかなりの負担がかかるので，退院後すぐは避けたほうがよい。

4. 受療形態に応じた高齢者への看護

学習の要点は

たとえば，検査には苦痛や不安が伴います。検査の際，高齢者を若年者と同じように扱うと様々な問題が生じて，その後の診療に支障を来すことになります。高齢者の特徴をよく理解して，受療形態ごとに適切な援助が行えるようにしましょう。

入院時の看護

- 入院に際しては，高齢者が入院目的を理解しないまま入院するケースも多く，入院生活に支障を来す場合もあり<u>十分な説明</u>が重要となる。
- 急激な環境の変化に適応できず，落ち着きがなく，表情がうつろで徘徊するなどの場面が見られた場合は，高齢者が環境の変化を受け入れるまでの期間，<u>危険の回避</u>や<u>家族の協力</u>とともに混乱やストレスを軽減できるように援助する。
- 入院生活においては，<u>同室者との人間関係</u>にも配慮し療養生活が円滑になるように援助する。
- 高齢者が安全に入院生活を過ごすために，特に<u>転倒による骨折</u>を防止し，感染に対しても<u>手洗い</u>や<u>うがい</u>を励行するなどの援助を行う。
- 高齢者の治療には，手術療法・薬物療法・リハビリテーション療法などがある。治療の効果を考慮して，可能な限り<u>早期離床</u>を促し身体諸機能の低下を防止する。また，他の職種との<u>チーム医療</u>を推進する。
- 退院に向けての援助は，<u>入院時から計画的</u>に行い家族の受け入れ状況を調整する。また，体力やADLなどのアセスメントを基に退院指導を行う。

外来診療時の看護

- 初めて外来を受診する高齢者は，医療設備の近代化や受診システムなど<u>戸惑う</u>ことが多い。特に，視力や聴力の低下している高齢者では不都合が生じやすい。看護者は，高齢者がスムーズに外来受診ができ適切な医療が受けられるように細心の注意を払い援助することが求められる。

【外来診療時の看護の実際】
- 待ち時間を活用し，患者の主訴や受診理由，既往歴，日常生活のレベル，家族構成や経済状態などを**事前情報として理解**し，患者が適切に診療科の受診ができるように支援する。
- 高齢者のペースに合わせて対応し，衣服の着脱，椅子の昇降動作，動き方やボタンの取り外し方，姿勢のとり方など**日常行動パターン**や**ADL**を十分に観察する。
- 説明はわかりやすく丁寧に行う。必要時メモを渡すなど家族と一緒に説明する。
- **生活指導**や**服薬指導**は，高齢者の考え方を十分に確認して可能な方法を検討する。他の医療従事者と協力して**社会資源の活用**も進める。
- 日帰りで行われる手術（白内障など），切開・縫合の場合は，状態により入院や在宅，他の医療施設と連携をして**継続看護**を行う。
- 検査の内容や治療の選択においては，**インフォームドコンセント**を十分に行い，特に身体に侵襲の大きい検査の場合は安全に終了するように介助する。
- 医療が継続できるように次回の予約日をメモにして渡すなどの細かい配慮を行う。

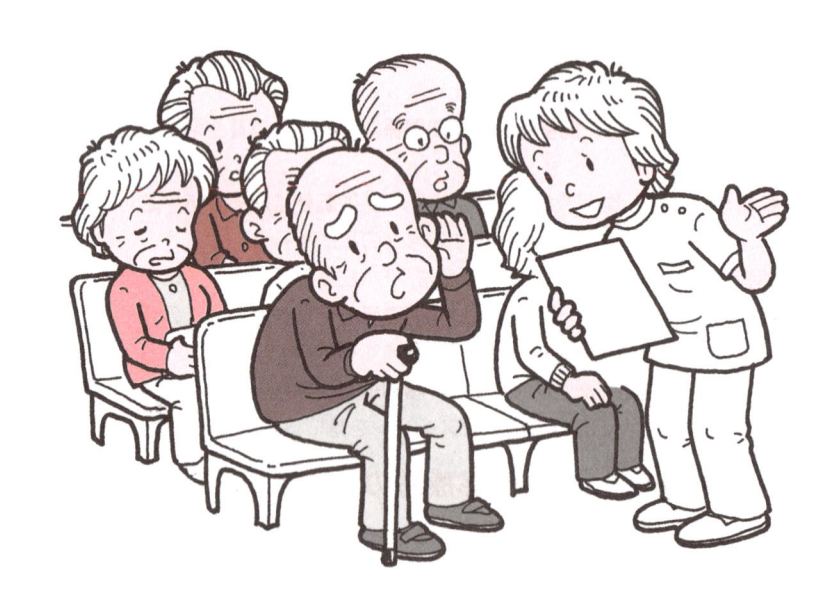

検査時の看護

1) 緊張や不安を軽減する（検査の説明，注意事項の徹底など）。
   - 不安な気持ちを表現できるような関係を作っておく。
   - 検査前のオリエンテーションでは，高齢者の特徴をふまえて，個別性を考慮して行う。
   - 視力障害のある患者には，大きな文字と絵を活用したパンフレットを使用し，わかりやすく，ていねいに説明する。
   - オリエンテーションの内容は検査の目的，方法，日時，場所，準備する事項で，これらをわかりやすく説明する。
   - 検査中の不安を除去するため，声かけを行い，痛みを伴う場合は手を握ったりスキンシップで不安の緩和をはかる。
2) 安全で正確な検査が受けられるようにする。
   - 検査内容によっては身体に機械を装着したり針を刺入したりすることがあり，このような場合は身体に及ぼす影響も大きいので，安全性の面から十分配慮する。
   - 予備力の低下している高齢者は検査中の事故の発生の危険性が高いことを考慮し，異常の早期発見に努める。
   - 急変時は救急処置ができるよう，必要物品の整備と点検をしておく。
   - 検査に応じた体位のとらせ方や身体の支持の仕方を熟知しておく。
   - 苦痛や不快を最小限にするため，安楽な体位を保持する。
3) 検査後の観察を十分に行うとともに異常の早期発見に努める。
   - 特に後出血や排尿障害などの合併症，使用薬剤の副作用に注意する。
   - 検査時，検査後に呼吸困難や頻脈，意識障害などが出現した場合など，緊急時の対応を熟知しておく。
4) 検査による体力の消耗を最小限にする。
   - 検査の多くは空腹状態で行い，前処置として下剤を服用させたり，浣腸をすることが多い。このような場合，高齢者は特に疲労感が強く，転倒などが起こりやすいので，安全には十分注意する。
   - 検査が続くときは，日常生活面での配慮とともに疲労や禁飲食による脱水が起こらないよう，医師や他の医療チームメンバーと連携を密にする。
   - 短時間に一度で検査が終了するよう，体位の保持を行う。
   - 患者の疲労度に応じて安静を保つ工夫をする。

図9 検査計画の流れ

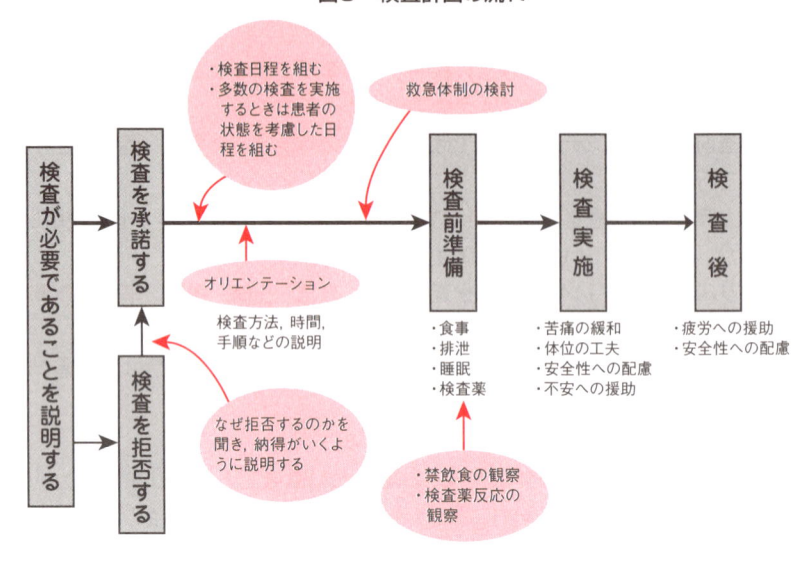

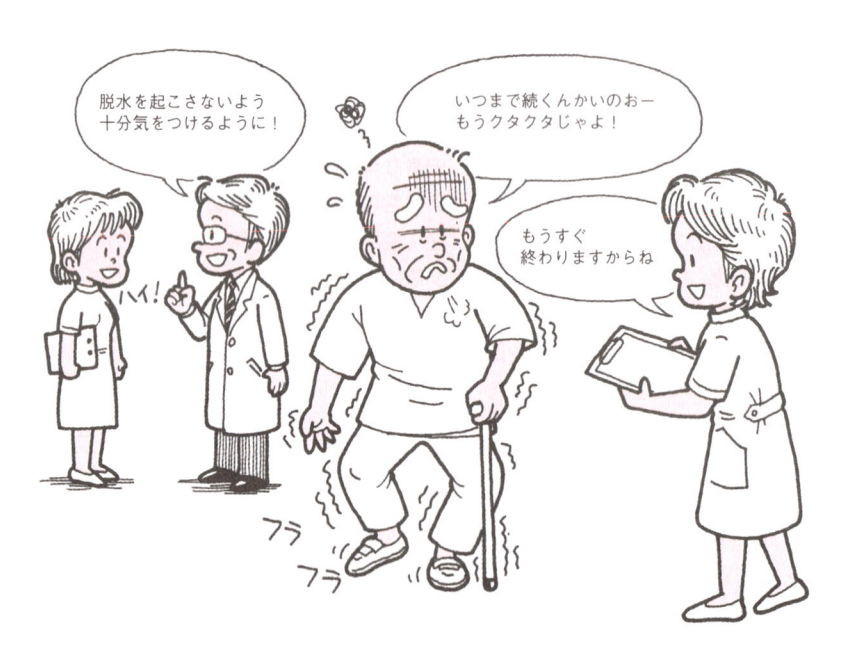

検査が必要であることを説明する → 検査を承諾する / 検査を拒否する → 検査前準備 → 検査実施 → 検査後

- ・検査日程を組む
- ・多数の検査を実施するときは患者の状態を考慮した日程を組む

救急体制の検討

オリエンテーション
検査方法，時間，手順などの説明

なぜ拒否するのかを聞き，納得がいくように説明する

検査前準備
- ・食事
- ・排泄
- ・睡眠
- ・検査薬

- ・禁飲食の観察
- ・検査薬反応の観察

検査実施
- ・苦痛の緩和
- ・体位の工夫
- ・安全性への配慮
- ・不安への援助

検査後
- ・疲労への援助
- ・安全性への配慮

脱水を起こさないよう十分気をつけるように！

ハイ！

いつまで続くんかいのおー もうクタクタじゃよ！

もうすぐ終わりますからね

フラフラ

治療を受ける高齢者への看護

278　受療形態に応じた高齢者への看護

退院計画と退院時の看護

退院に向けての受け入れ準備を計画的に整えることがポイントとなる。
- 家族に対しては面会時を利用して患者の状態を説明し，ケアを一緒に行いながら退院後の不安を軽減していく。
- 高齢者の健康状態に合わせ，家屋や室内の改造ができるよう，社会資源の活用をすすめる。
- 高齢者の疾患をよく理解し，個々の残存機能を有効に活用できるようにする。たとえば，片麻痺などの患者には使えるほうの手でフォークやスプーンを使用して，自力で食事ができるよう指導する。
- 退院後も必要な医療が継続できるように医療機関や福祉関係機関，ケアマネジャーと連携をとり，入院中の医療やケアが継続できるよう調整する。
- 経済的負担を考慮して，患者，家族に私的資源の活用方法（家庭内にある物品を利用）や内容を詳しく説明する。たとえば，経管栄養に用いる点滴架台のかわりにＳ字フックあるいはハンガーを利用したり，液体洗剤の空容器にぬるめの湯を入れてそれで陰部の洗浄をしたり，紙オムツなどをそのまま吸水パッドとして使うなど，色々と工夫をしてみるようアドバイスする。

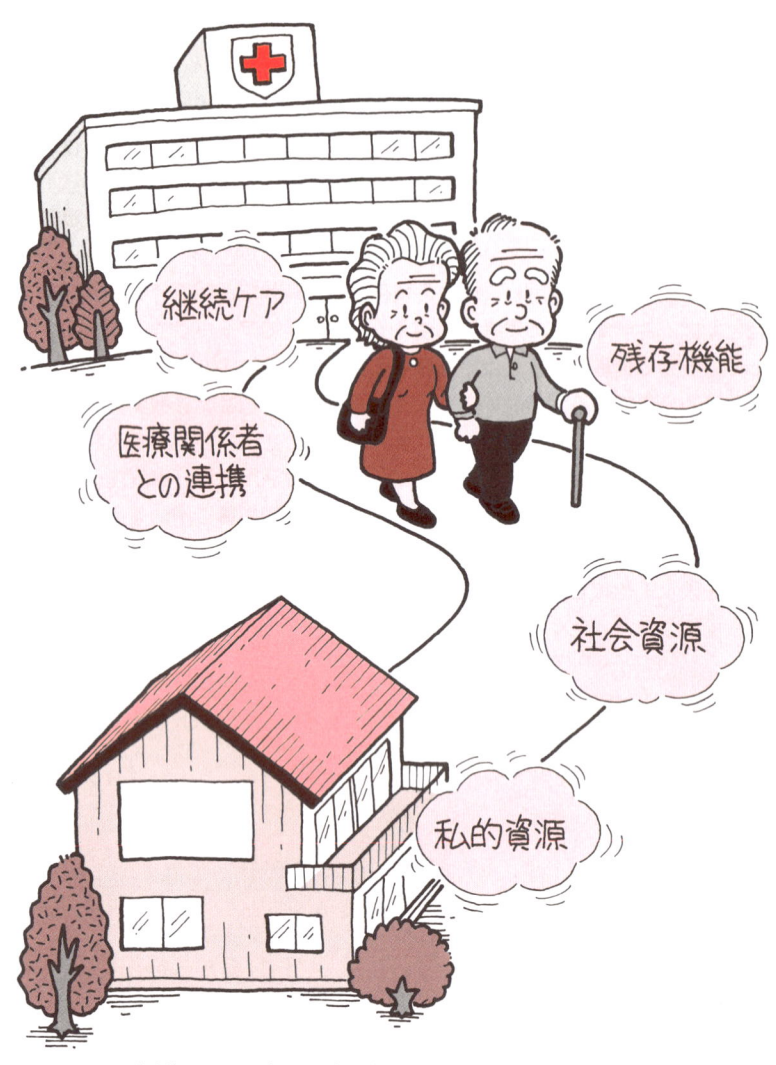

退院後は，さまざまな要素を有機的に複合させながら在宅生活を送る必要がある

受療形態に応じた高齢者への看護

既出問題チェック

一般問題

☑ 日常生活動作が自立している後期高齢者への入院当日の対応で最も適切なのはどれか。97-P28

1. 病棟内をともに歩き場所の確認をする。
2. 活動は必要最小限とし行動を制限する。
3. 寝衣や着替えは看護師が整理し収納する。
4. 預金通帳は患者と看護師で確認し病棟で預かる。

● 解答・解説

1. ○ 入院時のオリエンテーションでは非常口やトイレなどの病棟の構造を説明しがちだが，ほとんど意味をなさない。日常生活動作が自立している高齢者には，説明しながら，ともに歩いて場所を確認し説明することが効果的である。
2. × 必要最低限の治療に必要な行動規制のほかは，高齢者の日常生活行動のリズムをできるだけ乱さないようにする。
3. × 使い慣れているものや見慣れたものを身近に置くことで安心感をもつ場合が多いので，日常使用するものは視野に入る場所におくよう助言しながら手伝うようにする。
4. × 金銭のトラブルは多くの問題を残すため，扱いは慎重に行う。特に患者と看護師個人とのやり取りは避ける。

☑ 入院2日の高齢者。深夜2時ごろナースステーションに来て，看護師に「トイレに行ったら目が覚めて，寝付けなくなった」と話しかけてきた。
対応で最も適切なのはどれか。96-A113

1. 飲水を控えるよう説明する。
2. しばらく患者の話を聴く。
3. 昼間に2時間の午睡を勧める。
4. 夜中なので部屋に戻るよう伝える。

● 解答・解説

1 ×高齢者は夜間頻尿により途中覚醒を余儀なくされ，不眠を訴えることがあるが，飲水を控えると夜間に脱水状態になるため勧められない。
2 ○入院2日目とのことで精神的に不安を感じていると思われる。話を聴いてあげるだけで患者は安心し，良眠できることが多い。
3 ×昼間に午睡をとると睡眠のリズムが崩れ，かえって夜間の不眠が悪化することになる。
4 ×単に部屋に帰るように伝えても患者の不安は取り除かれず，不眠は解消されない。患者が落ち着くまで患者の話をよく聞いてあげる必要がある。

状況設定問題

　76歳の男性。77歳の妻と2人暮らしである。脳出血と高血圧症のために入院中である。経口摂取が開始されたところ飲水でむせがみられた。右片麻痺が残ったが，起坐位は可能である。リハビリテーションを続けていたが2日前から意欲がなくなり，車椅子に乗せてもすぐ「ベッドに寝かせてくれ」と訴えることが多い。妻は「家でみたいけれど，ひとりで看病するのは不安だ」と言っている。

◻ 起坐位での経口摂取を開始するときの援助で**適切でない**のはどれか。87-P13
1 半流動食から開始する。
2 うなずき嚥下を指導する。
3 右側に枕を当てる。
4 右側に立って介助する。

◻ 現時点でのリハビリテーションの援助で適切なのはどれか。**2つ選べ**。87-P14
5 床上訓練に切り替える。
6 妻も機能訓練に参加できるようにする。
7 意欲低下の原因を把握する。
8 外泊をするよう勧める。

◻ 退院に向けて妻への指導で適切なのはどれか。**2つ選べ**。87-P15
9 上肢の屈伸の訓練は妻が計画して行うよう指導する。
10 降圧薬の調節の仕方を指導する。
11 妻の健康維持について指導する。
12 福祉サービスの利用の方法を指導する。

● 解答・解説

1 ○飲水による嚥下障害があるが，とろみのある食物は嚥下できることが多い。
2 ○うなずく拍子の嚥下は円滑にいく。
3 ○患者は麻痺側（右）に倒れやすく，麻痺側を下にした嚥下は誤嚥を誘発するため。
4 ×健側つまり左側に立って介助する。
5 ×坐位耐性が低下しているので，起立などを目標に坐位耐性訓練を行う。
6 ○介護者の指導も必要である。
7 ○意欲低下の原因を究明し，改善策を講じる。
8 ×意欲低下を可能な限り治療し，リハビリテーションを継続する。
9 ×訓練の計画は医療スタッフが考え，妻に指導する。
10 ×降圧薬の調節は医師が行い，妻には患者が正確に服薬するよう指導する。
11 ○介護者の健康管理も重要である。
12 ○社会資源も利用できるように指導する。

第9章　高齢者の終末期の看護

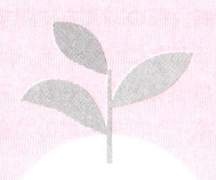

1 高齢者の死にかかわる権利と
　医療・ケア提供者の責務・役割‥286
2 終末期看護の実践 ……………… 293
3 看取りを終えた家族への看護‥300

1. 高齢者の死にかかわる権利と医療・ケア提供者の責務・役割

学習の要点は

人は例外なく死を迎えます。特に高齢者にとって死は現実的な問題になってきます。終末期の看護は，高齢者本人の尊厳，死の迎え方に関する意向などの難しい問題に直面することになります。それだけに看護師だけでなく，他の医療職種とのチームケアを取り入れて臨むことも多く，医療・ケア提供者の力量が問われます。

終末期の概念と高齢者の晩年期の特徴

　最善の医療を尽くしても病状の悪化を食い止められず，死期が近づいたと複数の医療従事者が判断する時期を**終末期**という。この時期の患者には積極的な治療を実施することはなく，**症状の緩和**と**患者および家族の精神的支持**を提供することが主体となる。これを**緩和ケア**と呼ぶ（これを目的とする病棟がホスピス）。このため終末期の医療と看護は純粋な医療と看護からのみでは十分な成果を挙げることは難しく，法律的知識をふまえ，適切な社会通念，人生観，宗教観を交えて遂行される。

　高齢になればなるほど「死」が訪れることを自覚している。だからといって，平然とそのときを迎えられるわけはなく，誰しも心理的な葛藤は避けられない。そのような心理的過程を**キューブラー・ロス**が説いている（pick up コラム参照）。

Pick upコラム

終末期患者の心理的プロセス（キューブラー・ロス）

　キューブラー・ロスは死にゆく過程の心理的変化を5段階に分類した。①**否認**：患者が危機に直面して反応する感情で，動揺し，現実を否定する。包容力のある温かさが必要。②**怒り**：怒りを受け止める姿勢で臨む。③**取り引き**：希望や感情を表す時期で，傾聴の姿勢が重要。④**抑うつ**：動揺した感情を整理する時期。要望に応えられる環境を整える。⑤**受容**：死を認知し，受け入れる時期。要望に応じて適切なケアができるように見守る。

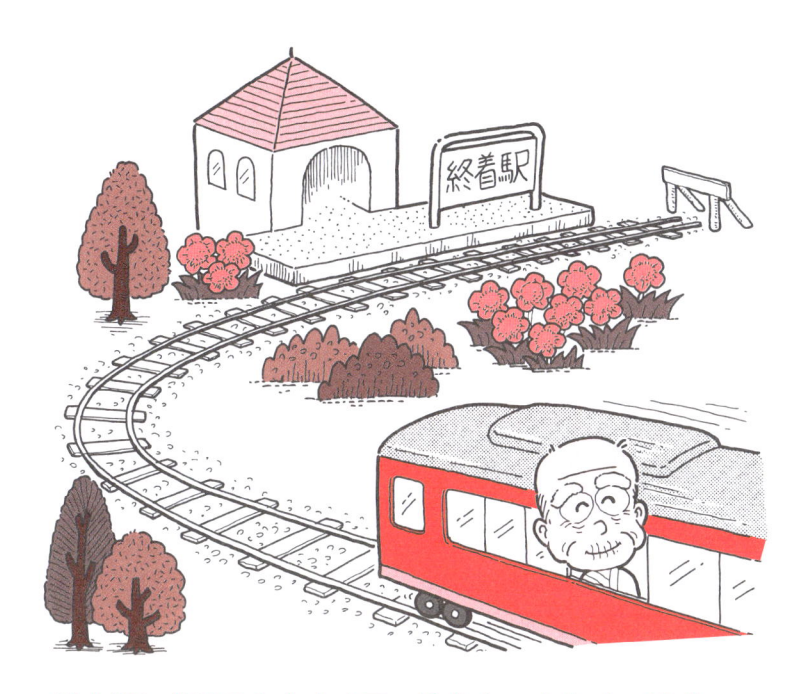

●─ 終末期における生き方や死の迎え方の意向（アドバンス ─● ディレクティブ〈事前指示書〉，リビングウィル）

- 老年期はその人が生きてきた人生の終焉に向かう時期であり，老化とともに，①身体機能の喪失，②社会における役割の喪失，③配偶者や友人，子供たちとの死別など様々な喪失体験を経験し，自らの死を否応なしに考える時期である。
- 高齢者の死に対する意識は，死を受容する傾向と死に対して恐怖や不安を抱く傾向の両極端の感情があり，この矛盾が老年期の特徴でもある。
- 高齢者の多くが自らの死について「ぽっくり死にたい」と思っている。これは，自らの死に際して，長期間の痛みや不安などに苦しむことなく品位や威厳を保ち，恥をかかないで他人に迷惑をかけずに安らかに死を迎えたいという願望の表れでもある。
- 人生の最後の時を迎える際，今まで慣れ親しんだなじみの場所で関わりのあった人々に見守られ，安らかに死を迎えたいと思っている人もいるが，医療機関で積極的に治療を受けたいと思う人もいる。
- 看護師は，高齢者が自らの死をどのように受け止めているか充分に把握し個々のレベルに応じた看取りの援助を行っていくことが重要となる。
- アドバンスディレクティブ〈事前指示書〉とは，終末期医療において，患者が将来判断能力を失ったときに備え，自分自身に対して行われる医療行為に対し

てあらかじめ意思表示をしておくことである（リビングウィル）。また，事前指示書にはリビングウィルとは別に，代理意思決定者を自らが信用する人物に委任することも含まれている。
- 看護師は，終末期の患者から「自分の最後をどうしたい」との言葉があった場合，傾聴するだけでなくリビングウィルの説明を行って文書に残す方法を情報として提供し，緩和医療への移行を明確にする必要がある。
- DNR（蘇生不施行）は終末期の急変時に救命・延命処置（医療行為）を行わないで，尊厳死を待ちたいと意思表示をすること，あるいはそれを文書の形で残すことで，インフォームドコンセントが不可欠である。

家族の参加と家族への支援

- 終末期にある患者の家族は，死が近づくにつれ，例えば「夫婦の時間をもちたい」「自分自身を保ちたい」など様々な思いやニーズをもつ。
- 看護者は，家族がもつニーズを充足し，家族が患者のケアに積極的に参加できるように配慮して，家族の一人ひとりが力を合わせ患者の死に対して準備ができるように援助することが必要。
- 家族への支援として重要なのは，家族が体験する心理的苦痛を理解し，情緒的に支えるだけでなく予想される悲嘆へのプロセスを理解して，心理的プロセスを促進する援助を家族との良好な関係を保ちながら促進していくことである。
- 家族が患者の死を受容していく段階では，家族の役割移行への援助と支援が必要になる。
- 家族の意思決定への援助では，患者の意向が十分に尊重されるように家族の意向のずれを調整し，問題解決に焦点を当て話し合いができるように支援していく。
- 家族対処の促進への援助では，家族の対処によって起こる様々な問題（役割移行，経済問題，精神的ストレス，コミュニケーションの問題）に対して家族資源や地域資源を強化し活用できるように支援していく。

多専門職種からなる医療・ケアチームによる終末期支援の意義と役割

- 終末期の患者に，質の高い医療を提供するため専門職者がそれぞれの立場で意見を出し合い，治療方針・それぞれの関わりについて検討し，連携して各医療従事者が主体的に専門性を発揮し，質の高い医療を提供し合うチーム医療が重要視されている。
- 一般病院には，各医療従事者（医師・看護師・薬剤師・栄養士・医療ソーシャルワーカーなど）で形成された緩和医療チームや認定看護師・専門看護師などのケアチームが多職種合同チームに参加して質の高いケアを行っている。

高齢者の死にかかわる権利と医療・ケア提供者の責務・役割

一般問題

☐ キューブラー・ロス（Kubler Ross）による終末期患者の心理的プロセスで「怒り」の次にくる段階はどれか。83-A32
1. 取り引き
2. 受容
3. 否認
4. 抑うつ

● 解答・解説

1. ○
2. ×
3. ×
4. ×

1）否認，2）怒り，3）取り引き，4）抑うつ，5）受容の順である。受容は最終段階。否認は最初の反応。抑うつは取り引きのあと。

一問一答（終末期患者の看護について○，×を答えよ）

☐ 1 患者の知る権利を尊重する。86-A54
☐ 2 蘇生に対する患者と家族の意志を把握する。83-A49，89-A114
☐ 3 患者が語る思い出話を傾聴する。89-A114
☐ 4 患者に胸中を明かされた場合は，できるだけ陽気に振る舞う。80-A47
☐ 5 死の受け止め方は個人差が小さい。83-A49
☐ 6 家に帰りたいと言っているが家庭では治療ができないので無理であると伝えた。82-A19
☐ 7 罪意識で自己を責めていたので1人にして部屋を出た。82-A19
☐ 8 患者が怒りをぶつけたときも誰もが抱く感情であると理解する。80-A47
☐ 9 会話にユーモアも必要である。83-A49，86-A54
☐ 10 スキンシップが有効である。82-A54
☐ 11 宗教に関する会話は控える。86-A54
☐ 12 食欲がないときは非経口的栄養法を優先する。89-A114

● **解答・解説**

1 ○インフォームドコンセントの原点である。
2 ○蘇生を行うか否かの最終決定は，患者，家族との話し合いの結果に基づく必要がある。
3 ○こうすることで患者は自然に死を受け入れることも少なくない。
4 ×患者の心情を察し，これを共有する姿勢で接する。
5 ×個人差が大きい。
6 ×緩和ケアの目的は延命ではない。死を目前に控えた患者の意思を尊重するべき。
7 ×孤独感を共有して，温かく見守る。
8 ○通常の心理的プロセスだと理解して，怒りを受け止める姿勢で臨む。
9 ○ユーモアは緊張の連続による疲労から解放する，生活の潤滑剤。
10 ○患者がやすらいだり，信頼したり，喜んだりできる非言語的コミュニケーション手段。
11 ×宗教観は精神的な支えとなることがある。
12 ×末期患者にとって食欲不振は自然なことだと考えるべきである。経口摂取が可能な間は患者の嗜好に合わせ少量でもよいから経口摂取できるよう援助する。

状況設定問題

　90歳の男性。1人暮らし。肺癌末期で病状の説明はされている。食欲不振と呼吸困難とで1週前に入院し、酸素2l/分と塩酸モルヒネを投与したが、食事がとれなくなり傾眠状態が続いていた。本日朝、脈拍100/分、血圧80/46mmHg、動脈血酸素飽和度（SpO_2）85％となった。

☑ 患者は今回の入院直後に「終末期には何も処置しないでほしい」とリビングウィルを医師に提出している。遠方から駆け付けた弟が「1秒でも長く生かしてもらいたい」と言った。
　今後のケア方法の決定で最も優先されるのはどれか。98-P103
1. 弟の意見
2. 病院の方針
3. 医師の判断
4. 本人のリビングウィル
5. 公正な立場の第三者の判断

☑ 弟への対応で**適切でない**のはどれか。98-P104
6. 今後の見込みを説明する。
7. ケアに参加できるよう支援する。
8. 誰か会わせたい人がいるか尋ねる。
9. 安静のために静かに見守るよう指導する。

☑ 患者の意識が少し戻り「水が飲みたい」と言った。
　対応で適切なのはどれか。98-P105
10. 点滴静脈内注射を開始する。
11. 弟とともに水を口に含ませる。
12. 看護師が吸引しながら水を飲ませる。
13. 誤嚥のリスクがあるので水は控えるように説明する。

● 解答・解説

1 ×患者本人と家族である弟の意思に相違が認められる場合，両者の意思を確認し，その患者と家族である弟の状況の中で最善を尽くすことが求められる。患者および家族である弟が後悔しないように配慮する必要があるが，基本的に患者の意思を尊重することを最優先することが重要である。

2 ×⎫
3 ×⎬ 終末期のケア方法について最も優先されるのは，病院の方針や医師の判断によるのではなく，患者・家族のもつ様々な信念や価値観，大切にするものを見極めて決定する必要がある。

4 ○患者は，入院直後に自らの意思として「終末期には何も処置しないでほしい」とリビングウィルを医師に提出していることから，患者本人の意思を最優先にする必要がある。

5 ×患者本人の意思が確認できない場合や家族間の意見が一致しない場合は，誰に代理意思決定をしてもらうことが患者の最善の利益につながるのかなど，判断が困難な状況がある場合は第三者の判断を仰ぐ場合もある。しかし，今回の問題は，本人の意思があるため優先されるべきである。

6 ○⎫
7 ○⎬ 終末期にある患者の家族へのケアは，満足のいく看取りができるようにすることである。弟は，兄の予後や出現するであろう症状を知っておくことで予期的悲嘆（死別は避けられないものであるという現実味）のプロセスを促進することになる。また，会わせたい人について尋ねることで，兄の生きてきた姿を語り，良き思い出への意識化を助ける機会ともなる。
8 ○⎭

9 ×患者に死が近づいている場合，家族はどのようにしてよいか分からなくなる。そのような，家族の状況を把握し，家族にできることを説明する。静かに見守るのではなく，呼びかけによって患者が安心することや手や足などに触れることで温かさが伝わることなどを勧める。

10 ×⎫
11 ○⎬ 終末期患者の看護は，患者の訴えを最優先することが必須であり，決して我慢させたりしないことである。点滴静脈内注射，吸引しながら水を飲ませる，水は控
12 × えるという対応は，患者の訴えを優先しているとはいえず，苦痛を与えることになる。
13 ×⎭

2. 終末期看護の実践

学習の要点は

終末期の看護は緩和ケアとも言われ，積極的に原疾患の治療を施すのではなく，苦痛を取り除いて最後のときを迎えるまで，安寧に過ごしてもらうことを目的としています。死に向かう兆候の観察，身体的・精神的苦痛の緩和方法などをしっかり身に付けて下さい。

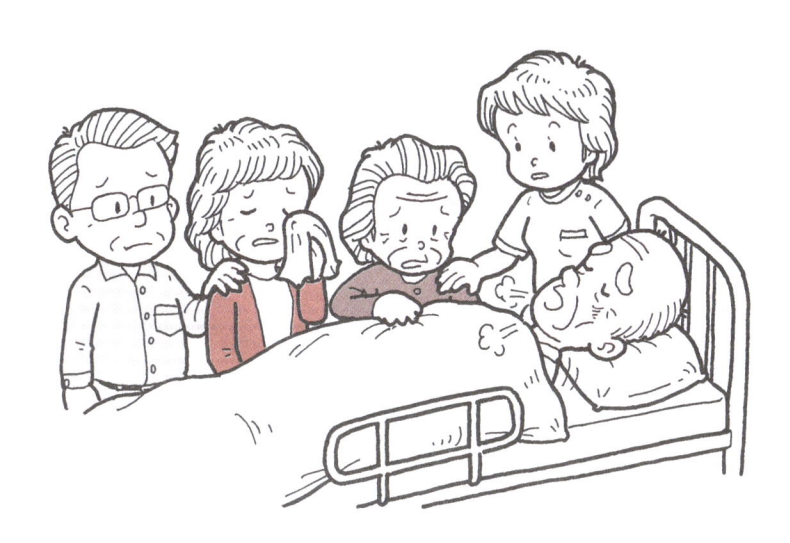

身体兆候のアセスメントと看護

　死が近づくにつれ身体機能が徐々に低下し，様々な症状や徴候を示すようになる。看護者は症状の出現を充分に観察・評価し，患者だけでなく家族や親戚・友人など患者を取り巻く人々に対して，最後の時間を十分に取り，悔いの残らないように援助することが大切となる。

苦痛の緩和と安楽への看護

- 癌の末期などの疼痛に対しては，モルヒネなどの麻薬性鎮痛薬（オピオイド）や非麻薬性鎮痛薬などを使用することが多いが，適切な与薬方法（内服薬や貼付薬）により疼痛を緩和するのはもちろん，マッサージやスキンシップなど，その他の方法を用いて少しでも疼痛が和らげられるよう援助する。
- 患者の苦痛内容を明確にし，必要な援助項目を明らかにする。
- 苦痛の諸症状に対する背景因子を取り除く。
  ※同一体位，抑制による腰背部痛，点滴ラインの不適切な固定による苦痛，寝衣のしわや掛け物の圧迫による苦痛に対し，安全で安楽な体位の確保と固定を心がける。
- 激しい痛みを訴えている終末期患者の看護においては，身体的苦痛がある場合，症状を緩和させることが重要。激しい痛みがある場合は適切な鎮痛薬を使用し，痛みを除去する。
- 全身倦怠感を訴える場合は，筋の緊張をほぐし，心理的なアプローチを試みて苦痛を軽減する。

【WHOによる癌性疼痛コントロールの指針】（表16）
- 痛みの程度に応じて鎮痛薬を段階的に使用する。疼痛のある場合，麻薬性鎮痛薬を第一選択とせず，非オピオイド性鎮痛薬から使用する。

表16　WHO3段階方式除痛法

段階	鎮痛薬の種類	薬剤名
第1段階	非オピオイド性鎮痛薬 ±鎮痛補助薬	アスピリン アセトアミノフェン インドメタシン
第2段階	弱オピオイド性鎮痛薬 ±非オピオイド性鎮痛薬 ±鎮痛補助薬	コデイン
第3段階	強オピオイド性鎮痛薬 ±非オピオイド性鎮痛薬 ±鎮痛補助薬	モルヒネ

（第2段階・第3段階：麻薬性鎮痛薬）

精神的苦痛や混乱に対する看護

看護者は，高齢者が自らの死をどのように受け止めているか十分に把握し個々のレベルに応じた看とりの援助を行っていくことが重要となる。

死期を迎えた患者の余生期間には，その人にふさわしい生命を全うさせ，安らかな死を迎えるための医療と快適な看護が欠かせない。各患者の意志あるいは願望を尊重することが重要である。これらの医療は，医療スタッフと患者あるいは家族がよく話し合い，相互に深めた信頼のうえに成り立っている。終末期患者の看護は，苦痛の緩和とともに精神心理的な支えから成り立ち，精神的な支えとして，患者の心理プロセスをよく理解して看護する。家族には，患者にとって何をすることができるのかを看護の立場から明確に指導する。

臨死期の評価と看護

【死の徴候・観察・評価】

① 意識レベルの低下，昏睡の状態，対光反射の微弱化の有無の観察
② 呼吸抑制による呼吸困難や無呼吸（深い呼吸・浅い呼吸・不規則な呼吸），喘鳴の状態の観察
③ 血圧の低下・脈拍の異常・皮膚の蒼白化と斑点・チアノーゼの出現・四肢の冷感の有無の観察
④ 極端な尿量の減少，尿・便失禁の有無の観察
⑤ 痛み・苦痛のレベルの観察
⑥ 視覚・聴覚の喪失の有無の観察

表17 ターミナルの各段階における患者と家族のケア

ターミナルの時期	余命	患者に対するケア	家族に対するケア
ターミナル前期	6か月～数か月	・痛みなどの症状のコントロール ・精神的に支える ・身辺整理への配慮 ・緩和治療（輸液，輸血，放射線治療など）	・病名告知に関する悩みへのケア ・老人や子供への病名告知 ・死の受容への援助
ターミナル中期	数週間	・輸液の減量 ・ステロイドの使用 ・日常生活の援助 ・宗教的配慮	・予期悲嘆への配慮 ・延命と苦痛緩和の葛藤への配慮
ターミナル後期	数日	・輸液中止の考慮 ・混乱への対応 ・安楽ポジションの工夫 ・鎮静の考慮	・看病疲れへの配慮 ・蘇生術についての話し合い
死亡直前期	数時間	・人格をもった人として接する ・死前喘鳴への対応 ・非言語的コミュニケーション	・死亡直前の症状の説明（呼吸の変化，呻吟） ・家族にできることを伝える ・聴覚は残ることを伝える

（柏木哲夫，日本医師会雑誌，1991より抜粋）

既出問題チェック 終末期看護の実践
一般問題

☐ 死の恐怖を訴える終末期の高齢者へのケアで適切なのはどれか。95-A113
1. いつでも家族と会えるように配慮する。
2. 落ちこまないように励ます。
3. 睡眠薬の使用を検討する。
4. 楽しい話題で会話する。

● 解答・解説

1. ○高齢者の個別性に配慮し，なじみの環境，親しい人の中で過ごせるようなケアが重要。
2. ×自分の人生を振り返りながら安寧に生活できることが重要で，激励は好ましくない。
3. ×睡眠障害を来す要因，例えば痛み，不安などの場合はそれらを緩和する・除去するためのケアを行うべきであり，睡眠薬の使用は最終手段である。
4. ×楽しい会話を必ずしもする必要はない。穏やかな気持ちで過ごせることが大切である。

☐ 激しい痛みを訴えている終末期患者の看護で**適切でない**のはどれか。84-A147
1. 傍らにいて身体をさする。
2. 気分転換のために散歩を勧める。
3. 個室に移ることを検討する。
4. 患者の心理的動揺を受け止める。

● 解答・解説

1. ○スキンシップをすることで痛みや不安など精神的・身体的にも安定するため。
2. ×このような状況で気分転換が除痛効果を高めるとは考えられない。
3. ○本人の気がねや周囲への配慮を検討する。
4. ○心理的にも大きく動揺している。

一問一答（疼痛対策について○, ×を答えよ）

- [ ] 1 不安は痛みを増強する。89-A83
- [ ] 2 痛みの訴えに対しては身体的, 精神的, 社会的側面のアセスメントが必要である。81-A17
- [ ] 3 痛みの程度はスケールを使って示す。89-A83
- [ ] 4 苦痛の緩和には背中をさする, 手を握るなどのスキンシップも有効である。81-A17
- [ ] 5 WHOの指針では麻薬性鎮痛薬が第一選択である。86-A62, 89-A83
- [ ] 6 麻薬性鎮痛薬の副作用には便秘がある。89-A83
- [ ] 7 薬の副作用には積極的に対応する。86-A62
- [ ] 8 麻薬と鎮静催眠薬との併用は有効である。86-A62
- [ ] 9 麻薬の使用は極力避ける。86-A62
- [ ] 10 疼痛を訴える患者に鎮痛薬は副作用があるので, できるだけ我慢するように話す。82-A19

● 解答・解説

1 ○不安を少しでも取り除く必要がある。
2 ○痛みに影響する因子は多い。
3 ○痛みの程度をスケールで示すことができる。
4 ○苦痛の緩和にはモルヒネ（強オピオイド）以外にも多様な対応策がある。
5 ×非オピオイド鎮痛薬が除痛の第一段階, 次いで弱オピオイド, 最後に強オピオイドの順。
6 ○腸管の蠕動を抑制する。
7 ○苦痛を取り除くことに専念するが, 副作用にも積極的に対応すべきである。
8 ○痛みを取り除き, 不安を和らげる。
9 ×鎮痛薬は段階を踏んで投与するが, 他剤で苦痛を取り除けなければ, モルヒネの使用には躊躇しない。
10 ×苦痛を取り除くことが優先される。

状況設定問題

87歳の女性。慢性心不全，軽度脳血管性認知症。終日，個室のベッドに臥床しており，傾眠傾向が続いている。時折，覚醒しナースコールを押すことがある。体温35℃台，脈拍数100/分前後，収縮期血圧100mmHg以下の状態を維持している。家族には死期が近いと告げられている。同居している息子は毎日19時前後に面会に来る。

◪ 看護師が訪室すると「独りぼっちになると淋しい。もうどうなってしまうのかわからない。看護師さんまた来てくれますか」と泣きながら訴えた。
この時の対応で最も適切なのはどれか。94-P61
1 「ここにナースコールがありますから呼んでください。」
2 「大部屋に移りましょうか。気が紛れますよ。」
3 「ご家族の方をお呼びしましょうか。」
4 「しばらく一緒にお話しましょうか。」

◪ 息子は「病院と会社との往復で睡眠時間がとれない。でも，おふくろの顔を見ないと不安なんです」という。
息子への看護で最も適切なのはどれか。94-P62
5 仕事を休むように伝える。
6 最期の時の家族の希望を聞く。
7 面会時にはねぎらいの言葉をかける。
8 本人はもっとつらいことを伝える。

◪ 収縮期血圧が80mmHg台まで下降した。
今後の身体的変化で起こる**可能性が低い**のはどれか。94-P63
9 意識レベルの低下
10 腹式呼吸
11 舌の乾燥
12 下肢の浮腫

● 解答・解説

1 ×用がなくてもコールしてくるようになり，患者の依存性を増強させる。
2 ×さびしいのは個室にいるからではなく，病状などの不安感から来ている。
3 ×家族は毎日面会に来ており，これ以上の負担はかけるべきではない。
4 ○不安感を訴えている患者は話を聞いてあげるだけで落ち着いてしまうことも多い。患者の話を聞いてあげることが，一番の対処法である。
5 ×危篤状態でないこの時期にむやみに仕事を休むよう頼むべきではない。
6 ×最期のときにどうするかということはいずれ聞いておくべき問題であるが，不安を感じているこの状況で尋ねることではない。
7 ○ねぎらいの言葉をかけることによって，自分の行為が他人に認められているのを確認することになる。
8 ×息子はさらに不安を感じてしまう。
9 ○血圧が下がると，意識レベルが低下する。
10 ×死期が近づいた患者にはチェーン・ストークス呼吸や下顎呼吸がみられる。
11 ○食事や飲水ができなくなり，脱水を起こすと舌の乾燥がみられる。
12 ○心不全末期には心臓のポンプ機能が低下するため末梢血管がうっ血し，下肢の浮腫を生じる。

3. 看取りを終えた家族への看護

学習の要点は

高齢者の死に直面する家族は，患者が高齢な分，生活を共にした年数が長く，それだけ悲しみも深くなります。患者を失った家族の心理を十分理解し，親身なケアを心がけましょう。

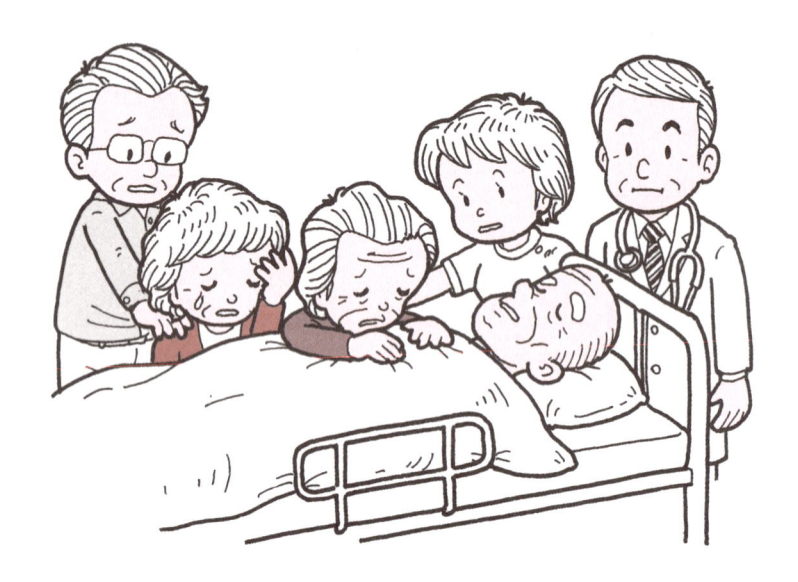

―――― **家族の心理の理解と看護** ――――

- 医療者の救命処置のために家族をベッドサイドから排除したまま死を迎えることのないように，家族が別れの言葉をかわし手を握りしめたり，見守る中で息をひきとることができるよう配慮する。
- 死を看取ったあと，介護をしてきた家族には ねぎらいの言葉 をかける。
- 核家族化の中で死を看取ったことのない家族が増えている現状を考え，家族の不安，動揺に対して精神的苦痛を受け止め，傾聴していく。

家族へのグリーフケア

　終末期を迎えた家族は，心身ともに疲労が大きく看取りの後は悲嘆や後悔の念で体調を崩し病気になることがある。看護者は，患者の存命中から家族に対して身体面・精神面の支援を行い家族のグリーフケアを行う。

家族の生活の再構築への看護

　長年支え合ってきた配偶者を失う悲しみを十分理解し，家族が新しい生活に向けて立ち直っていけるよう温かく見守っていく。

看取りを終えた家族への看護

一般問題

☑ 終末期患者の家族の悲嘆に対する看護で適切なのはどれか。**2つ選べ**。88-A55
1. 患者の身の回りの世話を控えるよう話す。
2. 患者の死別後の問題に触れないようにする。
3. 患者の予後に関して理解を促す。
4. 患者との思い出を家族が語る機会をつくる。

●解答・解説

1. ×身の回りの世話を通し，家族は患者の役に立つというニーズを満たすことができ，死別後も最善が尽くせたと感じられる。
2. ×死別後のことについて話すことは予期的悲嘆のプロセスを促進し，悲嘆が緩和され死の受容が円滑になる。
3. ○予後や出現するであろう症状を知ることで家族は心の支えができ，対応を考えられる。また，予期的悲嘆（死別は避けられないものであるという現実味）のプロセスを促進することにもなる。
4. ○患者の生きてきた姿を語り，良き思い出への意識化を助け，家族なりに意味を見出し，予期的悲嘆作業を促進する。

☑ 患者との死別を予期した家族への援助で，家族の将来について対話ができるよう配慮する段階はどれか。87-A54
1. 死の予告前の段階
2. 衝撃および防御的退行の段階
3. 承認の段階
4. 適応の段階

●解答・解説

1. ×死の予告後，家族が適応の段階で対話ができるようにする。
2. ×この段階では正しい考えは生まれない。
3. ×承認の段階では現実について吟味することで防衛的退行に逆戻りすることもある。
4. ○適応の段階は前向きな姿勢で状況に対処できる時期である。

> 80歳の男性が終末期を迎えた70歳の妻を介護している。
> 今後，必要となるグリーフケアで**適切でない**のはどれか。98-P66
> 1 男性の健康状態を把握する。
> 2 グリーフケアは妻の死亡後に開始する。
> 3 身内を亡くした人のサポートグループを紹介する。
> 4 男性が希望すれば妻の思い出を語り合う機会を設ける。

● 解答・解説

1 ○介護負担がピークのときの看取りは，遺族となってからも，深い悲しみとともに後悔の念が残存し続けることから，男性の身体的，精神的健康状態の把握は大切である。

2 ×在宅ターミナルケアは家族を一つの単位として捉える。患者の死後，家族も死別を段階的に受け入れる必要があるが，患者の存命中から家族へのグリーフケアを始めることが患者の死後の悲嘆反応に影響を及ぼす。

3 ○介護者は，ときには怒りや憎しみなどの否定的な感情を抱く。少しでも穏やかな気持ち，やさしい気持ちで看取るためには，個人的な関係者からのサポートも大切であるが，客観的視点からも支援できる第三者のサポートグループも有効である。

4 ○男性（夫）が妻と生きてきた人生のエピソードについて他者と語り合うことを希望することは，妻の人となり，そして尊敬心や感謝を改めて実感し，残された時間を夫婦として悔いのないよう過ごしたいという思いが内在している。

第10章　介護保険と老年看護

1 介護保険制度の概要 ……………… 306
2 高齢者の保健医療福祉の
　関連施設における看護 ………… 314
3 在宅高齢者の看護 ………………… 319

1. 介護保険制度の概要

学習の要点は

介護保険法は「必修問題」や「社会保障制度と生活者の健康」としても出題されます。国試の常連といってもいいぐらいの重要項目なので、全体像と具体的な施策を理解しておきましょう。平成12年に施行された介護保険法は、その後いくつかの点で見直しを行い現在の内容になっています。予防重視型への転換が図られている反面、負担が大きくなるという問題があります。

介護保険制度の理念と特徴

　従来、高齢者介護に関する福祉・保健医療サービスは、老人福祉および老人保健の異なる2つの制度のもとで提供されていた。このため利用者の立場に立った使いやすい、効率的なサービス提供ができずに、種々の問題が指摘されていた。

　そこで、既存制度の抱える問題を解決するため、福祉と医療に分立している現行制度を再編成することによって、介護を要する高齢者に対して、社会的支援・民間活力を利用し、総合的かつ効率的なサービスを、利用者の希望や選択で提供できるようにするために、平成11（1999）年介護保険法が成立し、平成12（2000）年4月に施行された。

　介護保険法の目的は第1条に「要介護者等について、これらの者が尊厳を保持し、その有する能力に応じ自立した日常生活を営むことができるよう（自立支援）、必要な保健医療サービスおよび福祉サービスに係る給付を行うため、国民の共同連帯の理念に基づき制度を設け、国民の保健医療の向上および福祉の増進を図ること」とされている。

　平成12年に施行された介護保険法は、その後何度か改正され現在の内容になっている。現在は、予防重視型システムへの転換が図られ、要介護者の減少を目的として、軽度の障害を有する要支援者に総合的な介護予防システムを提供している。また、介護予防マネジメントの実施機関として地域包括支援センターが設置され、さらに、利用者負担の見直しやサービスの質の向上も図られている。

サービスの理解と活用方法

　介護保険の保険者（保険を請け負う責任者）は市町村と特別区自治体である。

被保険者（介護保険の加入者＝保険料を支払う人）は65歳以上のすべての人（第1号被保険者）と40歳以上65歳未満の医療保険の加入者（第2号被保険者）である。給付対象者（サービスを受ける人）は65歳以上の要介護者と要支援者，40歳以上65歳未満の特定疾病（表18）をもつ要介護者と要支援者である。特定疾病とは初老期認知症，脳血管疾患，慢性閉塞性肺疾患など16疾患が規定されている。給付費用は公費と保険料からなり，保険料は所得によって決まる。

　介護が必要な者を要介護者といい，要介護になるおそれのある者を要支援者と呼ぶ。介護保険を利用したい者は市町村に申請し，介護や支援が必要であるとの認定を受けなければならない。認定審査により軽い方から順に要支援1，2，要介護1，2，3，4，5の7段階に判定される（図10）。要支援者は予防給付を受け，介護予防サービスを，要介護者は介護給付により介護サービスを受けられる。サービス利用者は専門家である介護支援専門員（ケアマネジャー）と相談してケアプランを作成し，それに沿ってサービスを選択する。利用者は1割を利用者負担として支払う必要がある。

表18　介護保険法施行令に定める特定疾病

①がん（医師が一般に認められている医学的知見に基づき回復の見込みがない状態に至ったと判断したものに限る）　②関節リウマチ　③筋萎縮性側索硬化症　④後縦靱帯骨化症　⑤骨折を伴う骨粗鬆症　⑥初老期における認知症　⑦進行性核上性麻痺，大脳皮質基底核変性症およびパーキンソン病　⑧脊髄小脳変性症　⑨脊柱管狭窄症　⑩早老症　⑪多系統萎縮症　⑫糖尿病性神経障害，糖尿病性腎症および糖尿病性網膜症　⑬脳血管疾患　⑭閉塞性動脈硬化症　⑮慢性閉塞性肺疾患　⑯両側の膝関節または股関節に著しい変形を伴う変形性関節症

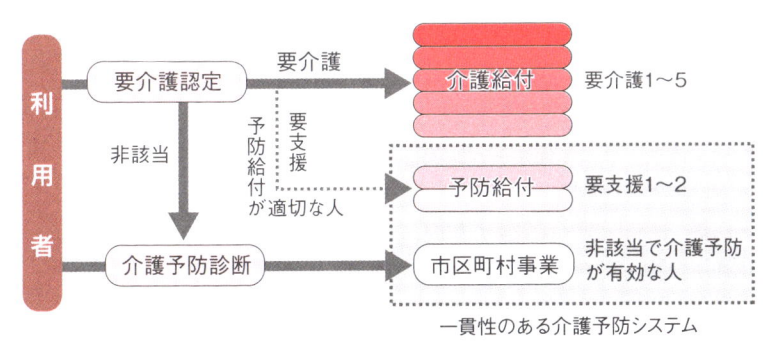

図10　介護給付と予防給付の流れ

サービスの種類

訪問リハビリテーション

訪問介護

福祉用具貸与

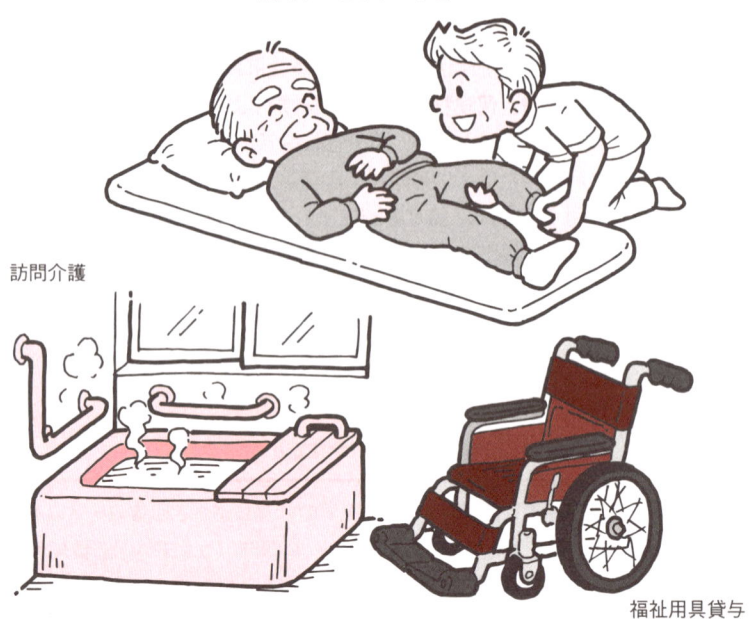

【要介護1～5の認定を受けた人】
1）在宅サービス
　①訪問介護（ホームヘルプ）
　・ホームヘルパーが訪問して、入浴、排泄、食事などの介護や洗濯、掃除などの生活援助を行う。
　②訪問入浴介護
　③訪問看護
　・看護師が訪問し、療養上の世話や診療の補助を行う。
　④訪問リハビリテーション
　・理学療法士や作業療法士が訪問し、リハビリを行う。
　⑤居宅療養管理指導
　・医師、歯科医師、薬剤師が訪問し、療養上の管理や指導を行う。
　⑥通所介護（デイサービス）
　・通所介護施設で食事、入浴、機能訓練などの支援を日帰りで行う。
　⑦通所リハビリテーション（デイケア）
　・医療機関や介護老人保健施設などでリハビリを行う。

⑧短期入所生活介護（ショートステイ）
- 福祉施設に短期間入所させ介護を行う。

⑨短期入所療養介護（ショートステイ）
- 医療機関に短期間入所させ，看護，機能訓練を行う。

⑩特定施設入居者生活介護
- 有料老人ホームなどに入所している高齢者に日常生活上の支援や介護を行う。

⑪福祉用具貸与
- 車いす，車いす付属品，特殊寝台，特殊寝台付属品（マットレスなど），移動用リフト，床ずれ予防用具（エアーマットなど），体位変換器，認知症老人徘徊感知機器など

⑫特定福祉用具販売
- レンタルになじまない排泄や入浴に使用される用具の購入費が支給される。

⑬住宅改修
- 住宅内の手すりの取り付け，段差の解消などに関する住宅改修費が支給される。

2）地域密着型サービス
①認知症対応型通所介護
②小規模多機能型居宅介護
③認知症対応型共同生活介護（グループホーム）
- 認知症の要介護者が共同生活をする住居で，日常生活の世話や機能訓練などを受ける。

④夜間対応型訪問介護
⑤地域密着型介護老人福祉施設入所者生活介護
⑥地域密着型特定施設入所者生活介護

3）施設サービス
①介護老人福祉施設（特別養護老人ホーム）
- 入院治療の必要はないが，常時介護が必要で，在宅で介護ができない人が対象になり，入浴，排泄，食事などの介護やその他の日常生活上の世話や機能訓練，健康管理および療養上の世話を行うことを目的とする。

②介護老人保健施設（老健施設）
- 比較的身体状態が安定した人が在宅復帰できるように，入所してリハビリテーションを中心にケアを行う。日常生活上の介助も行われる。

③介護療養型医療施設（療養病床など）
- 急性期の治療を終了し，長期にわたり療養を必要とする人に，療養上の管理，看護，医学的管理下における介護などの世話，および機能訓練などを行う。

※注意！
　施設サービスは前ページの3つのみであり，短期入所療養介護や特定施設入所者生活介護，認知症対応型共同生活介護などは施設サービスには含まれない。

【要支援1，2の認定を受けた人】
1）在宅介護予防サービス
　①介護予防訪問介護
　②介護予防訪問入浴介護
　③介護予防訪問看護
　④介護予防訪問リハビリテーション
　⑤介護予防居宅療養管理指導
　⑥介護予防通所介護
　⑦介護予防通所リハビリテーション
　⑧介護予防短期入所生活介護
　⑨介護予防短期入所療養介護
　⑩介護予防特定施設入居者生活介護
　・有料老人ホームなどに入所している高齢者に日常生活上の支援や介護を行う。
　⑪介護予防福祉用具貸与
　・歩行器，歩行補助つえ，手すり，スロープなど
　⑫特定介護予防福祉用具販売
　・レンタルになじまない排泄や入浴に使用される用具の購入費が支給される。
　⑬介護予防住宅改修
　・住宅内の手すりの取り付け，段差の解消などに関する住宅改修費が支給される。
2）地域密着型介護予防サービス
　①介護予防認知症対応型通所介護
　②介護予防小規模多機能型居宅介護
　③介護予防認知症対応型共同生活介護

介護保険制度の概要
一般問題

☑ 介護保険の**基本理念**でないのはどれか。89-A117
1. 高齢者介護に対する社会的支援
2. 市町村の措置権の強化
3. 予防とリハビリテーションの重視
4. 民間活力の活用

● 解答・解説
1. ○家族だけでは十分な対応ができなくなった介護を社会全体で支えようというのが目的。
2. ×措置権から，介護者・要介護者の自由な選択への転換が基本理念である。
3. ○疾病を予防し進行を抑えること，また障害をもっている人の機能回復をはかることは基本理念の一つである。
4. ○民間の介護関連業者の参入によって介護の需要に応えていくことも重要である。

☑ 介護保険で正しいのはどれか。93-A114
1. 介護支援専門員は看護職か福祉職のいずれかである。
2. 要介護認定は市町村が行う。
3. 費用は2割が利用者負担である。
4. 要介護状態区分は3か月に1回見直される。

● 解答・解説
1. ×医師，看護師，社会福祉士を始め医療・福祉職の資格をもつ者が実務を5年以上経験し，都道府県が実施するケアマネジャー試験に合格後，実務研修を修了して取得する。
2. ○必要な介護サービスを利用するために，利用者は市町村・特別区の介護認定審査会による要介護認定や要支援認定を受ける。
3. ×費用は1割が利用者負担である。
4. ×見直しは3か月ではなく6か月に1回である。

☑ 介護保険制度における要介護認定で不服申立てをする窓口はどれか。94-A117
1 意見書を書いた医師
2 介護支援専門員
3 介護保険審査会
4 簡易裁判所

● 解答・解説

1 ×介護保険における医師の役割は意見書の作成と認定を受けた患者の介護メニュー作成の助言であり，不服申し立ての窓口にはならない。
2 ×介護支援専門員はケアプランを作成し，ケアサービスを提供する業者との連絡や調整を行う。
3 ○要介護認定に不服があるときは介護保険審査会に不服を申し立てることができる。
4 ×簡易裁判所では要介護認定の不服は受け付けていない。

☑ 認知症対応型共同生活介護（グループホーム）で正しいのはどれか。95-A115
1 介護老人保健施設を小規模化したものである。
2 知人の来訪には時間の制限がある。
3 入居者が中心となり掃除や洗濯などを行う。
4 援助者は訓練的治療を計画する必要がある。

● 解答・解説

1 ×介護老人保健施設は居宅サービスではなく，施設サービスの一つであり，介護内容も異なっている。
2 ×面会時間には特に制限はない。
3 ○入居者ができる範囲で掃除や洗濯，料理を行う。自主的に家事をすることで認知症の進行を遅らせることができる。
4 ×治療のスケジュールなどは特に決められておらず，各人のペースで介護職員とともに家事などをこなしていく。

☑ 介護保険制度における介護支援専門員（ケアマネジャー）で正しいのはどれか。
96-A116
1 要介護認定に必要な調査を行う。
2 家族介護者の役割分担を決定する。
3 訪問看護指示書を作成できる。
4 看護師免許は介護支援専門員資格を兼ねる。

● 解答・解説

1 ○対象者の心身の状況の調査は市町村職員が行うほか，介護支援専門員に委託できる。
2 ×介護支援サービスの意義は，要介護者とその家族に対して提供される複数のサービスが混乱なく効果的に機能するよう調整することである。
3 ×疾病，負傷などにより家庭において療養を受ける状態にある者であって主治医が訪問看護が必要と認めた者に対し，医師が作成する。
4 ×介護支援専門員の資格要件は，保健医療福祉に関する資格をもつ者が実務経験5年以上，資格のない者が介護の業務に10年以上従事し，介護支援専門員実務研修受講試験に合格後，介護支援専門員実務研修を受講した場合に登録証が発行される。

2.高齢者の保健医療福祉の関連施設における看護

学習の要点は

介護保険法の制定とともに，施設サービス，在宅サービスが実施され，その後の改正によって地域密着型サービスが追加されました。いずれも介護保険による給付対象となるサービスですが，ここでは，特に重要なものに絞って解説します。

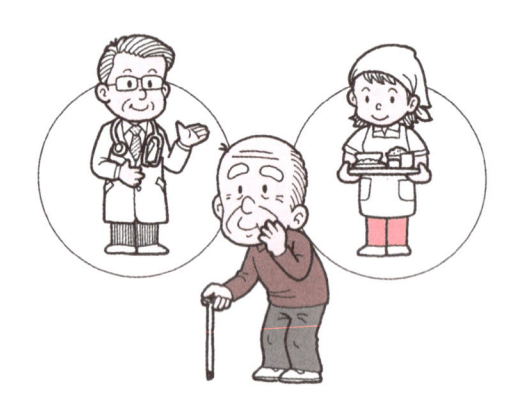

介護老人保健施設は保健・福祉・医療の総合的サービスを提供

介護療養型医療施設の特徴と看護

　介護療養型医療施設は急性期の治療を終了し，長期にわたり療養を必要とする人に，療養上の管理，看護，医学的管理下における介護などの世話，および機能訓練などを行う施設。介護保険法で規定されている施設サービスの一つである。
　なお，介護療養型医療施設は医療や看護をほとんど必要としない入所者が多く，介護保険給付費の無駄が指摘されており，これを受けて平成24年3月をめどに介護療養型医療施設は廃止される予定である。その後は，一部は医療型の療養病床になり，それ以外は介護老人保健施設やケアハウスなど他の介護保険施設へ転換する方針が打ち出されている。

介護老人保健施設の特徴と看護

　介護老人保健施設は，急性期の治療が終わり病状が安定して入院加療の必要はないが，看護・医学的管理下における介護および機能訓練，その他の医療を必要とする寝たきり老人などが対象になる。介護保険法で規定されている施設サービスの一つである。
　つまり，比較的身体状態が安定した人が在宅復帰できるように，入所してリハビリテーションを中心にケアを行うところである。日常生活上の介助も行われる。

介護老人福祉施設の特徴と看護

　介護老人福祉施設は，入院治療の必要はないが，常時介護が必要で，在宅で介護ができない人が対象になり，入浴，排泄，食事などの介護やその他の日常生活上の世話や機能訓練，健康管理および療養上の世話を行うことを目的としている。介護保険法で規定されている施設サービスの一つである。

　以上３つの介護保険施設の特徴を表19に示す。

表19　介護保険施設の特徴（介護３施設）

	介護老人福祉施設 （特別養護老人ホーム）	介護老人保健施設	介護療養型医療施設 （療養病床）
保険給付	介護保険		
対象者	身体・精神上の著しい障害があり在宅にて介護が受けられない要介護者	高度な医学的治療は必要としないが，リハビリや看護・介護が必要な要介護者	症状が安定している長期療養患者で常時医学的管理が必要な要介護者
特　徴	「福祉型」の施設のため常に医師の手当てを必要とするときは入所できない。	一定期間のリハビリ施設。在宅復帰を目標	医学的管理

介護老人福祉施設⇒介護が主
介護療養型医療施設⇒病院（医療）の形態
介護老人保健施設⇒介護＋ちょっと医療（リハビリ），前２者の中間

認知症対応型共同生活介護（認知症高齢者グループホーム）の特徴と看護

　認知症の要介護者が共同生活を営む住居で，入浴，排泄，食事などの介護とその他の日常生活上の世話や訓練を行う。認知症高齢者が家庭的な環境と地域住民との交流の下で生活が維持できることを目的としている。介護保険法で規定されている地域密着型サービスの一つである。看護者は認知症高齢者の特性を十分に理解して，日常生活が円滑に維持できるように援助すること。

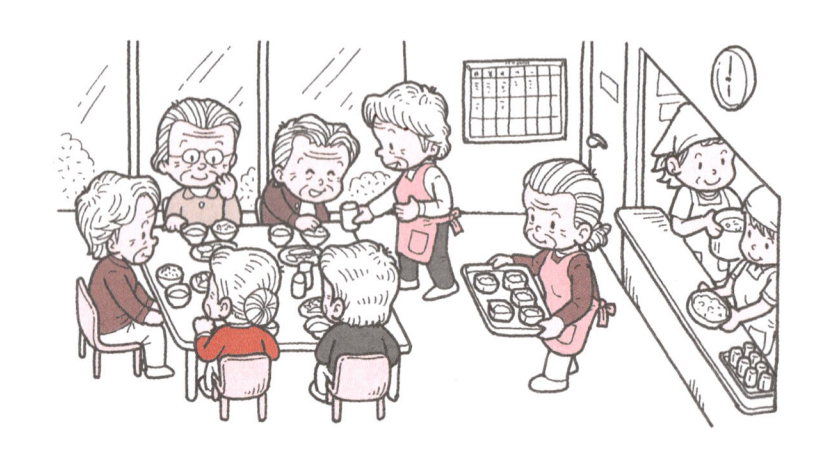

小規模多機能型居宅介護の特徴と看護

　地域密着型サービスであり，特徴は，要介護者本人や家族の希望に応じて「通い」を中心とした，随時の「訪問」や短期間の「泊まり」を組み合わせ，入浴・排泄・食事などの介護とその他の日常生活上の世話や機能訓練を行い，在宅での生活継続を支援している。「通い」は15名以下，「泊まり」は9名以下とされている。看護者は，日中のケアが自宅に帰っても連続性をもって継続されるように支援する必要がある。

既出問題チェック 高齢者の保健医療福祉の関連施設における看護

一般問題

☐ 介護老人保健施設で正しいのはどれか。97-P29
1. 施設を終生利用する者を入所対象とする。
2. 介護職員よりも看護職員の配置人数の割合が高い。
3. 理学療法士や作業療法士の配置は義務付けられていない。
4. 生活援助とリハビリテーションを中心に行う。

● 解答・解説

1. ×入所対象は，病状安定があり入院治療を必要としないが，リハビリテーションや看護・介護を必要とする要介護者である。
2. ×指定基準は，入所者100人あたり医師1人，看護職員9人，介護職員25人，理学療法士または作業療法士1人，介護支援専門員1人であり，介護職員の配置人数の割合は看護職員よりも高い。
3. ×指定基準において，理学療法士または作業療法士1人の配置が義務付けられている。
4. ○介護保険法では，看護，医学管理の下における介護および機能訓練その他必要な医療ならびに日常生活上の世話を行う施設として介護老人保健施設は定義付けられた。

☐ 介護老人保健施設について正しいのはどれか。**2つ選べ。** 99-A87
1. 介護，機能訓練および医療を行う。
2. 常勤医の配置が義務付けられている。
3. 入所者100人当たりの看護師数は3人である。
4. 希望すれば訪問看護サービスを受けることができる。
5. 介護保険で要支援と認定された者も対象に含まれる。

● 解答・解説

1. ○看護，医学的管理の下に介護や機能訓練その他必要な医療ならびに日常生活上の世話を行うことを目的とする施設である。
2. ○介護老人保健施設の設置基準による常勤医の配置は常勤換算で（入所者数÷100）人以上である。
3. ×看護師の入所定員100人当たりの人員基準は9人である。
4. ×訪問看護は，利用者の居宅において看護師などから受ける療養上の世話または必要な診療の補助をいう。

高齢者の保健医療福祉の関連施設における看護

5 ×入院治療を必要としない病状の安定期にある要介護者（要介護1～5）であり，要支援は含まれない。

☑ 認知症対応型共同生活介護（認知症高齢者グループホーム）で正しいのはどれか。98-A72
1 20名の生活単位を基本とする。
2 家族・知人の来訪は自由である。
3 市町村の措置によって入居する。
4 介護保険制度における施設系サービスである。

● 解答・解説

1 ×5人から9人までと少人数を定員とした共同生活住居を単位としている。
2 ○家族や知人の来訪を自由にすることにより，自宅での生活環境に近い家庭的な雰囲気を作っている。
3 ×介護保険制度において，サービスの供給が措置から契約に転換され，市場原理が導入されることで利用者個人と業者が対等な立場に位置づけられた。
4 ×介護保険制度改正に伴い，2006年4月から地域密着型サービスに位置づけられた。

☑ 介護保険制度によって指定されるグループホームについて正しいのはどれか。99-A61
1 施設サービスの一つである。
2 入所人数の制限はない。
3 訪問看護を利用できる。
4 夜間は職員が不在となる。

● 解答・解説

1 ×グループホームは，2006年4月より創設された地域密着型サービスに位置づけられている。地域密着型サービスは，介護が必要になっても住み慣れた地域で暮らし続けることを目指している。
2 ×グループホームは，5～9人を定員とした共同生活住居を単位としている。原則個室であり，自宅での生活環境に近い家庭的な雰囲気であることが望まれている。
3 ○訪問看護を利用することができる。
4 ×午後9時から午前6時までは，宿直業務を行う介護従事者が1人以上確保されていることが必要。

3.在宅高齢者の看護

学習の要点は

在宅看護を行う場所は生活の場でもあります。様々な事情により生活環境を変えざるをえない高齢者がいますが，それによってもたらされる心理状態をよく汲んで対応したいものです。また，介護保険を利用する場合，チームケアや在宅での事故予防対策など看護師の役割は大きいので，そのあたりもよく理解しておいて下さい。

チームケア

在宅医療
（医師，理学療法士，作業療法士など）

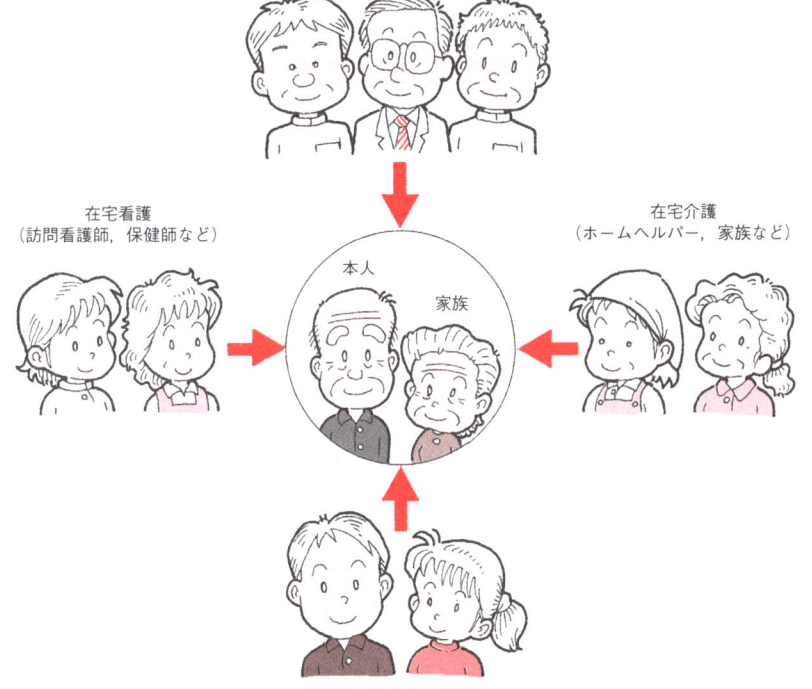

在宅看護
（訪問看護師，保健師など）

本人　家族

在宅介護
（ホームヘルパー，家族など）

その他の社会資源，サービス
（福祉関係者，サービス業者，ボランティアなど）

生活の場の移転〈リロケーション〉

　高齢化が進み，介護を必要とする高齢者は配偶者の病気や死を機に，一人で生活することが困難になり，子供や兄弟と同居して新しい住居や土地に生活の場所を移転する高齢者が増えている．しかしながら，新しい環境に慣れにくい高齢者も多く，そのような高齢者はストレスや負担を感じることになる．看護者は，リロケーションによって引き起こされる高齢者の心身の消耗を防ぎ軽減できるようにアセスメントする．さらに，今までの生活スタイルや好みを十分に把握して，高齢者が安心して生活することができるように調整し支援する．

チームケアと看護の役割

　チームケアとは，各専門職のメンバーが協働してケアを行うことであり，在宅ケアにおいて重要なことは，要介護者の保健・医療・福祉に関係する職種がチームとして協働して，統一したケアとサービスを提供することである．チームケアを効率的に行うために，職種間相互の十分な連携と役割分担・調整が不可欠であり，要介護者の状況の変化に伴い，それぞれの立場でリーダーシップをとり円滑にケアが行われるように働きかけていくことが求められる．

事故の予防対策

- 在宅ケアを受ける高齢者は，医療関係者による24時間管理の場ではないという特徴から，対象者本人と介護者の身体的・精神的・社会的危機の発生を予測し，予防と早期発見・早期対応を考慮することが重要となる．
- 介護生活上の問題発生と介護力の低下は病気の状態を悪化させ，在宅ケアの継続を困難にしてしまう．
- 在宅中の高齢者に起こりやすい合併症は筋力の低下や関節拘縮，廃用症候群，褥瘡，脱水，低体温，感染症である．また，治療上のトラブルや使用機器のトラブルなどを個別の病状や実施している医療処置に関連付けて予防的視点で観察し，ケアを行っていく必要がある．

既出問題チェック 在宅高齢者の看護
一般問題

> 在宅療養中の高齢者支援として専門職チームが活動する時に最も重要なのはどれか。 97-P30
> 1 近隣住民への活動状況の情報提供
> 2 職種間での目標の統一
> 3 各職種の独自の行動
> 4 年1回の活動評価

● 解答・解説

1 ×「近隣住民への活動状況の情報提供」は，独居の高齢者などへの早期対応を目的として意図的に協力を求める場合も考えられるが，専門家チームの活動として，まずはチーム内での適切な対応が優先されなければならない。

2 ○各分野の専門家がそれぞれのサービスを提供する場合，共通の目標をもち一定の到達レベルを目指して関わることによって，専門職チームの日常的な連携が成立し在宅ケアの成功へとつながる。

3 ×「各職種の独自の行動」は，"専門職チームの日常的な連携"とは正反対の活動である。したがって，在宅での要介護高齢者の生活は，当事者主体ではなくサービス提供者中心の在宅ケアに陥る危険性が高い。

4 ×専門家チームの活動を評価することは重要だが，それ以前に共通の目標設定が優先される。さらに，要介護高齢者は日々状況が変化するので，短期的に評価しながら目標・サービス内容の変更を行う必要がある。

第11章　高齢者を介護する家族への看護

1 介護家族の生活と健康 ………… 324
2 介護家族への看護 ……………… 327
3 家族介護の課題 ………………… 335

1. 介護家族の生活と健康

学習の要点は

介護保険制度の導入後も，介護力としての家族の存在は欠かせません。この章では，高齢者介護が介護者である家族や家庭生活にどのような影響を与えるのかをみていきます。

要介護高齢者と家族の理解

平成20年版高齢社会白書をみると，介護サービスを受けている人のおよそ4分の3（72.3％）が居宅（在宅）サービスを受けており，介護の担い手はその多くを家族に頼っていることがわかる（図11）。

近年，核家族化により家族による介護が困難になってきているが，ひとたび家庭内に要介護者が出現すると，家族の協力は必要不可欠であり，家族にも正しく認識してもらう必要がある。

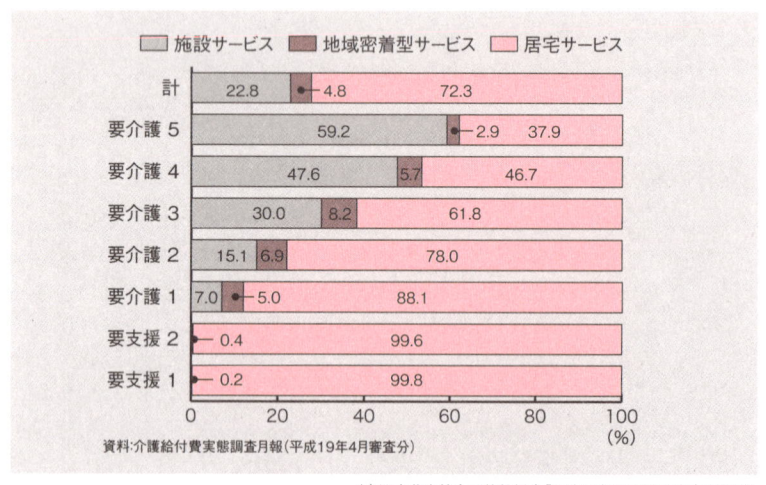

	施設サービス	地域密着型サービス	居宅サービス
計	22.8	4.8	72.3
要介護5	59.2	2.9	37.9
要介護4	47.6	5.7	46.7
要介護3	30.0	8.2	61.8
要介護2	15.1	6.9	78.0
要介護1	7.0	5.0	88.1
要支援2		0.4	99.6
要支援1		0.2	99.8

資料：介護給付費実態調査月報（平成19年4月審査分）

（内閣府共生社会政策統括官「平成20年版高齢社会白書」より）

図11 要介護度別のサービス利用状況（総数に占める割合）

介護者の健康と介護力

　家庭での介護には身体的，精神的負担が大きく，介護者の健康を損ねることがある。高齢社会を迎え，介護者の年齢も高齢化しており，体力的に劣っているばかりでなく，何らかの疾患を抱えていることも多く，介護によって受けるダメージは計り知れない。介護者の健康状況を把握し，あまり負担をかけずに介護を行わせる必要がある。

家族生活への影響

　介護者には一家の主婦が多く，今まで主婦が行っていた家事が滞るようになる。また，精神的・肉体的に追い詰められた介護者が他の家族にストレスを与える場合も少なくない。介護のために，仕事を変わる，あるいは仕事をやめざるを得ないこともあり，金銭的に苦しくなることもある。また，要介護者と別居していた家族は介護するにあたり，引越しを余儀なくされる場合もある。単身，家族と同居にかかわらずその代償は大きい。

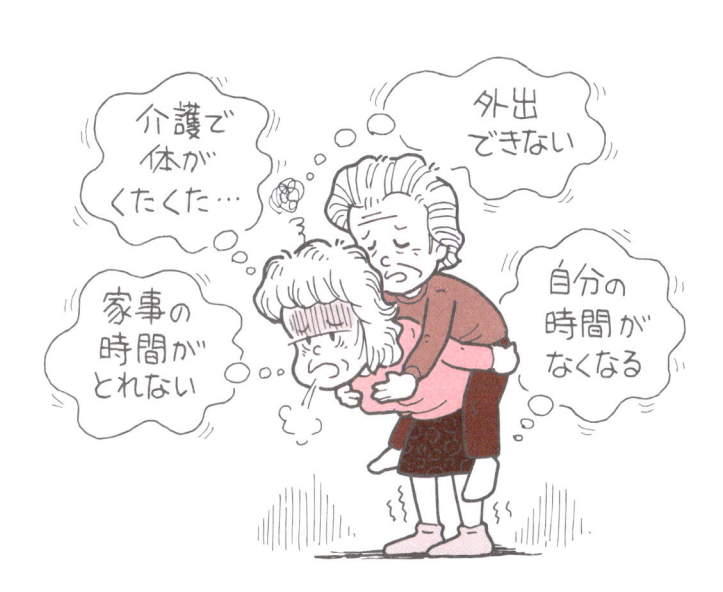

既出問題チェック 介護家族の生活と健康
一般問題

> ☑ 平成19年（2007年）の国民生活基礎調査における要介護者等と同居している主な介護者の悩みやストレスの原因で最も多いのはどれか。(改変) 96-A117
> 1 家族の病気や介護
> 2 家族との人間関係
> 3 自由にできる時間がない
> 4 収入・家計・借金等

● 解答・解説

1 ○ 男性で67.8％，女性で75.8％が家族の病気や介護で悩みやストレスを感じており，これが原因としては最も多い。
2 × 男性16.3％，女性22.4％である。
3 × 男性12.5％，女性22.3％である。
4 × 男性21.3％，女性19.3％である。

2. 介護家族への看護

学習の要点は

介護者の負担が大きいと介護の質が低くなり、要介護者が十分な介護を受けられなくなります。そのため、看護者は個々の家庭の介護力・介護状況を把握して介護者の負担を軽くする方策を考えるなど、いろいろな視点からサポートしていく必要があります。

家族介護状況の把握と分析

厚生労働省の「国民生活基礎調査」(平成19年) によると、介護者のうち60.0%が同居している家族によってなされており、介護者の続柄をみると、配偶者が25.0%、同居している子供が17.9%、子の配偶者が14.3%となっている。

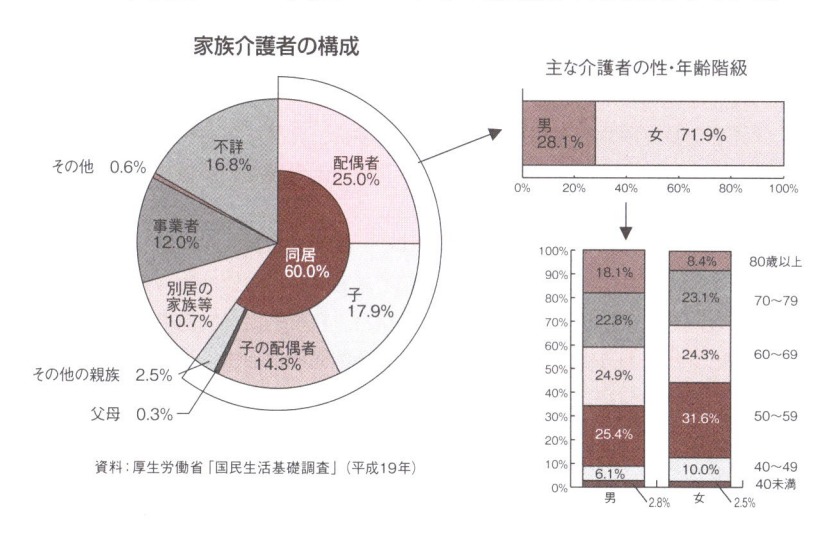

家族介護者の構成

- 配偶者 25.0%
- 同居 60.0%
- 子 17.9%
- 子の配偶者 14.3%
- 父母 0.3%
- その他の親族 2.5%
- 別居の家族等 10.7%
- 事業者 12.0%
- その他 0.6%
- 不詳 16.8%

資料：厚生労働省「国民生活基礎調査」(平成19年)

主な介護者の性・年齢階級

男 28.1%　女 71.9%

年齢	男	女
80歳以上	18.1%	8.4%
70～79	22.8%	23.1%
60～69	24.9%	24.3%
50～59	25.4%	31.6%
40～49	6.1%	10.0%
40未満	2.8%	2.5%

要介護者と同居している主な介護者の年齢についてみると、要介護者が65歳以上の高齢者の場合、その主な介護者の半数以上が60歳以上となっており、いわゆる「老老介護」のケースも相当数存在している。

同居している主な介護者が1日のうち介護に要している時間をみると「ほとんど終日」が22.3％となっており，介護者の負担がかなり多いことがうかがわれる。

高齢者を介護する家族への看護にあたり，家族介護状況の把握と分析が必要となる。下記の項目について調査する。

①家族構成と介護できる家族の把握（誰が主に介護をするのか，誰が手伝えるのかとともに，乳幼児や受験生などの有無，ほかに高齢者や介護が必要な家族がいるか，など）
②家族の健康状況（既往歴，現病歴，通院状況など）
③家族の職業，経済状態，生活パターン（自営業か，勤めているのか，日中働いているのか，夜勤なのか，日中家に誰かいるのかなど）
④実際に介護できる時間はどれくらいか。
⑤家族関係と介護意欲（要介護者とほかの家族の関係は良好か，家族同士の関係はどうか，介護意欲はあるか，など）

これらを把握したうえで，家族の介護力，介護負担度を評価して，介護力に合った正しい介護を指導することが大切である。

家族援助の視点と看護

家族が間違った介護を行っていると，よけいな時間がかかったり，かえって要介護者の具合が悪くなって，新たな介護が必要になったりと，要介護者に不利益なだけでなく，介護者の負担を増やすことにもなる。したがって，家族に正しい介護の仕方を指導することは，介護者の負担を取り除く意味でも重要となる。また，介護者自身が疾病を有しているケースも多く，介護による負担から健康を害することがあり，要介護者の身体状態だけでなく，介護者の健康状態にも注意すべきである。

長期にわたる介護は身体的疲労だけでなく，精神的な疲労が蓄積して，心理的ストレスをためがちである。介護者は相談できる人がいないため，介護の責任を一人で背負い込んでいることも多い。この場合，精神的に追い詰められているので，精神的サポートも必要となる。一日のうち数時間は自由に過ごせる時間を作ってあげ，リフレッシュすることが大切である。また，常にねぎらいの言葉をかけ，励ましてあげることも大切である。看護師は介護者のよき相談相手になってあげる必要がある。介護者の不満を聞いてあげるだけで介護者のストレスの何割かは減らすことができるものである。

介護力の評価

要介護者をとりまく環境は個々のケースで異なり，特に，介護力を評価することはその要介護者のQOLを考えるうえで大切な情報となる。最初の調査でその

家族ができるであろうと予想された介護力と，実際にできている介護力には隔たりがあるのが普通で，今現在，どのくらいの介護ができているのか，要介護者に不満はないのかなどに常に気を配る必要がある。

介護をするうえで必要な技術をどのくらい習得しているのか正確に評価し，できていない介護技術はわかりやすく実践指導する。どうしてもできないことは，訪問看護などの介護サービスによって補うようにする。

介護適応への看護

家族介護者は自分の意志とは無関係に，偶然に介護者の立場に立たされることが多く，介護することの受け入れ自体ができないことがある。また，認知症を伴った高齢者の場合，介護者に対して，感謝するどころか，介護拒否したり敵意を抱いたりすることもあり，介護をしているということに対する満足度も得られず，介護無視や虐待に結びつくこともある。介護の受容には，①ショック，混乱，②怒り，否認，抑うつ，③依存，期待，④受容，適応という過程を経る。介護者に介護するということを十分に認識させ，ネガティブな感情をポジティブな感情へと転化させることが高齢者を介護するうえで大切である。

支援ネットワークづくり

介護者個人や家族だけではその介護には限界があり，種々のサービスを利用する必要がある。訪問介護，通所介護，短期入所生活介護，訪問看護などの在宅サービス，認知症対応型通所介護などの地域密着型サービスなどがそれにあたり，複数のサービスを同時に受けていることも稀ではない。各機関が各々バラバラにサービスを提供していては十分な介護は提供できない。要介護者のQOLを考えるうえで，サービス機関同士の連携は必要不可欠なもので，これらの機関を上手に連携させるシステム，いわゆる支援ネットワークの構築が欠かせない。支援ネットワークには介護保険で定められたもののほかにも地域住民やボランティアが中心となった非公式なものも含まれる。今までは「在宅介護支援センター」や「訪問看護ステーション」が不完全ながらその任を果たしてきたが，2005年の介護保険法改正に伴って「地域包括支援センター」が設けられ，支援ネットワークの中核施設となっている。

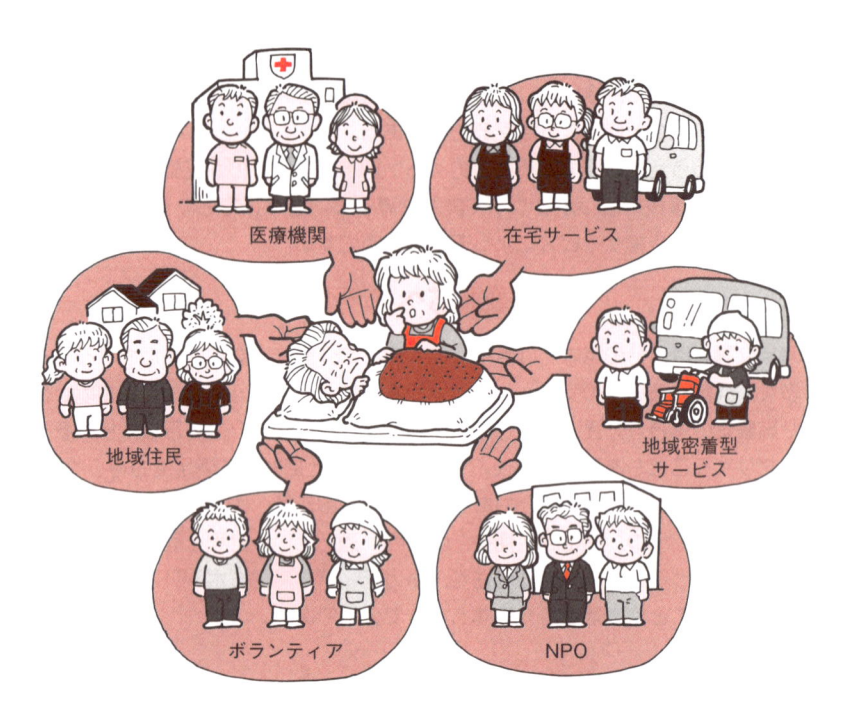

医療機関　在宅サービス　地域住民　地域密着型サービス　ボランティア　NPO

既出問題チェック 介護家族への看護
一般問題

☑ 平成19年の国民生活基礎調査における介護者の状況で正しいのはどれか。(改変)
93-A116
1 介護者の60%は60歳以上である。
2 在宅介護の担い手の30%は夫か息子である。
3 介護が必要になった原因の第1位は骨折である。
4 介護者の悩みやストレスの原因の第1位は家事である。

● 解答・解説
1 ○主な介護者の内訳をみると60歳以上が60.8%を占める。
2 ×介護の担い手の25.0%が配偶者，次いで17.9%が子であるが，それぞれの性比でみると女性が圧倒的に多い。
3 ×脳血管疾患が第1位（27.3%）。骨折・転倒は第5位（8.4%）
4 ×家族の病気や介護が最も多い。

☑ 介護者の現状で正しいのはどれか。(改変) 93-A117
1 配偶者を介護する者が最も多い。
2 男性介護者は80歳以上の者が最も多い。
3 5割の者が終日介護している。
4 入浴介助は家族介護者だけで行っている場合が最も多い。

● 解答・解説
1 ○厚生労働省の「国民生活基礎調査」（平成19年）によると，配偶者を介護する者が25.0%と一番多い。
2 ×上記調査によると，年齢別にみた男性介護者は，80歳以上では18.1%で，50〜59歳の25.2%が一番多い。
3 ×「必要な時に手を貸す程度」が最も多い（37.2%）。「ほとんど終日」は22.3%。
4 ×入浴介助は事業者のみが行っているケースが最も多い（57.1%）。家族介護者のみで行っているのは29.4%。

☑ 脳幹出血で四肢麻痺となった78歳の女性が退院し帰宅することとなった。長男の妻が「私が仕事をやめて介護すると家族に決められました」と沈んだ様子で看護師に話した。
最初の言葉かけとして適切なのはどれか。99-P62
1 「あなた自身はどのようにお考えですか」
2 「ご心配と思いますが，なんとかなりますよ」
3 「在宅介護の方法はどのくらいご存知ですか」
4 「介護サービス事業所の電話番号を教えましょうか」

● 解答・解説

1 ○長男の妻が直面している現実に対して，本人がどのように思い，受け止めているかといった心理面を把握することが今後の支援に結びつく。よって適切な対応である。
2 ×看護師の対応は，長男の妻の言葉，表情を無視した一方的な解釈から生じる安易な慰めであり，不適切である。
3 ×この段階における長男の妻の心理的内面は介護役割の決定プロセスにあり，介護方法を話題にすることは不適切な言葉かけである。
4 ×支援の視点でみると，3と類似した対応であると思われる。つまり長男の妻の言葉，表情からニーズに対応した言葉かけとはいえず不適切である。

状況設定問題

　Aさん、68歳の女性。71歳の夫と長男夫婦、95歳の寝たきりの義母の5人暮らし。3か月前に脳出血を発症し、入院治療を経て自宅に退院した。嚥下障害のため胃瘻を造設し、頻回に口腔内吸引が必要である。排泄はおむつを使用している。Aさんの介護認定は申請中で、介護は主に夫が行う予定である。要介護5の義母の介護は長男の妻が行い、週1回の訪問看護と入浴サービスを利用している。

☑ 義母への訪問の際、夫から「介護する家族が増えてしまったのでどうしたらよいのだろうか」と看護師に相談があった。
　家族の介護力を評価するための情報で最も重要なのはどれか。97-P61
1 夫婦の関係性
2 義母の健康状態
3 長男の介護意欲
4 夫と長男の妻の健康状態

☑ 几帳面な夫は介護状況を細かく記録し、疑問点を長男の妻に繰り返し尋ねている。看護師が訪問すると長男の妻は「お義父さんが張り切りすぎて心配」と話し、夫は「嫁は大雑把な性格で取り合ってくれない」と言う。
　夫に対する対応で最も適切なのはどれか。97-P62
5 「息子さんに注意してもらいましょう」
6 「介護を頑張りすぎていないか心配です」
7 「お嫁さんは忙しいのでいろいろ聞くのはやめましょう」
8 「介護記録は大変でしょうから書かなくてよいですよ」

☑ その後、夫は介護に慣れてきたが、疲労を感じ始めている。長男の妻も家事と義母の介護で疲労が目立つようになった。訪問看護師は夫から「妻の介護で自分も疲れてきたが、嫁も体調が良くないようで心配だ。うちは二人も介護しているので大変だ。他に利用できるサービスはないか」と相談を受けた。
　利用を勧めるサービスで優先度が高いのはどれか。97-P63
9 住宅改修
10 配食サービス
11 義母のショートステイ利用
12 Aさんへの電動車椅子の貸与

● 解答・解説

1 ×夫が介護を引き受ける意思をもっていることを踏まえて考えると，夫婦の関係性そのものが介護力に関連することは薄い。
2 ×義母は長男の妻が介護していて，公的資源も利用していることから介護の状況は落ち着いていると考えられる。
3 ×家族介護は家族メンバー間での介護分散，協力が必要であるが，長男の介護意欲に関して，現時点では介護力を評価するために重要な情報とは考えにくい。
4 ○家族内に2人の要介護者がおり，家族介護者のストレス，負担は大きく健康問題を引き起こしやすい。よって夫と長男の妻の健康状態の把握は介護力の評価において大切である。
5 ×夫の気持ちを確かめず，他の家族メンバーの存在を指摘することは夫との信頼関係の形成を阻害する。
6 ○長男の妻の情報と看護師が感じたままを夫に語りかけることで，夫の介護への思いや介護の状況を知る手がかりとなり，適切な対応である。
7 ×看護師が自分の思いを家族に押し付けることは，家族支援とはいえず適切ではない。
8 ×Aさんと義母の状態の記録は，訪問看護師においては大切な情報であり看護に活用されるので必要である。
9 ×Aさんと義母の状態を評価した場合，手すりの取り付けなどの住宅改修の必要度は低い。
10 ×長男の妻がいることから，食事の準備に問題を抱えているとは考えにくい。
11 ○介護者が疲労感を訴え，また健康状態の低下がみられることから，義母のショートステイを利用することで介護者の健康生活の回復に結びつく。
12 ×Aさんが電動車椅子を必要としていることは考えにくく，介護から介護者を一時的に解放することを最優先すべきである。

3. 家族介護の課題

学習の要点は

要介護者の増加は社会問題となっています。家族介護，とりわけ老老介護には負担力の限界がありますので，要介護者を作らない予防策，地域ぐるみの支援体制の構築などが急務となっています。

介護問題の社会的動向

　日本では旧来，家族の介護は家族がするものとの認識があり，戦後，都市部で急速に進んだ核家族化や女性の社会進出などによって，家族による介護力は著しく低下してきたにもかかわらず，多くの家庭で多大な犠牲を払って家族だけによる介護を行ってきた。2000年の介護保険法のスタートによって公的援助を受けながら介護をするというやり方が広く認知されだしており，今まで閉鎖的だった介護問題は，地域社会全体の問題として広く認識されつつある。

　また一方，住居の問題や介護力の確保，仕事の関係などから在宅介護が困難で施設や病院への長期入所（入院）で対応する人も多数存在する。しかし，入所（入院）施設には量的な限界があり，急速に進行している高齢化とそれに伴う要介護者の増加には対応しきれないのが現状である。また，入所（入院）者の増加は医療費や保険料の高騰にもつながるため，2005年に改正された介護保険法では，在宅介護を中心とした介護予防に力を入れ始めた。

地域支援と市民参加

　介護保険法などによる公的援助を受けての介護だけでは限界もあり，今後はNPO（特定非営利団体）やボランティア，地域住民からなる共同体などによるインフォーマルな援助が必要となる。高齢者の増加により，家庭内に要介護者がいるという状況は決して特別なことではなくなってきている今日，一部の専門家だけにまかせるのではなく，地域の住民全体でフォローしていくことが必要とされている。

高齢者を介護する家族への看護

介護の社会化と看護の役割

　このように介護問題が社会的に注目を集めている現在，看護師の役割は小さくない。要介護者のみならず，介護する家族にとっても十分満足できる環境を提供することが要求される。

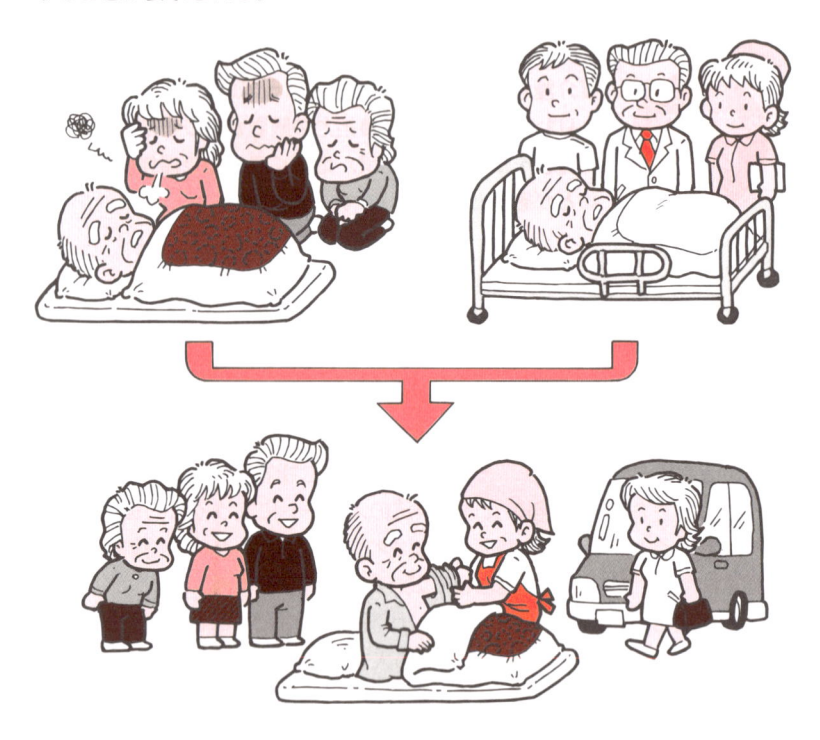

既出問題チェック 家族介護の課題
一般問題

☑ 在宅の高齢者を対象とするボランティア活動の内容で最も多いのはどれか。
93-A117

1 外出介助
2 入浴介助
3 食事サービス
4 家事援助

● 解答・解説

1 ×ホームヘルパーでも実施しているが，必ずしもそれだけではまかないきれず，一部はボランティアで行っている。
2 ×介護保険の中でホームヘルパー・訪問看護師が主に対応している。
3 ○食事サービスのうち配食サービスは主にボランティアでまかなっている。
4 ×介護保険の中でホームヘルパーが主に実施している。

索　引

太字：主要ページ，f：図，t：表

A
Activities of daily living　80
ADL　33, 59, **80**, 276
ADL 20　80t
ADLの障害　265
ADL支援　214
ADL障害　144
ageism　71

B
BADL　**80**, 110
BADLm　80t
BADLs　80t
Basic ADL　80
BPSD　214

C
CADL　80t
CGA　55, 64

D
DIC　237
DNR　288
DXA法　193

F
FSH　40

G
GDS 5　83t
Geriatric Depression Scale 5　83t

I
IADL　80, 80t
Instrumental ADL　80

J
Japan Coma Scale　209
JCS　209, 209t

L
LH　40
L-ドパ　231

M
medical social worker　72, 159

Mini Nutritional Assessment　136
Mini-mental State Examination　81, **82t**
MMSE　81, **82t**, 225
MNA　136
MSW　72, 159

N
NPO　335
NST　136

P
PEG　241
PEM　135

Q
QOL　27, 33, 49, **58**, **60**, 66, 116, 328, 329
QOLの向上　70
Quality of Life　60

S
SNRI　203
SSRI　203

T
TUG　91

W
WHO 3段階方式除痛法　294t
WHOによる癌性疼痛コントロールの指針　294

Z
Zarit介護負担尺度　214

あ
アイスマッサージ　103, 132
アスピリン　294t
アセチルコリン　211, 229, 231
アセトアミノフェン　294t
アドバンスディレクティブ　287
アドヒアランス　249
アドボカシー　58

アニマルアシスト・セラピー　215
アミロイド　211
アルツハイマー型認知症　211
アルツハイマー型認知症と血管性認知症の比較　224t
アルツハイマー型認知症の治療と援助　214
アルツハイマー型認知症の病態と要因　211
アルツハイマー病　211
アルツハイマー病の進行様式と症状　212f
悪性腫瘍　237
悪性新生物　7, 26
圧迫骨折　193
安楽な体位　277
暗順応　83

い
1日の推定エネルギー必要量　136f
1秒率　39
イプリフラボン製剤　194
インドメタシン　294t
インフォームドコンセント　69, 256, 276, 288
いらいら感　202
生きがい　**50**, 121
衣生活　109
衣服の調節　112
医師　308
医療処置　237
医療ソーシャルワーカー　72, 159
易感染性　237
易刺激性　214
胃瘻　237
異常の早期発見　277
異食　214
移動　80t, **91**
意識障害　126, 144, 208, 277
意識レベル　209
意識レベル3-3-9度方式の分類　209t
意識レベルの低下　295

怒り　286
痛み　295
溢流性尿失禁　**106**, **144**, 145f
院内感染　238
院内肺炎　240
陰部洗浄　146

う

ウェルニッケ失語　180
ウォーターベッド　186
うがい　275
うつ　33, 94, 136, 157, 185, 214
うつ気分　225
うつ状態　9, 32
うつ病　9, 153, **200**
うつ病の症状　202
うつ病の治療と援助　203
うつ病の特徴と要因　200
受け手　86
運動　**115**, 159, 194
運動器不安定症候群　33
運動強度　116
運動減少症　229
運動障害　32
運動神経障害　257
運動性失語　180
運動療法　194

え

エアマット　186
エイジズム　70
エストロゲン　40, 192
エストロゲン製剤　194
エネルギー必要量　136f
エピソード記憶　41
エピソード記憶の障害　211
エリクソン　20
エンパワメント　59
栄養サポートチーム　136
栄養管理　238
液性免疫　31
遠近両用眼鏡　88
園芸療法　215
塩酸アマンタジン　231
演芸療法　215
嚥下訓練　238
嚥下障害　33, **130**, 136, 237

お

オピオイド　294
オムツ　146
オリーブ油　186
黄体刺激ホルモン　40
送り手　86
音楽療法　215
温罨法　154

か

カルシウム含量の多い食事　194
カルシウム剤　194
カルシトニン製剤　194
ガウン　238
かすみ　168
化膿菌　241
加齢　2
加齢黄斑変性　163
加齢に伴う変化の特徴　30
加齢に伴う薬物動態の変化　248t
加齢白内障　163, 164, **167**
加齢白内障の症状　168
加齢白内障の治療と援助　168
加齢白内障の病態と要因　167
仮面うつ病　200
家族援助の視点と看護　328
家族介護者の構成　327f
家族介護状況の把握と分析　327
家族介護の課題　335
家族看護　64
家族関係　328
家族形態　13
家族構成　13
家族資源　288
家族周期　52
家族生活への影響　325
家族の健康状況　328
家族の心理の理解と看護　300
家族の生活の再構築への看護　301
家族へのグリーフケア　301
家庭裁判所　216
過活動膀胱　106
介護・世話の放棄・放任　71
介護意欲　328
介護家族の生活と健康　324
介護家族への看護　327

介護給付と予防給付の流れ　307f
介護支援専門員　55, 307
介護者の健康と介護力　325
介護適応への看護　329
介護の社会化と看護の役割　336
介護の受容　329
介護保険　8, 315t
介護保険施設の特徴　315t
介護保険制度　215, **306**
介護保険の被保険者　307
介護保険の保険者　306
介護保険法　**306**, 314, 315, 316, 329, 335
介護保険法施行令に定める特定疾病　307t
介護問題の社会的動向　335
介護予防　335
介護予防居宅療養管理指導　310
介護予防住宅改修　310
介護予防小規模多機能型居宅介護　310
介護予防短期入所生活介護　310
介護予防短期入所療養介護　310
介護予防通所介護　310
介護予防通所リハビリテーション　310
介護予防特定施設入居者生活介護　310
介護予防認知症対応型共同生活介護　310
介護予防認知症対応型通所介護　310
介護予防福祉用具貸与　310
介護予防訪問介護　310
介護予防訪問看護　310
介護予防訪問入浴介護　310
介護予防訪問リハビリテーション　310
介護療養型医療施設　55, 309, **314**, 315t
介護力の評価　328
介護老人福祉施設　55, 215, 309, **315**, 315t
介護老人保健施設　55, 309, **315**, 315t
回想法　215

索引　339

回復力の変化　30
会話補助装置　174
外来患者総数　8
外来受療率　8
外来診療時の看護　275
核家族化　13，52
核性白内障　167
喀痰検査　241
獲得免疫系　31，39
片麻痺　33，95，223，225
片麻痺のある場合の衣服の
　　着脱方法　268f
活動　83
活動と休息　115
活動と休息の援助　116
活性型ビタミンD_3製剤　194
渇中枢の感受性の低下　125
完全尿失禁　106，144，145f
看護師　308
浣腸　154
患者調査　8，26
感音性難聴　176
感覚性失語　180
感染症　237，320
感染症の病態と要因　237
関節拘縮　73，185，320
緩和医療　288
緩和医療チーム　288
緩和ケア　286
環境　86
環境変化　208
簡易知能検査スケール　225
簡易認知症診査スケール
　　81
簡易便器　146
含嗽　257
眼内レンズ　168

き

キューブラー・ロス　286
気分変調性障害　200
奇異性尿失禁　144
記憶障害　223
記銘力の低下　41，211
起炎菌別の痰の色と性状
　　241
起立性低血圧　95
基本的ADL　80t
基本的日常生活動作　80，
　　110
器質性うつ病性障害　200

器質性尿失禁　144
機能の回復　70
機能性尿失禁　106，144
義歯　110
逆説睡眠　40
虐待　71
休息　115
吸引性肺炎　133
居宅介護支援　55
居宅サービス　55
居宅療養管理指導　308
虚弱高齢者　50
共感的な態度　159
共感的態度　87
恐怖　287
胸腰椎エックス線像　193
強オピオイド性鎮痛薬　294t
菌交代症　237
筋萎縮　185
筋固縮　229
筋弛緩剤　95
筋力低下　73，320
緊急手術　256

く

クレアチニン・クリアランス
　　39
グリーフケア　301
グループホーム　21，309，
　　316
グループワーク　225
苦痛　295
苦痛の緩和　70，295
苦痛の緩和と安楽への看護
　　294
空間無視　95
薬の副作用と観察の視点
　　250f

け

ケアチーム　288
ケアプラン　307
ケアマネジャー　55，215，
　　279，307
ケアリスクマネジメント　64
下剤　154
下痢の病態と要因　153
下痢の予防と援助　155
形態の変化　40
経済的虐待　71
経皮内視鏡的胃瘻造設術　241

経鼻胃管　237
痙攣性便秘　153
継続看護　276
血圧の低下　295
血管性認知症　223
血管性認知症の治療と援助
　　225
血管性認知症の病態と要因
　　223
血管内治療　256
結晶性知能　39
見当識の強化　84
見当識障害　211
健康　49
健康寿命　6
健康障害の特徴　32
健忘失語　180
検査計画の流れ　278f
検査時の看護　277
嫌気性菌　241
権利擁護　58
幻覚　208，214
幻視　208
言語訓練　180
言語障害　180
言語障害に対する援助　180
言語聴覚士　180
原発性骨粗鬆症　192

こ

コデイン　294t
コミュニケーション　86
コミュニケーションADL　80t
コミュニケーションチャンネ
　　ル　181
コミュニケーションの過程
　　86t
コーレス骨折　94f
ゴーグル　238
小刻み歩行　229
呼吸困難　277，295
呼吸抑制　255
雇用　14
誤嚥　225
誤嚥性肺炎　94，109，**240**
誤嚥性肺炎の予防と援助　133
誤嚥防止　103
口渇　249
口腔ケア　109，**110**，126，
　　133，238
口腔清拭　110

口腔内の観察　109
口内ケア　111f
公費　307
甲状腺機能低下症　211
向精神薬の副作用　250f
抗コリンエステラーゼ阻害薬　214
抗コリン薬　95，153，231
抗腫瘍薬　154
抗生物質　154
抗精神病薬　203，210
抗不安薬　95，203
攻撃性　214
更衣動作のアセスメント　110
更衣動作の障害に対する援助　267
後見　74t
後見人　**74**，216
後出血　277
後嚢下白内障　167
恒常性の維持　30
高炭酸ガス血症　241
高齢化社会　3
高齢化率　3
高齢社会　3
高齢社会対策基本法　26
高齢社会白書　324
高齢者うつスケール　83
高齢者が骨折しやすい部位　94f
高齢者虐待　71
高齢者虐待に対する対応　72
高齢者虐待の防止，高齢者の養護者に対する支援等に関する法律　73
高齢者虐待防止法　73
高齢者サービスシステム　55
高齢者差別　70
高齢者人口の推移　3
高齢者世帯　52
高齢者ソーシャルサポート　55
高齢者総合的機能評価　55，64
高齢者と家族の人間関係　53
高齢者とのコミュニケーションの方法　87
高齢者に起こりやすい排泄障害　105f
高齢者に適した運動　116
高齢者の嚥下　131

高齢者の嚥下障害　131
高齢者の感染抵抗性を低下させる要素　237f
高齢者の社会参加　54
高齢者の就業率　14
高齢者の食事摂取基準　137
高齢者の人格　22
高齢者のスピリチュアリティ　22
高齢者の睡眠の特徴　157
高齢者の世帯構造　52
高齢者の生活　12
高齢者の生活史　25
高齢者の尊厳　58
高齢者のための国連原則　55
高齢者の脱水の誘因・徴候・症状　124t
高齢者の転倒予防の意義　94
降圧薬　95
降圧薬の副作用　250f
国民生活基礎調査　7，26，327
黒質―線条体ニューロン系　229
黒質メラニン含有神経細胞　229
骨萎縮　185
骨塩量値　193
骨粗鬆症　94，192
骨粗鬆症の症状　193
骨粗鬆症の治療と援助　194
骨粗鬆症の病態と要因　192
骨粗鬆症予防のための援助　194
骨盤底筋の筋力強化訓練　106
骨密度　193
骨量測定　193
骨折　193
昏睡　295

さ

サクセスフル・エイジング　49
作業療法　215
作業療法士　308
細胞性免疫　31，39
細胞内水分量の減少　40，125
最大換気量　39
在院日数　8
在宅介護予防サービス　310

在宅高齢者の看護　319
在宅サービス　**308**，329
在宅認知症高齢者ケアネットワーク　215
三世代同居期間　52
散歩　215
散歩時の工夫　266f
酸素吸入　241
残気量　39
残存機能　59，279

し

ショートステイ　215，**309**
シルバー人材センター　121
シルバー人材センターの仕組み　122f
ジギタリス剤の副作用　250f
支援ネットワークづくり　329
止痒剤　141
市中肺炎　240
市町村　306
死因　9
死因順位　9
死の徴候・観察・評価　295
死亡場所　9
死亡率　9
糸球体濾過値　39
自然免疫系　31，39
弛緩性便秘　153
私的資源の活用方法　279
思考力の低下　223
姿勢反射障害　95，**229**
施設サービス　**309**，314，315
視覚・聴覚の喪失　295
視覚障害　163
視覚障害に対する援助　163
視覚障害の病態と要因　163
視力低下　168
歯科医師　308
歯周ブラシ　110
資源の公平な分配　70
嗜眠　223
自己決定　69
自殺　9
自殺企図　203
自殺率　9
自助具　266
自発性の減退　225
自立支援　59
事故の予防対策　320
事前指示書　287

椎茸　194
失語症　180
失名詞失語　180
室温　83
室温調節　257
湿潤対策　186
湿性生体物質　238
湿度　83
質の高い生活　59
失禁　186
失禁用シーツ　186
疾病構造　7
社会活動　13
社会参加　83，**121**
社会資源の活用　276，279
社会心理療法　215
社会的機能の変化　41
社会福祉法　74
弱オピオイド性鎮痛薬　294t
手術療法　255
手段的ADL　80t
手段的日常生活動作　80
趣味サークル　121
受容　286
受容の態度　87
受療率　7，**8**，**26**
収入　14
収尿器　146，147f
執着気質　200
終末期　286
終末期看護の実践　293
終末期患者の心理的プロセス　286
終末期にある患者の家族への支援　288
集中力低下　223
就労　14
住宅改修　309
住宅と環境　14
術後合併症　255
術後合併症の予防と援助　257
術後合併症を予防する訓練　256
術後血栓　257
術後せん妄　257
術前準備における高齢者への援助　256
出血傾向　249
術中における高齢者への援助　256
除圧対策　186

除圧用具　186
小規模多機能型居宅介護　309，**316**
少年期　25
上腹部圧迫法　132，132f
上腕骨外科頸　94f
静脈留置カテーテル　237
食事摂取基準　137
食事動作に対する援助　266
食生活　102
食生活のアセスメント　102
食生活の援助　103
食欲不振　202
褥瘡　73，94，109，146，**185**，237，265，320
褥瘡の好発部位　186f
褥瘡の病態と好発部位　185
褥瘡の予防と援助　186
褥瘡予防　257
心疾患　7，26
心肺機能の低下　185
心理的虐待　71
身体拘束　72
身体拘束ゼロ作戦　73
身体兆候のアセスメントと看護　293
身体的機能の変化　39
身体的虐待　71
神経伝達速度　39
振戦　229
深呼吸　257
寝衣　146
寝具　146
人格　22
人工装具　84
人工装置　84
人口ピラミッド　3f
人生終焉への看護　64
腎機能の低下　125
腎不全　257

す

3 M's　32，33
スキンケア　186
スキンシップ　257，277，294
スタンダードプリコーション　238
ステロイド　237
ストレッチ体操　215
スピリチュアルケア　64
すくみ足　229

ずれの防止　187
水晶体　167
睡眠-覚醒リズム障害　208，209
睡眠剤　95
睡眠障害　**157**，208
睡眠障害のアセスメント　157
睡眠障害の病態と要因　157
睡眠障害を有する高齢者への援助　158
睡眠における基本と援助　158
睡眠薬　157，160，208，209
錐体外路症状　223，**229**
錐体路症状　223

せ

セクシュアリティ　118
セラミド　140
セルフケア　80t
セロトニン-ノルアドレナリン再取り込み阻害薬　203
せん妄　32，33，73，144，**208**，214
せん妄と認知症の相違　213t
せん妄のアセスメント　209
せん妄の病態と要因　208
せん妄発生時の治療と援助　210
せん妄予防のための援助　209
世界の平均寿命と健康寿命　6f
世帯構成　13
背の青い魚　194
正常圧水頭症　211
正常嚥下　131
生化学的変化　40
生活環境　83
生活指導　276
生活習慣　7，13
生活の構造　12
生活の質　116
生活の場の移転　320
生活のリズム　13
生計　14
生産年齢人口　3
生理学的シャント　39，**40**
生理機能の変化　39
生理的老化　38
成熟　20
成年後見制度　**74**，216
青年期　25

性　118
性的虐待　71
性的欲求　119
性ホルモン　40
清潔　109
清潔・衣生活の援助　110
清潔行為のアセスメント　109
清潔操作　238
清潔保持　126
清拭　110，146，154，186
精子形成能　118
精神心理的な支え　295
精神的機能の変化　41
精神的苦痛や混乱に対する看護　295
精神的サポート　328
切迫性尿失禁　106，144，145f
摂食・嚥下障害　130
摂食・嚥下障害のアセスメント　131
摂食・嚥下障害の病態と要因　130
摂食・嚥下障害を有する高齢者の看護　132
選択的セロトニン再取り込み阻害薬　203
全失語　181
全身倦怠感　294
前傾・前屈姿勢　229
前立腺疾患　237
前立腺肥大症　106
喘鳴　295

そ

蘇生不施行　288
壮年期　25
早期離床　257，275
早朝覚醒　157
創部離開　257
喪失体験　22，25，41，287
総合的栄養評価　136
瘙痒閾値　140
瘙痒感　109，110
瘙痒症　140
瘙痒症の症状　141
瘙痒症の病態と要因　140
瘙痒症の予防と援助　141
臓器異常　237
足浴　160
尊厳　22

た

ターミナルの各段階における患者と家族のケア　295t
ダンス　215
立って歩け時間計測検査　91
多職種合同チーム　288
多発性脳梗塞　223
体位変換　154，159，265
体内水分量減少による脱水　125f
体内水分量の減少　125
対光反射　295
耐性菌　237
退院計画と退院時の看護　279
退行期骨粗鬆症　192
大腿骨頸部　94f
大腿骨頸部骨折　94，193
代理意思決定者　288
脱力感　249
脱水　32，153，241，277，320
脱水症　105，124，137，208
脱水症状　225
脱水症のアセスメント　126
脱水症の病態と要因　124
脱水症の予防と援助　126
脱水予防　159
胆石　237
胆道ステント　237
蛋白エネルギー低栄養　135
蛋白同化ステロイド製剤　194
短期入所生活介護　309
短期入所療養介護　309

ち

チアノーゼ　241，295
チームアプローチ　66
チームケア　320
チーム医療　275，288
地域支援と市民参加　335
地域資源　288
地域住民からなる共同体　335
地域包括支援センター　55，73，215，306，329
地域密着型介護予防サービス　310
地域密着型介護老人福祉施設入所者生活介護　309
地域密着型サービス　55，309，316，329

地域密着型特定施設入所者生活介護　309
知覚機能の低下　39
知覚障害　257
窒息の処置　132
着脱しやすい衣類　267
中途覚醒　157
長期臥床　265
長期臥床状態　131
超音波膀胱内尿量測定装置　145
超高齢期　2
超高齢社会　3
聴覚障害　173
聴覚障害患者とその家族への援助　173
聴覚障害者用電話　174
聴覚障害の病態と要因　173
鎮痛補助薬　294t

つ

椎体圧迫骨折　193
通院者数　7
通院者率　8，50
通所介護　308
通所リハビリテーション　308
杖歩行の順　92f
使いやすく工夫された食事器具　267f

て

テストステロン　40
デイケア　308
デイサービス　215，308
デンタルフロス　110
手足の運動　265
手洗い　238，275
手袋　238
低栄養　237
低栄養状態　135
低栄養状態のアセスメント　136
低栄養状態の要因　135
低活動膀胱　106
低換気　255，257
低酸素血症　241
低侵襲性治療　256
低体温　320
適応障害　200
適応力の変化　31
適度の運動　194

摘便　154
点眼　168
転倒　84, 91, 92, **94**, 193, 225, 231, 277
転倒しやすい場所　95
転倒発生の要因　95
転倒防止　84
転倒予防　193
転倒予防のためのアセスメント　95
転倒予防のための援助　95
伝音性難聴　176
伝達手段　86

と

ドパミン　229, 231
ドロキシドパ製剤　231
取り引き　286
疼痛緩和　257
橈骨遠位端　94f
糖尿病　167, 237
糖尿病性神経障害　106
動作性能力の低下　39
導尿　106
特定介護予防福祉用具販売　310
特定施設入居者生活介護　309
特定疾病　307, **307t**
特定非営利団体　335
特定福祉用具販売　309
特別区自治体　306
特別養護老人ホーム　55, **309**, **315t**
突進現象　229
独居高齢者　52

な

内視鏡下手術　256
内耳障害　177
難聴　88, 173, **176**

に

二次性骨粗鬆症　192
二重エックス線吸収測定法　193
日常行動パターン　276
日常生活動作　80
日常生活動作能力　225
日常生活用具　174
日光浴　194
入院患者総数　8

入院時の看護　275
入院者数　7
入院受療率　8
入眠障害　157
入浴　110, 154, 160, 186
入浴時の注意　111
入浴動作の障害に対する援助　268
尿失禁　33, **106**, 126, **144**
尿失禁のアセスメント　145
尿失禁の病態と要因　144
尿失禁の分類　145f
尿失禁を有する高齢者への援助　145
尿素剤　141
尿道留置カテーテル　146
尿濃縮力の低下　125
尿量の減少　295
尿路感染　146
尿路留置カテーテル　237
任意後見　74t
任意後見制度　**74**, 216
任意後見人　74
認知機能　81
認知機能の評価方法　213, 225
認知症　32, 33, 73, 95, 106, 136, 144, 157, 185, 194, 202, **211**, **223**, 267, 268, 329
認知症および骨粗鬆症の性別・年齢区分別有病率　7f
認知症高齢者　71
認知症対応型共同生活介護　309, **316**
認知症対応型通所介護　309
認知症とうつ（仮性認知症）の相違　213t
認知症の療法的アプローチ　215
認知力の低下　223

ね

寝たきり　94, 136, 153, 185
年少人口　3
年齢階級別死因順位　9

の

ノーマライゼーション　**58**, 74
脳血管疾患　7, 26

脳血管障害　223
脳血管性パーキンソニズム　229

は

ハイムリック法　132, 132f
ハロペリドール　203
ハヴィガースト　21
バランスのよい食事　194
バリアフリー化　63
パーキンソニズム　229
パーキンソン症候群　33, **229**
パーキンソン病　95, **229**
パーキンソン病の重症度　230t
長谷川式スケール　81
歯ブラシ　110
歯磨き　110, 126
肺炎　231, **240**
肺炎の症状　241
肺炎の治療と援助　241
肺炎の病態と要因　240
肺活量　39
肺合併症　257
背部叩打法　132, 132f
徘徊　95, 208, 214
敗血症　185, 237
排尿介助　145
排尿障害　32, 277
排尿反射　106
排尿誘導　106, 145
排便習慣　154
排泄　105
排泄のアセスメント　105
排泄の援助　106
排泄動作の障害に対する援助　268
廃用症候群　32, 59, 126, **185**, 265, 266, 320
廃用症候群の病態と要因　185
廃用症候群予防のための援助　185
廃用性変化　33t, 265
白血球減少症　237
白内障　167
白内障の眼球水平断面　167f
発達　20
発達課題　20
発泡スチロールマット　186
判断力の低下　223
反射性尿失禁　**106**, **144**, 145f

ひ

ヒールパッド 186
ビスホスホネート製剤 194
ビタミンB欠乏症 211
ビタミンD 194
ビタミンK$_2$製剤 194
ビンスワンガー病 223
引きこもり 41，92，94，105
皮質性白内障 167
皮膚炎 146
皮膚の乾燥 141
皮膚の保護 126
否認 286
非オピオイド性鎮痛薬 294，294t
非言語的コミュニケーション 87
非麻薬性鎮痛薬 294
飛沫感染症 238
悲嘆へのプロセス 288
標準感染予防策 238
病室でのポータブルトイレの設置 147f
病的老化 38
頻尿 159
頻脈 277

ふ

ブレーデンスケール 110t，186
ブローカ失語 180
ブロモクリプチン製剤 231
プラスチックエプロン 238
プリオン病 211
ふらつき 249
不安 157，210，214，287
不整脈 257
不定愁訴 202
不眠 202
不眠時における援助 159
不慮の事故 9
服薬過誤 249
服薬管理 249
服薬拒否 249
服薬指導 276
服薬の自己管理 249
副作用 277
福祉用具貸与 309
腹圧性尿失禁 106，144，145f
腹部マッサージ 154
物理療法 194

へ

ベッドの高さ 96，163
平均寿命 6
平均余命 6
閉経後骨粗鬆症 192
便失禁 106
便秘 106
便秘の病態と要因 153
便秘の予防と援助 154

ほ

ホスピス 286，295
ホームヘルパー 308
ホームヘルプ 308
ホメオスタシス 30
ボランティア 329，335
ボランティア活動 54，121
ポータブルトイレ **146**，155，268
歩行 91，194
歩行・移動動作のアセスメント 91
歩行・移動動作の援助 92
歩行訓練 265
歩行動作の障害に対する援助 265
歩行補助用具 92，266，**266f**
保温 159，257
保険料 307
保佐 74t
保佐人 **74**，216
補液 126
補助 74t
補助人 **74**，216
補聴器 87，88，173，**174**，177
法定後見制度 58，**74**，**74t**，216
訪問介護 308
訪問看護 308
訪問入浴介護 308
訪問リハビリテーション 308
縫合不全 257
防衛力の変化 31
暴言 208

ま

マスク 238
マッサージ 294
マッサージクリーム 186
マット 186

まぶしさ 168
麻酔・手術侵襲が高齢者に与える影響 255
麻酔薬 153
麻痺性構音障害 180
麻薬性鎮痛薬 294，294t
摩擦の防止 187
枕 186
満足感 50
慢性気管支炎 135
慢性硬膜下血腫 94，211
慢性閉塞性肺疾患 135

み

ミキサー食 103
ミニメンタルスケール 81
看取りを終えた家族への看護 300
脈拍の異常 295
民謡体操 215

む

ムートン 186
無為 223
無気肺 255，257
無呼吸 295

め

メシル酸ペルゴリド 231
めまい症 95

も

モルヒネ 153，294，294t
持ち家率 14
妄想 33，203，**208**，214
物忘れ 41，211

や

ヤールの分類 230t
やりがい 121
夜間せん妄 208，208f
夜間対応型訪問介護 309
役割 13
薬剤師 308
薬剤性パーキンソニズム 229
薬物療法 248
薬物療法を受ける高齢者への援助 249

ゆ

有酸素運動 116

有訴者　7
有訴者数　7
有訴率率　7，50
有病率　7
有料老人ホーム　309

よ
予備力の変化　31
余暇活動　13
要介護高齢者　50
要介護高齢者と家族の理解　324
要介護者　8，**307**
要介護度別認定者数　8
要介護度別認定者数および要介護者の原因別割合　9f
要介護度別のサービス利用状況　324f
要支援者　8，**307**
腰椎エックス線像　193
腰痛　193
抑うつ　286

ら
ライフサイクル　52
ラジオ体操　215
卵胞刺激ホルモン　40

り
リアリティー・オリエンテーション　215

リスクアセスメント　65
リスクマネジメント　65，249
リズム体操　215
リーダーシップ　320
リハビリテーション　225，**265**，315
リビングウィル　287
リロケーション　320
理学療法士　308
罹病率　7
流動食　103
流動性知能　39
療養病床　55，**309**，315t
緑内障　163
緑膿菌　241
倫理的課題　69
臨死期の評価と看護　295

れ
レクリエーション療法　215
レビー小体　229
レビー小体病　211
レム睡眠　39，**40**，157

ろ
ロボット手術　256
老化　2，38
老眼鏡　87，88，164
老健施設　309
老視　163
老親扶養期間　52

老人憩いの家　121
老人性骨粗鬆症　192
老人性難聴　176
老人性難聴の症状　177
老人性難聴の治療と援助　177
老人性難聴の病態と要因　176
老人性皮膚瘙痒症　140
老人の自殺　9
老人福祉センター　121
老性減数　40
老年化指数　3
老年期　**2**，25
老年期うつ病と一般のうつ病の症状の比較　201t
老年期うつ病の発症に関する因子　201t
老年期の健康　49
老年期の定義　2
老年期の発達と成熟　20
老年期の発達課題　20
老年後期　2
老年者にみられる変化　38f
老年症候群　32，**33**
老年人口　3
老年人口指数　3
老年前期　2
老老介護　13，**327**
老老夫婦　52
弄便　214

*　　　*　　　*

看護国試シリーズ
みるみる老年看護

1998年9月30日	第1版第1刷発行
1998年11月5日	第1版第2刷発行
2002年7月31日	第2版第1刷発行
2005年7月29日	第2版第2刷発行
2006年11月22日	第3版第1刷発行
2010年11月24日	第4版第1刷発行

編　集　テコム編集委員会
著　者　岩本俊彦，菊川昌幸，小山俊一，清水聰一郎，古畑裕枝
発　行　株式会社　医学評論社
　　　　〒169-0073　東京都新宿区百人町1-22-23
　　　　新宿ノモスビル4F
　　　　TEL 03 (5330) 2441 (代表)
　　　　FAX 03 (5389) 6452
　　　　URL http://www.igakuhyoronsha.co.jp/
印刷所　株式会社　新晃社

ISBN978-4-86399-053-1 C3047

看護国試シリーズ
みるみる

疾患と看護	第6版	定価 2,940 円
基礎医学	第6版	定価 1,470 円
母性看護	第4版	定価 1,680 円
小児看護	第5版	定価 1,890 円
老年看護	第4版	定価 1,890 円
在宅看護	第4版	定価 1,680 円
解剖生理	第3版	定価 2,520 円
公衆衛生2011		定価 1,680 円

イラストで見る診る看る

精神看護	第3版	定価 2,310 円
基礎看護学	第3版	定価 2,730 円
基準値	第1版	定価 2,100 円

★ラ・スパ2011★
国試合格への切り札はコレだ！

看護師国試頻出の重要項目250をわかりやすく解説！
過去問と予想問題で総チェック＆力だめし！

定価 2,730 円

医学評論社

定価は税込み価格です。